신뢰받는 약사를 위한 건강 상담 매뉴얼

24시 약사

24 Hour Pharmacist

최고의 신뢰받는 약사를 위한 건강 상담 매뉴얼

24시 약사

수지 코헨 지음 | 조원익 옮김

JOYOON
Communications

24시 약사

24 Hour Pharmacist

저자_ 수지 코헨

번역_ 조원익

1판 1쇄 인쇄_ 2007년 11월 20일

1판 3쇄 발행_ 2014년 7월 30일

펴낸곳_ 조윤커뮤니케이션

펴낸이_ 안혜경

편집장_ 최몽순

주소_ 서울시 종로구 효자동 60-4

전화_ 02-730-8841 팩스_ 02-730-8814

출판등록_ 제2-3307호

등록일자_ 2001년 4월 13일

ISBN 978-89-91216-20-4 03590

값 48,000원

* 잘못 만들어진 책은 구입하신 서점에서 교환해 드립니다.

<24시 약사>에 보내온 격려와 감사의 글

"24시 약사가 삶을 바꾸었다고 꼭 말씀드리고 싶습니다. 저는 15년간 섬유근육통으로 고생했고, 높은 콜레스테롤로 인해 리피토(Lipitor)를 복용하고 있었어요. 24시 약사 칼럼의 CoQ10과 어유(생선유, fish oils)에 관한 기사를 읽고 난 후, 복용하기로 결심했습니다. 1주일 안에 통증은 완화되었고, 2주일 안에 통증치료를 위해 2년간 복용하던 Percocet을 더 이상 먹지 않아도 될 정도가 되었어요. 새 사람이 되었어요. 7kg의 체중을 감량했고 정신적으로도 건강해졌습니다. 약물 복용을 자제하는 의사가 늘어날 수록, 사회는 더욱 건강할 수 있을 거예요. 약사님의 조언에 진심으로 감사드립니다."

"갑상선기능과 고콜레스테롤혈증 사이의 연관성에 대한 칼럼을 보고, 이제 제대로 치료받을 수 있게 되었고 활기를 되찾을 수 있게 되었어요. 당시 제 증상이 폐경기 증상이라고 생각했고, 아마 '24시 약사'가 없었더라면 고통 속에 살았을 거예요. 어떻게 감사를 드려야 할지 모르겠습니다. 제 삶의 질을 바꿔주신데 대해 진심으로 감사드립니다."

“어린 시절부터 불면증으로 고생하던 49세 여성입니다. 평생 동안 줄곧 수면제를 처방받아왔지만, 약효가 오래 가지는 않았습니다. 수면에 대한 24시 약사의 칼럼을 읽고, 멜라토닌과 5-HTP를 매일 밤 복용하기 시작했어요. 그 후 살면서 처음으로, 읽던 책을 내려놓고 불을 끈 다음, 몇 시간 동안 고생하지 않은 채로 잠이 든다는 것이 어떤 것인지 알게 되었습니다.”

“저는 양쪽 발 아래쪽에 습진이 있었고, 아주 두껍고 단단하고 층을 이룬 마른 피부와 그 부위의 출혈로 인해 잘 걷지 못할 정도였다고 말해도 좋을 정도까지 견뎌왔어요. 달맞이꽃 종자유(evening primrose oil)에 관한 약사님의 상담을 받고, 매일 복용하기 시작했습니다. 제 피부는 이제 깨끗해지고 건조함으로부터 완전히 벗어나서 언제 그랬었는지 싶을 정도가 되었어요. 이제 샌들과 뒤가 트인 구두를 자신있게 신고 다닙니다. 놀랍고, 흥분되고, 또 안심하게 되었어요.”

약사 미래의 청사진

우리나라에서 의약분업 제도가 실시된 지, 10여년이 흘렀다. 이제 의약분업을 통한 국민건강의 보편적 향상이라는 대명제에 대하여 이의를 제기하는 사람은 없다. 많은 난관을 겪은 의약분업 제도는 입문단계를 지나 새로운 지평선을 향해 가고 있다. 6년제 약학대학은 "약사의 역할"을 완성해나가는 또 하나의 지평선이며, 한국의 약학을 세계수준으로 한 단계 높이는 시발점이다.

개국약사의 주 업무는 처방전 검토와 조제, 그리고 복약지도이다. 또 하나의 다른 부분은 일반의약품, 기능성식품 등의 판매와 복약지도 부분이다. 그러나, 약사로서 "처방전 검토와 복약지도가 충실한가?", "일반의약품의 활성화는 어디까지인가?" 또, "기능성 식품은 약사에게 무엇인가?" 하는 의문이 있어 왔다. 왜냐하면, 이 모두는 약사의 전문성과 생존에 직결된 문제이기 때문이다.

글로벌 시대에서 온라인과 오프라인으로 세계는 하나의 시장이 되었고, FTA의 결과는 모든 분야에서 더욱 빠르게 안방으로 파고들고 있다. 만성 질병을 치료하는 데에 있어서도 의약품과 기능성식품의 사이의 경계가 모호해지고 있다. 출발은 과학이론과 특허물질로 무장한 선진국으로부터 시작한다. 이미 전립선, 고혈압 등의 만성질환을 목표로 하는 기능성식품들이 소개되기 시작했으며, 빠른 시일에 물밀듯이 덮칠 것이다. 전문의약품, 일반의약품, 기능성식품과 수많은 대체요법들의 사이에서 우리 약사들은 어떻게 환자들에게 이야기 하여야 할 것인가. 이러한 생각 속에서, 이 책을 만나게 되었다.

이 책은 "미국에서 가장 신뢰받는 약사"가 제공하는 "건강과 질병에 대한 충고와 놀랄만한 치료방법의 선택"이란 타이틀로 2006년 출간되었다. 저자인 수지 코헨 약사는 미국에서 20년 동안 약사로서 활동하며, 신문에 칼럼을 쓰고, 강연을 하였고, 이러한 활동을 바탕으로 이 책을 저술하였다.

제목을 대략 살펴보면 피로, 심장, 골격, 제산제, 불안, 우울증, 고혈압, 스트레스, 불면증, 비아그라, 피임, 갱년기장애, 비만, 주름

살, 관절염, 감기, 무좀, 그리고 식물추출물과 비타민, 플라시보 효과, 오해받는 약물, 아로마요법, 이상적인 의사 찾기, 여성호르몬, 약물의 부작용, 대처요령, 대체요법 등이다.

이 책에서는, 저자는 여러 가지 흔한 질병과 증상에 대하여, 저자 나름대로의 명쾌한 원인분석과 대처방법, 질병의 검사방법, 약물의 부작용, 그리고 대체요법의 사용방법, 생활지도와 기능성식품 등의 선택방법, 복용방법과 복용량 등을 구체적으로 소개함으로서, 환자와 상담하고 복약지도를 하여야 하는 약사에게 필요한 지식을 소개하고 있다. 특히, 복약지도에 있어서, 환자가 유념하고 지켜야 할 생활관리, 영양관리, 그리고 의료진과의 협동작업 관리라는 측면에 대해서도 언급하고 있어 시사하는 바도 있다.

건강한 삶과 장수는 인간의 소망이다. 우리나라의 경우, 현재 고령화 사회에 근접해 있으며, 2022년에 노인의 인구가 14.3%, 2030년에는 19.3%에 달해 초고령 사회의 진입을 예상하고 있다. 평균수명의 급격한 상승은 출생률의 저하와 더불어 사망률 감소에 있으며. 또한 향상된 영양섭취와 폭넓은 의료혜택에 기인한 것이다.

이제, 장수(長壽)는 소망이 아니라 필연(必然)인 사회이다. 장수사회는 평화롭고 안정된 사회를 상징하기도 하지만, 고령에 따르는 질병, 빈곤, 고독 등은 필연적으로 맞이하는 당면 문제이다. 그 중에서 건강관리와 질병관리가 가장 중요한 핵심이라고 하겠다. 그러나, 생각해보자. 노인이 되어, 때늦고 고통스런 건강관리와 질병관리를 할 것이 아니라, 30대, 40대, 아니 50대부터 하여야 하는 것이 올바른 길이 아니겠는가. 이 책은 이러한 점을 강조하고 있다.

번역은 가급적 우리나라의 실정에 맞도록 쉽게 했다. 약국에서의 활용도를 높이기 위해 구어체를 사용하였고 아울러 번역의 정확성을 높이기 위해 회사명, 인터넷주소, 제품명과 성분명 등은 영문 그대로 사용하였다. 일부 의역을 하였으며 생소한 제품이나 단어는 주석을 달았다. 이 책을 통하여 우리나라의 약사들이 의약지식 등을 부단히 습득하고, 전파하여 국민건강의 파수꾼으로, 역할을 다하기를 기원한다.

조원익

처음부터 끝까지 5번 읽으세요

이 책은 약국에서 흔히 만나는 질병의 원인과 처치방법을 설명하고 있습니다. 구체적으로, 약물 뿐만 아니라 질병, 증상, 생활, 그리고 식단에 이르기까지 토탈헬스 케어를 위한 치료 및 상담법을 자세히 설명하고 있습니다. 여러번 반복하여 최소한 5번 읽으세요.

1. 질병의 원인
2. 복용 약물
3. 약물의 흔한 부작용
4. 부작용 예방
5. 의사와 상의사항
6. 약을 먹지 않으려면, 식단과 기능성식품
7. 인정받은 기능성식품 등의 목록과 용법, 구입하는 방법

신뢰받는 약사를 위한 『24시 약사』 활용방법

1. 이 책을 처음부터 끝까지 5번 읽으세요. 읽을수록 공감을 느낄 것입니다.

2. 이 책에 있는 제목을 나열하십시오. 그리고 나름대로 이외의 제목을 추가하세요.

3. 제목 밑에 단어로, 또는 도표로 책에 기술된 핵심적인 내용을 써 넣으세요. 처방 약물군과 부작용, 일반의약품, 기타 대체요법 등

4. 또한 거기에 자신이 알고 있는, 일반의약품, 한약제제, 기능성건강식품, 민간요법을 추가하여 기록하세요. 멋진 도표가 됩니다.

5. 마지막으로, 이 책과 도표를 항상 판매대에 두고 읽고, 환자에게 설명하세요. 믿을 수 없을 만큼 성과가 있을 것이고, 신뢰받는 약사가 될 것입니다.

서문

– 존경받고 신뢰받는 약사를 위하여

약사의 삶에서 중요한 순간

우리는 누구나 자신의 인생에서 중요한 순간들을 기억하고 있을 것입니다. 약사로서 저는 7년간 요양원에서 근무하였으며, 그곳에서 약 천여명의 환자들의 약물치료를 감시하는 일을 담당하였습니다. 하지만 곧 그곳에서의 일에 직업에 대해서 실망하게 되었습니다. 요양원의 노인분들에게 도움이 될 수는 있었지만, 보다 궁극적으로 그분들이 그런 상태가 되지 않도록 도와드리고 싶었기 때문입니다. 우선 그분들이 더 건강해질 수 있도록 도와서, 그 많은 약물을 투여받으며 돌아가시지 않게 하고 싶었습니다.

어느 날 저녁, 남편이 갑자기 집에 들어와서는 일상적인 인사 대신 "길이 막혀서 멈춰있는데, 좋은 생각이 떠올랐어!"라고 말하는 것이었습니다. 순간 나는 스키장으로 휴가를 떠나자는 것인가 하고 생각했습니다. 그러나 이런 추측 대신 그는, "당신 사진이 신문에 실리는 것을 생각해봤어. 건강 관련 기사를 쓰고 많은 사람들에게 정보를 주는 일을 하는 거야"라고 말했습니다. 그는 몇 분간 더 계속하며 TV, 라디오, 건강강연까지 이야기했습니다.

고맙기도 해라. "맛있는 간식 해드릴까요?" 나는 뭔가 먹을 것을 주면 그가 그 생각을 그만 하게 될 것이라고 생각했습니다. 나는 새 컴퓨터를 사용하는 방법, 크리스마스 카드, 일과표 작성 이외에는 글을 써 본 적이 없다는 현실을 알고 있었었습니다. 신문에 기고를 한다? 남편은 분명 커피를 너무 많이 마셨나 보다고 생각했습니다. 현실을 직시하고 단념해야겠다고 생각했습니다. 하지만 그때 문득 한 생각이 떠올랐습니다.

자라면서, 부모님께서는 내가 해낼 수 있는 어떤 것이 있다면, 그것을 해보라고 가르치셨습니다. 임상경험이 있는 약사로서 의학 전문인의 입지를 굳히고 있었기 때문에, 그리고 무엇보다 나는 약의 힘, 그 효험과 위험성에 대하여 누구보다 잘알고 있다고 생각했기 때문에, 자연치유에 대한 모든 새로운 뉴스와 정보를 많은 이들과 함께 공유하고 싶었습니다.

이후 2년 동안 수 많은 신문사들로 부터 "정중한 거절"을 들어야 했지만, 결국 한 편집장이 내게 첫 기회를 주었습니다. 나는 그 신문에 'Lake City의 기자'라는 이름의 컬럼을 매주 한 편씩, 약 10,000명의 독자들을 대상으로 연재했습니다. 그리고 오늘날, 이제 나의 컬럼은 일주일에 2천 4백만명 이상의 독자들로 확대되었고, 세계적으로 명성을 얻고 있습니다. 또한 나는 정기적으로 TV, 라디오, 강연을 진행하고 있습니다. 그리고 이러한 일들을 즐거운 마음으로 하고 있습니다. 약사로서 나는 건강관리에 대하여 열정적이며, 나의 임무는 여러분들을 최대한 건강하게 해 주는 것이라고 생각합니다. 어떤 일이 생기더라도, 또는 기분이 좋지 않더라도, 언제나 희망은 있습니다. 약물 투여도 건강 유지에 유익할 수 있지만, 가능한 모든 선택사항에 대해서도 열린 자세를 유지하여야 합니다. 우리 내면에서 스스로를 이끄는 조용한 소리에 귀를 기울이고, 건강을 지킬 수 있는 24시간 약사가 될 수 있게 해주신 것에 진심으로 감사드립니다.

당부의 말씀

이 책에 기술된 내용은 저자의 수련과 직업적인 경험에 근거하고 있습니다. 이 책에서 추천하는 치료, 약물, 비타민, 그리고 보충제 등, 이러한 것들이 특별한 의학적 상태에 대해서는 합당한 지를 의사와 상의하여 복용하여야 합니다. 비교적 안전한 천연의 치료방법을 이용한다 할지라도, 적합한 실험적, 임상적인 관찰이 필수적입니다. 이 책은 단지 정보제공과 교육적인 목적으로 기술되었고, 질병을 치료하고, 진단하거나, 또는 치유할 의도는 없습니다. 단지 눈을 크게 뜨고, 건강과 행복을 위하여 모든 가능한 선택을 탐구할 수 있도록 하는 것이 이 책의 의도입니다. 저자와 발행인은 이 책에 있는 정보의 사용으로 일어날 지도 모르는 어떤 상해에 대한 어떠한 책임도 없음을 알려드립니다.

상담 1부 허리 위

3 | 뼈 84

4 | 위장 106

상담 2부 목 위

5 | 우울증 132

6 | 불안, 스트레스 154

상담 3부 허리 아래

상담 4부 몸 중간

상담 5부 약 외의 치료법

상담 1부

허리 위
Above the Waist

1. 피로

2. 심장병

3. 뼈

4. 위장

Chapter 1

피로

항상 피로한 상태에서 건강으로 탈출

약사로서 자주 듣는 질문의 하나는 "기운 나려면 뭘 먹으면 좋을까요?" 라는 말입니다. 에너지 드링크인 레드불(Red Bull) 두 캔이나 각성제인 노도즈(NoDoz) 정제가 정답은 아닙니다. 이러한 일시적인 흥분제들이 우리를 기운나게 고쳐 줄 것이라고 생각한다면 어리석은 생각입니다. 제 개인적인 기호음식은 거품나는 크림을 덮은 캐러멜 마키아토 커피입니다만, 이것 또한 정답은 아니지요. 잘 생각해 보면, 커피, 카페인 정제, 청량 음료, 에너지 음료 등은 모두 결국에는 건강을 더 나쁘게 합니다. 왜냐하면 이것들은 일시적으로 효과가 있지만, 결국에는 사람들을 지치게 하기 때문입니다. 우리가 피곤하다고 느낀다면, 신체는 무엇인가를 말하고 있는 것입니다. 우리 몸은 무엇을 말하고 있는 걸까요?

기진맥진한가요, 아니면 우울한가요?

의사에게 피곤하여 어찌할 바를 모르겠다고 한다면, "졸로푸트(Zoloft) *결핍"으로 판정될 지도 모릅니다. 나는 "우울증"을 사탕분배기 진단(a Pez dispenser diagnosis)이라고 부르는데, 그 이유는 우울증이라는 진단이 사탕분배기에서 나오는 사탕알처럼 빈번하게 나오기 때문입니다. 우울증이라고 생각되지만 실제로는 단지 지쳐버린 경우가 많습니다. 물론 때때로 피로와 우울은 같이 공존합니다. 그러나 항상 그런 것은 아닙니다. 이제 직접 확인할 수 있도록, 피로의 여러 가지 면을 요약하도록 하겠습니다.

그러나 중요한 것은, 피로의 다른 원인, 특히 갑상선 호르몬의 저하, 부신기능 저하, 호르몬의 불균형 또는 약의 부작용 등으로 인한 피로의 원인이 판정되기 전까지는, 의사에게 항우울제를 처방받지 말라는 것입니다.

이미 항우울제에 의존해 있거나, 중단해야할 필요가 있다고 생각하지 않는다면, 갑자기 항우울제를 끊지는 마십시오. 담당 의사와 상의해서 차차 끊을 수 있도록 노력하십시오. 갑자기 끊게 되면 심각한 금단현상을 겪을 수 있습니다.

---

* 졸로푸트정(Zoloft tablet) - Sertraline HCl 50 mg 항우울제, 화이자제약 적응증 ; 우울증, 강박장애의 치료 및 예방, 공황장애, 외상후 스트레스 장애(PTSD)의 치료

피로의 다양한 일면들

* 과로형 피로 – 늦게까지 깨어있고, 너무 많은 일을 하고, 해야 하는 일들을 하나에서부터 열까지 모두 자기가 해야만 합니다. 지쳐있다는 것은 의심의 여지가 없습니다. 비록 전신 건강이 좋아 보이지만, 때때로 쉬기 위해 몸을 아끼는 방법을 배우지 못하면, 언젠가 병에 걸릴 수 있는 것입니다. 때때로 많은 일을 거절할 수 있도록, "이제 그만"이라고 말할 수 있어야 합니다.

* 아침형 피로 – 거의 매일 아침 마다 피곤합니다.(아마, 다른 시간에도 역시 그럴 것입니다). 보통 여성의 경우 체중이 많이 나가는데, 왜냐하면 갑상선 어딘가에 이상이 있어 호르몬 수치를 낮추기 때문입니다.

* 곡예형 피로 – 바쁜 여성은 자신을 피곤하게 합니다. 그리고 현재 몸속 부신(副腎)은 활동적이고 도전적이게 하는 스트레스 호르몬(stress hormones)을 더 이상 나오게 할 수가 없습니다. 아침에는 피곤하고 한낮에는 괜찮아집니다. 그러나 오후 3~5시 사이에는 다시 힘들어 집니다. 곡예형 피로는 밤에 다시 괜찮아지기도 합니다만, 이러한 유형의 특징은 잠을 자거나 쉰다고 회복되지 않는다는 것입니다.

* 망연자실형 피로 – 기능이 저하된, 불균형한 갑상선 호르몬과 낮은 부신호르몬으로 인한 결과로 아침, 정오, 그리고 밤에 피곤합니다. 이렇게 피곤한 여성이 원하는 것은 암페타민을 정맥 투여하

는 것 입니다. 매일 피곤을 느끼는 여성들은(만성피로 증후군이나 섬유근육통을 앓고 있는 사람도) 갑상선과 부신의 불균형을 모두 가지고 있습니다.

* 수면형 피로 – 불면증으로 고생하기 때문에 피곤을 느끼게 되는 경우입니다. 저하된 갑상선과 부신, 의약품, 우울, 불안, 다이어트 등으로 인한 결과일 수도 있습니다. 자세한 내용은 8장의 불면증에서 다시 언급하도록 하겠습니다.

약물로 고통을 받은 적이 있습니까?

수백 가지 잘 알려진 의약품들은 우리 몸이 필요로 하는 영양공급원을 세포에서 빼앗는 "약물 강도"입니다. 그 결과 우리 몸은 고갈되어 "약물 미이라"가 됩니다. 그러나 다행스럽게도 우리 몸이 약물로 어떤 영양분이 소모되는지를 알게 된다면, 그 영양분을 공급하고 다시 건강하고 즐거운 생활을 시작할 수 있습니다.

경구 피임약과 호르몬 대체요법(HRT)

여성호르몬(estrogen)을 함유한 의약품은 신체에서 귀중한 비타민 B, 마그네슘, 타이로신, 비타민 C, 아연 등을 빼앗아 가고, 갑상선과 부신을 위험에 처하게 하여, 아침형 피로나 곡예형 피로로 몰아넣습니다. 이것은 흔히 일어나는 일입니다. 약국에서 피임약을 갑상선약 30일분과 함께 얼마나 자주 조제하는지는 말할 수 조차 없습니다. 덧붙여 말하면, 피임약은 또한 테스토스테론(남성 호르몬)을 감소시키기 때문에, 피임약을 복용하는 여성은 테스토스테론 농도가 낮을 수 있습니다. 피임하는 동안에는 임신을 하지 않겠지만, 그러나 테스토스테론이 없다면, 성욕은 감소할 것입니다. 경구피임약과 호르몬 대체요법의 약물 강탈 결과로는 피로, 자궁경부 이형증, 월경전증후군(PMS), 피부질환, 침울, 위장질환, 심혈관계질환, 골쇠약, 우울, 감염 등을 일으킬 수도 있다는 것입니다. 11장(생리)에서는 이러한 의약품을 투여하게 되는 경우에도 건강하게 사는 법에 대해 알아볼 것입니다.

스타틴 콜레스테롤 저하제

스타틴(Statin)계열의 의약품은 간에서 콜레스테롤을 생성하는 효소를 억제함으로서 효과를 발휘합니다. 그러나 이 의약품은 강력한 항산화제와 활력제인, 코엔자임 Q10(또는 CoQ10)을 빼앗아 갑니다. CoQ10은 심장이 뛰고 근육이 움직이고, 에너지가 잘 흐를 수 있게 하는데 필요합니다. 그래서 콜레스테롤 약이 CoQ10을 공격할 때, 심한 근육통이 느껴지는 것입니다. 피로를 느끼고, 힘이 빠지고, 숨이 차고 하는 증상을 느낄 수 있고, 얄궂게도 심장 이상으로 발전할 수도 있습니다. 스타틴계 약물들이 심장병을 치유하는 목적임에도 불구하고 말입니다. 조심하려면, 매일 아침 최소 CoQ10 100mg을 섭취하세요. 그리고 이 놀랄만한 보충제에 대해서는 2장에서 살펴보기로 하겠습니다.

혈압약

이 혈압 약물들도 또한 칼륨, 마그네슘, 멜라토닌(잠자고, 기분을 유지시키는) 뿐만 아니라 CoQ10을 강탈합니다. 그 결과요? 피로, 근육약화, 수족부종, 천식, 경련(쥐), 불면증이 있습니다. 치료는 어떤 것이 있을까요? CoQ10(매일 아침 100 mg), 마그네슘 킬레이트 또는 글리시네이트(magnesium chelate or glycinate)(하루 2회 200 mg씩)와 멜라토닌(melatonin - 취침시 약 1 mg)을 복용하세요. 식단에서 칼륨을 추가할 수 있는데, 바나나, 오렌지주스, 무화과열매, 밀기울, 살구, 건포도, 호박, 콩, 통째로 구운 감자, 수박, 또는 시금치 등입니다. 완화제가 필요하지 않은한, 녹색병에 넣어 판매되는 액상 완화제 마그네슘은 섭취하지 마세요. 약국에서 판매되는 많은 상표의 "산화 마그네슘(magnesium oxide)"이 있습니다만, 개인적으로 마그네슘 킬레이트 또는 글리시네이트(magnesium chelate or glycinate) 같은 형태가 더 좋다고 생각합니다. 이와 같은 보충제는 건강식품점에서 구입하라고 권하는 것입니다.

다른 의약품들

약품 보관함을 살펴보세요. 왜냐하면 이런 약들이 또한 여러분들을 '약물 미이라'로 만들 수 있기 때문입니다.

- 항히스타민제를 함유한 알레르기, 기침, 또는 감기약들
- 칼슘 보충제
- 편두통약

· 근이완제 또는 진통제

· SERMs(에비스타, 타목시펜)

· 삼환계 항우울제

· GABA를 함유한 수면 유도제 또는 불안약

이외에도 고갈시키는 의약품을 복용중이라고 생각되면 약사나 의사에게 보여주어 자신에게 나타나는 피로가 부작용일 수 있는지 상담하고 대체할 약이나 공급원이 있는지 확인하는 것이 중요합니다.

우리 몸의 부신

이러한 분비기관들 중의 하나는 각 신장의 윗부분에 있고, 포도한 알보다 무게가 덜 나갑니다. 부신선(副腎腺)은 우리 몸을 다시 젊어지게 하고 활력을 주는 10 여개의 호르몬을 만들기 위하여 비타민, 효소, 그리고 콜레스테롤을 사용합니다. 만들어지는 호르몬에는 코티솔(스트레스 호르몬), DHEA(성호르몬을 만들고 cortisol의 균형을 유지한다), 에스트로겐(여성호르몬), 프로게스테론(황체호르몬), 테스토스테론(남성호르몬)과 에피네프린으로 알려진 에너지를 공급하고 스트레스에 대처하는 아드레날린 등이 있습니다. 사실 극도의 스트레스 상황 하에서, 부신은 그 유명한 "투쟁 도주 반응"으로 감각을 예민하게 하고(그래서, 우리가 자동차를 빨리 운전하는 방법을 알게된다), 심박동을 증가시키고(경비견이 우리를 쫓아오면 더 빨리 달릴 수 있게 한다), 소화를 천천히 하게 하여(갑자기 죽으면, 우리는 음식을 소화할 필요가 없다) 활력을 강화시켜

줍니다.

아침에는 피곤하고 한낮에는 괜찮다가 다시 오후 3~5시 경 피곤해지는 곡예형 피로를 느끼고 있다면, 부신은 매우 과도하게 일을 하게 됩니다. 생활 속에서 우리를 압박하는 경제적 어려움, 낯선 도전, 질병, 무신경한 배우자로 부터 받는 스트레스를 주는 어려운 문제들과 교통체증과 같은 작은 문제들에 직면해 있기 때문입니다. 이런 상황이 계속되면 결국 부신은 완전히 탈진되어 생산중단에 직면하게 됩니다.

또한 나이가 들어감에 따라, 신체기관에서 발생하는 문제에 대처할 화학물질이 거의 남아있지 않게 됩니다. 그래서 이전처럼 대처하지 못하고, 극심한 피로, 감정의 동요. 공황발작, 우울 과민 등으로 무기력해지게 됩니다.

해결책을 찾기 위해, '부신의 탈진'에 대한 세계적인 권위자인 제임스 윌슨(James Wilson) 박사의 연구를 보겠습니다. 부신의 탈진 증상은 이른 아침의 피로, 오후의 탈진, 낮은 성욕, 걱정, 우울, 의식장애, 기억력 상실, 뇌혼란, 혈당의 이상, PMS, 일과성 열감(갱년기 열감), 질병의 늦은 회복, 관절통 그리고 불면 등이라고 합니다. 부신의 탈진이 있는 사람은 또한 소금끼가 있는 간식을 먹고 싶어하고 카페인을 더 먹게 됩니다. 그의 저서 ≪부신피로, 21세기의 스트레스 증후군 (Smatt Publications, 2001)≫에서 제시한 "부신 질문서"를 살펴보겠습니다. 윌슨 박사는 질문서의 결과에 기준하여, 몸에 꼭 맞는 보충제에 대한 정보를 제공합니다만, 이에 대한 자세한 내용은 www.futureformulation.com에서 확인할 수 있습니다.

몸 속 '물 분자'를 깨뜨리지 마세요

스트레스는 심지어 우리 몸속 세포의 분자에도 영향을 미칩니다. 일본인 마사루 에모토는 기도나 음악을 들려준 물 입자의 결정체와 부정적 감정이나 오염된 먼지로 스트레스 받은 물 입자의 결정체를 비교하여 사진을 찍었습니다. 그의 저서 ≪물은 답을 알고 있다≫에서, 깨진 물 분자의 형상을 확인할 수 있습니다. 우리 몸은 70~80 %가 물입니다. 에모토 박사의 물의 세계는 웹사이트 www.hado.net에 자세히 나와있습니다. 다음부터는 누군가가 스트레스를 준다면, 깊게 심호흡을 한번 하고, 그 사람을 용서하고, 그리고 그 상황에서 벗어나도록 노력해 보세요. 서로 각자의 물 분자가 깨지지 않도록 말입니다. 옳고 그른 것을 가리는 것 보다 행복한 것이 더 낫습니다.

호르몬 테스트*

스트레스 호르몬이 너무 혹사되었는지, 또는 전체적으로 감소되었는지 알고 싶다면, 제노바 진단회사(Genova Diagnostics)에서는 타액검사(Adrenocortex Stress Profile)를 고려해 볼 수 있습니다. 이 검사는 정확하게 코티솔과 DHEA를 측정하여, 아침의 DHEA 수치와 하루

* 국내에는 아직 시행되지 않았으나, 향후 의약시장변화에 참고되리라 생각하여, 원서의 내용을 정리하여 옮김.

중 코티솔 수치가 어떻게 변화하였는지에 대하여 완벽하게 24시간 분석을 알려줍니다. 이 검사는 집에서 이루어집니다만 담당의사가 회사를 대신하여 제공자가 될 필요가 있습니다. 제공자가 되기 위해서는, 담당의사는 면허증을 회사로 팩스로 보내야 합니다. 이런 호르몬 테스트를 하고 싶지만 담당의사가 없는 사람은 자신이 직접 건강을 체크할 수 있습니다. 이것은 내가 ZRT Labs라 불리는 연구실을 선호하는 이유입니다. 이들 회사들은 직접 소비자(의사뿐만 아니라)와 직접 접촉하고 Genova와 비슷한 테스트(estrogen, testosterone, DHEA, cortisol, thyroid 및 기타 다른 것)를 합니다. 전화 또는 홈페이지(www.zrtlab.com)에서 원하는 호르몬 테스트를 주문할 수 있습니다. 주문 후, 실험키트를 집으로 보내와 테스트를 할 수 있게 해주며, 테스트한 샘플을 밀봉된 상태로 봉투에 넣어서 다시 보내주면 됩니다. 생각보다 간단해서, 혼자서도 할 수 있습니다. 1주 ~ 2주 내에 테스트 결과와 이것들이 모두 무엇을 의미하는 지를 적어서 집으로 보내줍니다. 그러면 담당의사에게 가서 완전한 호르몬 정밀검사결과를 넘겨주고 검토해달라고 하면 됩니다. 미국의 일부 보험은 이러한 것에 대하여도 돈을 지불합니다.

부신의 관리와 영양섭취

카페인이 들어간 음료나 설탕, 소다, 녹말식품, 패스트푸드와 같은 자극적인 음식은 일시적으로 기분을 좋게 하지만, 나중에 더 많은 감퇴를 초래합니다. 따라서 피곤하다면 흰색 밀가루나 파스타, 흰 쌀밥(약간의 초밥은 괜찮습니다) 등은 피해야 합니다. 정제된 밀가루와 정제된 곡류 섭취는 피하는 것이 좋습니다. 이들은 영양학적으로 가치가 없고 부신을 소진시킵니다. 또한 바쁘다는 핑계로 식사를 거르지 마십시오. 이것은 혈당 불균형(당뇨병과 같은)을 일으키는 지름길이며 결국엔 더 비싼 값을 치러야 할 것입니다.

살짝 튀기거나 찐 녹색음식(근대, 겨자, 녹색 순무, 케일, 아스파라거스, 또는 브로콜리)을 매일 섭취하는 것이 좋습니다. 이러한 채소들은 비타민 B군 함량이 많아 우리 몸에 에너지를 주고 기분을 편안하게 해줄 것입니다. 채소를 섭취할 때, 중요한 것은 반드시 싱싱한 녹색을 유지하도록 하는 것입니다. 녹색 채소의 본래 색깔이 변할 정도로 요리한다면, 소중한 영양소를 잃는 것입니다. 해산물도 먹어야 하는데, 해산물은 미네랄과 오메가 3가 풍부하기 때문입니다. 노르웨이산 정어리와 북극지방의 곤들매기 등과 같이 수은 오염이 심각하지 않은 해산물을 고르세요. 또한 이왕이면 양식이 아닌 자연산 연어, 대구, 고등어 및 청어가 좋습니다. 끝으로 매일 많은 양의 신선한 물을 마셔서 입술을 건조하지 않게 유지하세요.

탈진여성에서 슈퍼우먼으로 가기 – 부신(副腎)

오랫동안 지치고, 아픈 부신 선(腺)들을 단번에 치료할 방법은 없습니다. 그러나 몇 달에서 일년 동안, 몸의 균형을 위해 항상성

부신의 탈진에 대한 간단한 검사법

집에서 부신 탈진을 가졌는지 아닌지를 알아보는 방법이 있습니다. 어두운 방안에서 거울 앞에 앉으세요. 1분 정도 눈에 손전등을 비추세요. 보통 동공은 핀끝 크기만큼 작게 움츠러들고 그대로 있습니다. 그런데, 부신 피로가 있는 사람은, 처음에는 작아지다가 커지고, 몇 초 동안 왔다 갔다 하다가, 그 뒤엔 커진 상태가 됩니다.

(homeostasis) 식물에서 추출한 강장제 약초를 섭취한다면 좋은 결과를 얻을 수 있습니다. 강장 약초는 효과가 좋습니다. 이 약초들은 자동적으로 높은 것 또는 낮은 것을 교정합니다. 물론 다른 정상 수치에 있는 것들은 바꾸지 않고 말입니다.

다음에 추천하는 여러 효과의 복합 강장제를 한 가지씩 구입하여 먹어볼 수 있습니다. 최소 한 달 정도 섭취하여 보고, 다음에 다른 것으로 바꿀 수 있습니다.

* 동충하초(cordyceps) – 이 버섯 추출물은 신경을 안정시키고, 수면을 도와주며, 혈압을 낮춰주고, 발기부전에 도움을 줍니다. 에너지에 좋기 때문에 올림픽 출전 선수들이 섭취를 하기도 합니다.
용량 : 300~400 mg, 1일 2회

* 홍경천(紅景天 rhodiola rosea)* – 이 약초는 시베리아에서 나오며 안정, 심장보호, 항우울, 집중력강화, 피로회복, 숙면유도 등의 효과가 있습니다. 용량 : 50~100 mg , 1일 2회

* 아사간다(ashwagandha) – 인도 인삼, 겨울체리라고도 불립니다. 아유로베다(인도의 고대 의술) 약초로 불면증, 걱정, 불안, 관절통과 염염 등을 경감시켜줍니다. 연구 결과, 갑상선 기능을 강화하고, 혈당 및 혈중 콜레스테롤을 조절해 주는 것으로 나타나고 있습니다. 용량 : 400~500 mg , 1일 2~3회

* 한국 인삼 (파낙스 인삼, panax ginseng) – 부신 기능과 성욕을 증진시켜줍니다. 혈압과 에너지를 안정시킵니다. 코티솔(cortisol)과 DHEA의 비율을 건강한 범위에 있게 합니다. 너무 많이 먹으면 여드름이 나거나 얼굴에 털이 날 수 있습니다. 그러나 일반적인 용량에서는 부작용이 별로 없습니다. 용량 : 200 mg , 1일 2~3회

* 감초(licorice root) – 부신기능을 강화하고 면역성을 증진시키고, 습진과 건선을 깨끗하게 합니다. "전체 감초뿌리"만이 부신의 기능을 향상시켜주며, 반면에 다른 인기 있는 부위인 "디지엘(DGL - Deglycyrrhizinated Licorice)"는 오직 위장 건강에 좋습니다. 용량 : 500

---

* 홍경천 (紅景天, Rhodiola rosea) 고도 3,500 m이상의 고도, 시베리아, 티벳 등지에서 자라는 돌나물과, 다년생 초본이다. 연구결과 홍경천 함유성분은 세포기능정상화, 면역기능증진, 피로회복, 원기보충, 해독, 정신안정, 활력증진, 부작용이 없음. 최근, 중국과 러시아, 일본과 미국에서, 홍경천이 인삼을 능가하는 약리작용을 지니고 있으면서도 인삼이 가진 어떤 부작용도 없는 새로운 약물이라고 알려져 각종 홍경천 함유제제가 개발되어 있음(캡슐, 환제, 가루, 음료 등)

~1000 mg, 1일 4회 식전과 취침 전, 주의사항 : 과도한 사용은 심장문제를 야기할 수 있습니다.

다음에 소개하는 것들은 에너지 비축을 위해 필요한 몇가지 다른 영양제입니다. 여러 가지 배합제도 있고 또는 개별 제품으로도 선택할 수 있습니다. 소개하는 것 모두를 섭취할 필요는 없습니다. 그래서 복용하는 순서로 리스트를 만들었습니다. 처음에는 한 두 가지 시도해보십시오. 만약 효과가 없거나, 더 원할 경우에는 그 다음 성분을 고려하세요. 자신의 직관을 가이드로 삼으세요. 자신을 위한 섭생을 만들 경우, 모든 점에서 좋다고 느끼는 일주일 마다 보충제 하나를 추가하는 것이 가장 좋은 방법입니다.

* 판테틴(pantethine) 또는 B5 – 특히 부신건강에 기여하는 최적의 비타민 B로서, 감염예방, 콜레스테롤 정상화, 피로회복에 관여합니다. 따라서 낮은 비타민 B5 수치는 탈진, 식욕저하, 수족열감, 탈모 등을 일으킬 수 있습니다. 곡물, 견과, 콩, 밥 그리고 효모에 비타민 B5가 풍부하며 또는 보충제로서는 하루 500 ~ 1000 mg씩을 보충합니다.

* 마그네슘 킬레이트(magnesium chelate 또는 glycinate) – 부신 호르몬을 만들고 피로를 극복하려면 마그네슘이 필요합니다. 이러한 타입의 마그네슘은 위에서 흡수되기 더 쉽습니다. 또한 다리 경련, 우울, 섬유근육통에 뛰어난 효과가 있습니다. 그러나 조심해야할 것이 있습니다. 너무 많은 마그네슘은, 특히 황산 마그네슘(sulfate)

이나 마그네슘 시트레이트(citrate) 형태로 복용한다면, 설사를 일으킬 수도 있습니다. 약국에서 녹색 병에 있는 액체 완하제가 아니라, 정제나 캡슐 형태의 마그네슘을 구입하세요. Solaray, Solgar, 그리고 Now, 세 가지가 좋은 캡슐/정제 브렌드입니다. 200~300 mg씩 1일 1~2회 복용.

* 비타민 C – 스트레스를 받는 일이나 또는 장시간의 스트레스를 받는 경우, 정상적인 코티솔(cortisol) 수치를 회복하기 위해서는 비타민 C가 필요합니다. 더 좋은 비타민 C는 완충형 또는 지속형으로 아스코르브산(ascorbic acid) : 바이오플라보노이드(bioflavo -noids)의 비율이 2 : 1 인 제품입니다. 용법 : 500 mg씩 1일 2회 섭취.

* DHEA(Dehydroepiandrosterone) – 피로를 느끼고 있다면, 아마도 스테로이드가 낮은 수치에 있는 것입니다. 그래서 이 보충제를 섭취하면 에너지가 충전되는 것을 느낄 수 있습니다. 이 보충제를 복용하기 전에, DHEA 농도 테스트를 하는 것이 중요합니다. 왜냐하면 DHEA는 에스트로겐과 테스토스테론의 전구물질이기 때문입니다. 수치가 낮다면 8주 동안 섭취하세요. 그리고 나서 4주 동안은 섭취하지 마세요. 이것은 몸이 자신의 DHEA 를 다시 생산할 수 있도록 하기 위함입니다. 필요하다면 이러한 싸이클을 한 번 더 반복하세요. DHEA 크림을 선호하는데, 일부는 일반의약품(Life Extension, Life-Flo)으로 판매되기도 하고, 의사가 처방하는 것들도 있으며, 필요량에 따른 고객맞춤의 특별용량으로 배합된 것들도 있습니다. 기억할 것은 DHEA는 스테로이드 호르몬이라

는 것입니다. 이것으로 바람피려고 하지 마세요. DHEA가 너무 낮으면, 피로, 성욕저하, 골 손실 및 우울을 야기할 수 있습니다. 너무 많으면 탈모를 야기할 수 있고, 말할 것도 없이 호르몬 원인의 암의 가능성을 증가시킬 수 있습니다. 그러므로 DHEA가 정말 필요하다면 반드시 테스트 하세요. 테스트가 가능하지 않다면, 담당 의사의 승낙 하에, 단지 짧은 기간 동안 낮은 용량을 섭취해야 합니다.

* R-리포산 (R-lipoic acid) – 이 수퍼 항산화제는 미토콘드리아(세포의 내연기관)를 도와 에너지를 생성합니다. 이 성분은 혈당 불균형인 사람, 농약에 노출된 사람 또는 말초 신경통인 사람에게 뛰어난 효과가 있습니다. 매일 아침 50~100 mg(구하기 힘든 R version은 Throme Research사가 생산합니다) 알파 리포산(Alpha lipoic acid)은 비슷한 형태로 대체하여도 좋습니다. 그러나 더 많은 용량을 섭취해야 합니다. 매일 아침 100~200 mg.

* 필수지방산(essential fatty acids) – 어유(魚油, 생선유)는 필수 지방산인 EPA/DHA를 함유하고 염증과 통증을 감소시키는데 도움을 줍니다. 용량 : 1,000 mg씩 1일 2회 식사와 함께. 다양한 색깔의 과일과 채소를 함께 섭취하거나 또는 다른 항산화 보충제를 함께 섭취한다면 더욱 좋습니다.

우리 생활에서 문제가 되는 것은 스트레스의 양이 아닙니다. 우리는 살면서 어느 정도의 스트레스를 가지고 있습니다. 스트레스에 대하여 어떻게 대처하던 간에, 여전히 충분한 잠과 더 많이 쉬고, 재미있는 영화를 보고, 석양을 보고, 또는 메시지를 받고 하는 것들이 필요합니다. 마음을 편안하게 하는 어느 것이라도, 피로를 줄이는데 도움이 됩니다. 또한 산책, 운동, 명상 그리고 취미활동 등은 긴장을 풀고 에너지를 주는 제일의 방법입니다. 특히 "과로형 피로"의 사람은 주의를 기울여야 합니다. 이러한 타입의 여성에게는 특히 더 도움이 될 수 있습니다.

갑상선 고갈

갑상선은 인후부의 기저에 위치한 나비 모양의 분비선(腺)입니다. 이것은 갑상선 호르몬을 생산하며, 에너지와 체온을 조절합니다. "아침형 피로"라고 생각된다면, "갑상선 저하증"인 상태로 낮은 갑상선 호르몬을 가지고 있을 것이고, 이것은 게을러지고, 쉽게 지치고, 추위에 민감하고, 창백해 보이는 것을 말합니다. 눈썹 바깥쪽 끝이 없어졌거나 몸무게를 줄이는 데 어렵거나 저혈압, 저체온, 변비, 고콜레스테롤, 야간 경련 등으로 고통을 받을 수 있습니다.

또한 일어날 때 현기증이 날 수 있습니다. 우울해지거나 부은 눈, 얇고 부서지는 손톱, 건조한 피부와 머리카락, 탈모, 또는 귀울림(이명) 등이 나타날 수 있습니다. 그리고 물론, 성욕이 적거나 거의 없습니다. 자신의 부신선(adrenal glands)을 보호하는 것은 전적으로 갑상선 불균형을 바로 잡는 것입니다. 그러므로 갑상선 의약품을 섭취하기 전에 반드시 부신의 균형을 바로 잡아야 합니다.

갑상선저하는 주로 여성들에게 문제가 됩니다. 그래서 여성호르몬인 에스트로겐이 어느 정도 역할을 한다고 할 수 있습니다. 왜냐하면 에스트로겐이 우리 몸에서 갑상선 호르몬을 만드는 데에 필요한 타이로신(tyrosine)과 아연을 빼앗아가는 약물 약탈자이기 때문입니다. 에스트로겐은 또한 아연과 구리의 사용을 조절하며, 차례로 갑상선 기능, 성욕, 그리고 감정을 통제합니다. 그러나 이러한 미네랄들은 심각한 과다 복용을 가져올 수 있으므로 부족하다는 확신이 없는 한 무분별하게 복용하지 마십시오.

체내에서 '구리 – 아연'의 비율이 높으면 갑상선 기능저하증을 야기할 수 있습니다. 반대로 낮은 '구리 – 아연'의 비율은 반대의 상태인 갑상선 기능항진증을 초래할 수 있으며, 신경과민, 수전증, 동계, 불면증, 체중감소, 생리량 과소, 피로, 열감 등의 증상이 특징적으로 나타납니다. 뉴잉글랜드의학저널(A New England Journal of Medicine)에 기고된 연구에 따르면, 에스트로겐이 갑상선 호르몬의 전구물질인 타이로신의 단백 결합을 증가시킬 수 있으며, 또한 이것은 필요로 하는 갑상선 호르몬을 부족하게 한다고 합니다.

그 결과는 다시 갑상선 기능저하증 상태의 피로입니다. 병원에서 하는 일반적인 혈액검사가 낮은 갑상선 수치를 항상 나타내지는 않습니다. 왜냐하면 병원에서는 단지 일부 형태의 갑상선 호르몬만을 측정하기 때문입니다. 갑상선 호르몬이 낮은 것으로 판명된다면, 아마도 몸속에서 활성화되는 호르몬 전구물질을 포함한, 갑상선 의약품을 처방받을 것입니다. 의약품들은 신지로이드(Synthroid), 레복실(Levoxyl), 그리고 레보시록신(Levothyroxine) 등입니다. 아모르 타이로이드(Armour Thyroid)는 활성 호르몬과 전구물질을 모두 함유한 복합제제로, 대다수 사람들에게 더 효과적인 처방을 제공합니다.

그러나 안타깝게도 갑상선 기능이 떨어진 많은 사람들이 그냥 방치되고 있습니다. 잠복성이기 때문입니다. 일반적인 검사에서는 찾아내기가 어렵습니다. 규칙적으로 낮은 맥박, 떨어진 신진대사와 체온 등을 나타내는 사람들은 보통 갑상선 저하증입니다. 따라서 본인이 낮은 갑상선이라고 생각하고 있는데 의사가 그 증거를 찾을 수 없다면, 집에서 해볼 수 있는 좋은 방법이 하나 있습니다. 겨드랑이의 체온을 직접 재는 것입니다.

보통의 유리체온계를 사용하고, 취침 전에 체온계를 아래로 떨어뜨리듯 뿌려놓고, 아침에 깨서, 겨드랑이에 깊게 넣으세요. 침대에 약 10분 동안 또는 과체중(신진대사 체온에 도달하는데 더 많은 시간이 필요합니다)이라면 약 15분 동안, 더 누워 있으세요(잠시 책을 몇페이지 읽는것도 좋습니다). 유리 체온계가 요즘 드물기 때문에, 디지털 체온계를 사용해도 됩니다. 체온이 섭씨 36.5 ℃에서 36.8 ℃ 사이라면 갑상선은 정상입니다.

그러나 섭씨 36.5 ℃ 보다 온도가 낮은 경우, 일반적으로 갑상선 저하증이나 부신기능저하증을 나타냅니다. 또한, 갑상선 저하증의 증세로 나타나는 체온은 일반적으로 안정적이고 낮습니다. 반면, 부신기능 저하증의 체온은 변동이 있습니다.

갑상선은 화학적으로 부신과 연결되어 있기 때문에 많은 사람들은 양쪽의 상태를 가지고 있습니다. 지친 여성 여러분, 아침 체온을 2주 동안 계속 기록하여, 담당 의사에게 알려주고(결정은 본인 스스로가 하는 것입니다만) 신체의 어느 부분이 실제로 영향을 받고 있는지 알아낼 것을 제안합니다. 일부 회사(Genova, ZRT)는 피로의 원인을 규명하기 위해 홈 테스트 키드를 제공하고 있습니다.

갑상선 치료약이나 보충제는 아침에 일어나서 첫 번째로, 조식 30~60분 전 공복 시에 섭취하는 것이 가장 좋습니다.

갑상선을 튼튼하게

흡연은 갑상선의 기능을 떨어뜨립니다. 금연하도록 하세요. 또한 일정하게 섭취해야할 음식을 정하십시오. 자몽, 콩제품, 브로콜리와 양배추 등등을 하루 1~2회 드시는 것이 좋습니다.

유방과 전립선 보호보충제로 알려진 인돌-3 카보닐(indole-3 Carbonil, I3C)은 십자화과의 야채에서 얻어지며, 역시 갑상선의 수치를 낮춰줍니다. 갑상선 저하증이라면, 하루 한번 200 mg 용량을 섭취하세요. 순무, 양배추, 콩, 땅콩, 잣, 및 조 등의 음식들은 갑상선 수치를 낮출 수도 있으므로 최소량을 섭취하는 것이 좋습니다.

요리를 할 때도 대두유보다는 올리브유, 포도씨유 또는 코코넛유를 선택하세요. 또한 보증된 유기농 식품을 구입하세요. 농약과 유전자조작 농산물은 갑상선에 해로우며(11장 참조), 갑상선 호르몬의 생산을 낮추기 때문입니다.

반면 육류, 유제품, 계란, 콩, 열매, 바나나, 아보카도 등은 갑상선호르몬을 증진시키는 타이로신의 중요한 공급원입니다. 해산물이나 해초는 요오드(iodine)의 뛰어난 공급원이고 다른 미네랄들은 갑상선 호르몬을 만드는데 필요합니다. 해조류 중에서는 미역이 가장 좋습니다. 구미를 당기는 요리는 매운 마요네즈와 생강을 얹은 참치롤입니다.

기진맥진한 여성에서 슈퍼우먼으로

다음에 소개하는 OTC 의약품으로 침체되어 있는 갑상선을 다시 깨울 수 있습니다. 처방은 필요없습니다. 개별적으로 하나씩 사서 1 ~ 2개월 섭취하여, 어떤지 보세요. 심한 경우는 복합제품을 고를 수 있습니다. 품질이 우수한 복합제품은 Enzymeatic Therapy's Thyroid & L-Tyrosine, Throne Research's Thyrosin입니다.

* 천연 소금 – 여기서 말하는 소금은 요오드, 마그네슘, 칼륨, 철과 같은 자연산 미네랄을 함유합니다. 이 소금이 좋은 것은 우리 몸 안의 소금과 비슷하여, 지나치게 정제되거나, 가열되거나, 식탁의 하얀 정제소금 처럼 표백되지 않았기 때문입니다. 우리 몸은 천연의 바다소금을 쉽게 흡수하고, 함유된 미네랄을 갑상선의 건강을 유지하는 데에 사용됩니다. 이렇듯 건강한 소금이 생명을 지속시키고 건강을 증진시킨다는 것을 인식하는 것이 중요합니

다. 반면 화학적으로 섞거나 표백한 소금은 몸에 해롭습니다. 건강한 소금으로 바꾸세요.

* 셀레늄(selenium) – 갑상선기능이 저하되어 있다면(낮은 정자수를 가진 남자분도 해당됩니다), 셀레늄은 섭취할 수 있는 가장 좋은 미네랄입니다. 토양 속의 셀레늄 농도는 장소에 따라 다르므로, 섭취하는 과일이나 야채가 셀레늄을 가지고 있는지 아닌지는 알아내기 힘듭니다. 그러나 표백된 백색 밀가루 음식에는 확실히 결핍되어 있습니다. 셀레늄은 갑상선 질환의 발생을 낮춰주는데, 특히 자기 면역과 관계되어 수은이 축적되는 것을 막을 수 있도록 도와줍니다. 셀레늄의 가장 좋은 파트너는 비타민 E입니다. 둘이 함께 에너지를 생산하고 암과 염증의 위험을 감소시켜 줍니다. 셀레늄 시트레이트나 셀레늄 정제를 구하세요. 그리고 매일 아침 200 mg을 섭취하세요. 하루 중 더욱 혈기왕성한 것을 느끼려면 , 필요에 따라 오후 3시에 한 번 더 추가할 수 있습니다.

* 타이로신(tyrosine) – 몸은 갑상선 호르몬을 만들기 위해 이 천연 아미노산이 필요합니다. 그러나 몸에서 넘치는 것은 도움이 안됩니다. 왜냐하면 요오드와 같은 다른 성분들과 균형을 이룰 필요가 있기 때문입니다. 그러나 나는 조금 더 많은 타이로신(tyrosine)을 추천합니다. 왜냐하면 타이로신은 우울 증상을 감소시키고, 에너지와 열정, 집중력을 유지시켜주는 두 개의 두뇌 화합물 즉, 도파민(dopamine)과 노르에피네프린(norepinephrine)을 만들기 때문입니

다. 조절되지 않는 고혈압이 있다면, 복용하지 마십시오. 정상 혈압인 경우, 하루 1~2번 100 ~ 500 mg씩를 복용하세요.

* 요오드(iodide) – 이 미량의 미네랄은 몸에서 생성되지 않지만, 갑상선, 전립선 건강에 반드시 필요합니다. 대부분의 식습관으로는 많이 부족합니다. 식단에서 충분히 섭취하지 않기 때문이지요. 요오드(iodine)는 굽는 요리에 첨가되어 사용되었으나, 요즘은 굽는 요리에 불소(bromine)를 첨가합니다. 많은 과학자들은 불소는 유독하고, 요오드를 고갈시켜 부족으로 이르게 한다고 생각합니다. 토양이 함유하는 요오드가 부족해져서, 요오드 농도는 지난 몇 십 년 동안 서서히 감소하였습니다. 이에따라 요오드 결핍과 비대된 갑상선(갑상선종), 유방암과 전립선암, 갑상선기능저하, 레이노질환(Reynaud's disease), 섬유낭포성 유방질환 등과의 관계에 대한 연구가 있었습니다. 낮은 요오드는 역시 안구건조와 무한증(無汗症), 피부건조, 난소낭포, 위산감소 등을 야기할 수 있습니다(4장 참조). 체내 요오드 수치가 낮은 경우, 소변검사로 쉽게 체크가 가능합니다. 담당의사에게 요청하세요. 건강식품점이나 인터넷으로 판매되는 OTC 요오드 정제 제품을 보충할 수 있습니다. 이 정제 제품은 iodine과 iodide를 둘 다 함유하고 있고 그래서 특히 유용합니다. 요오드 보충제는 요오드 검사에서 반드시 결핍으로 나타났을 때만 공급되어야만 합니다.

내과의사는 루골액(Lugol's Solution)이라는 액체형태의 의약품과 같은 것을 처방해 줄 수 있습니다. 안타깝게도, 요오드는 근본적으로 잘못이해되고, 걱정스런 물질로 취급되고 있습니다. 그래서 요오드 섭취에 대한 의사의 허가를 얻는데 어려움이 있을 수도 있습니다. 많은 연구 결과, 하루 권장 허용량보다 100배 더 높은 용량에서도 보통 안전하다는 것을 보여주고 있으며, 약사인 저 또한 요오드 결핍을 바로 잡으려고 매일 50 mg를 2달 간 섭취했습니다. 이것은 하루 허용량의 333배 였습니다. 그러나 다시 부족한 상태가 되었습니다. 대부분의 사람들에게는 그렇게 높은 용량일 필요는 없습니다. 이렇게 개인적인 복용 경험을 이야기 하는 것은 미네랄 섭취가 안전하다는 것을 설명하기 위해서입니다. 요오드 부족이라면, 심각한 질병에 노출될 위험에 있습니다. 또한 특별히, 앞서 설명한 아침형 피로 또는 과로형 피로라고 생각된다면, 요오드 수치에 관심을 가지는 것이 중요합니다.

* 아연(Zinc) – 위산억제제, 호르몬대체요법(HRT) 또는 피임약을 복용하고 있다면, 이 항산화 미네랄은 매우 중요합니다. 남성의 경우, 아연은 남성호르몬(testosterone) 생산에 필수적입니다. 아연 수치가 낮아 나타나는 전형적인 증상으로는 탈모, 식욕감퇴, 미각이상, 그리고 정신적 피로감 등입니다. 남성들에게는 발기부전 증상이 나타나며, 어린이들에게 아연부족은 성장을 방해할 수 있습니다.

10초 내에 아연이 부족인지 아닌지를 알 수 있습니다. 건강식품점에서 액체 아연제품을 사서, 입에 한 숟갈을 넣으세요. 이것이 쓰거나 메스껍다고 느낀다면, 운이 좋은 경우입니다. 정상이라는 신호입니다. 아연의 맛을 못 느끼거나, 약간 달다면, 아연 부족입니다. 아연이 풍부한 음식은 육류, 간, 굴, 계란, 통밀 등입니다. 액체 아연 보충제는 낮은 용량에서 시작합니다. 다른 미네랄들과 마찬가지로 과도한 용량에서는 해롭기 때문입니다. 계속 복용하다가 쓴맛을 느끼게 될 때에는 중단하십시오. 아연 보충제를 공급하는 또 다른 방법은 약국에서 감기/기침에 널리 사용되는 아연캔디(zinc lozenges)입니다. 일반 용량 ; 저녁식사와 함께 5~25 mg 또는 라벨의 지시를 따르세요.

비타민 B 먹을 것인가, 말 것인가

엽산, B6, B12, 리보플라빈(riboflavin), 판테친(pantethine)과 같은 비타민 B군이 없다면, 피곤을 느끼게 되는 것은 당연합니다. 우리 몸은 비타민 B를 원합니다. 비타민 B들을 모든 악기가 함께 연주하는 협주곡으로 생각하십시요. 질 좋은 B 복합제 약 50 mg을 매일 아침 하루에 1번 먹는 것은 특히 여성들에게 좋습니다. 다만 너무 많은 B6을 섭취해서 나쁜 꿈을 꾼다면 먹지마세요.

그러나, "body ready 5-MTHF* (FolaPro by Metagenics, or Sound NUtrition's 5-MTHF Active Folic)"1알을 섭취하세요. 이 보충제는 엽산을 활성화시키는 능력이 없는 상태를 개선시켜 주는데, 이런 상태는 인구의

* 5-MTHF (5-Methyltetrahydrofolate) : 체내 엽산의 활성형

25~30 %에게 유전적인 요인으로 나타납니다. 이러한 사람들은 엽산(folic acid)을 5-MTHF로 바꿀 수 없기 때문에 나는 이들을 "엽산 이단자(Folate Misbehavers)"라고 부릅니다. 이들은 피로, 우울, 자궁경부 이형증, 유방암, 난소암 및 자궁경부암 등의 위험이 높습니다. 엽산 이단자인 남성은 전립선암의 위험이 더 높습니다.

또한 우리는 비타민 B5를 빼앗는 '의약품 강도'인 약물을 먹고 있는 지도 모릅니다(5장 참조). 그래서 안전한 쪽에서의 "B"가 있고, 적당한 비타민 B를 가진 보충제가 있는 것입니다. 표준 규격의 종합비타민제는 이러한 것이 아닙니다. 최대한 범주의 비타민 B 복합제와 더불어 5-MTHF를 필요로 합니다. 5-MTHF는 발견하기 힘들지만 찾아볼만 합니다. 5-MTHF는 엽산의 활성형으로 인체에 적합합니다. 이것은 사용하기 가장 좋은 형태인데, 혈액 중에서 순환할 수 있고 온 몸의 세포에 전달될 수 있는 형태이기 때문입니다.

더욱 특별한 것은, 5-MTHF는 뇌로 가서 기분을 좋게 하고 주의력 결핍 과잉행동 장애(ADHD) 질환을 가진 아이들을 진정시키고, 비타민 B에 의존하는 많은 신경정신 질환 상태를 좋게 합니다. 엽산(5-MTHF)을 지나치게 많이 섭취하지 마세요. 지나치게 많은 것은 너무 적은 것 만큼이나 해롭기 때문입니다.

Chapter 2

심장병

심장을 시한폭탄으로 만들지 맙시다

이번 장(章)에서 소개하는 내용을 알게되는 순간부터, 소중한 생명을 살리는 일이 될 것이라 생각합니다. 심장병의 증상은 매일 우리에게 일어나고 있는 일입니다. 너무 늦게 발견되지 않을 때까지만 말입니다. 예를 들어 나타나는 증상은 힘들 때 숨참, 거미상 정맥, 원인불명의 피로, 발목부종, 잇몸출혈(치은염) 등입니다. 틀에 박힌 일반적인 의약품으로는 심장병을 예방할 수 없습니다. 이런 의약품으로 예방이 가능했다면, 심장병이 미국의 경우 여성의 사망원인 중 1위를 차지하지는 않았을 것입니다. 또한 세상의 어디에서 누군가가 34초 마다 심장병으로 죽지는 않을 것입니다.

대부분의 의사들은 식이요법이나 의약품, 혈압이나 콜레스테롤 그리고 체중감량 운동으로 심장병을 예방하고자 합니다. 물론 이것은 중요합니다. 그러나 심장병으로의 진행은 염증, 활성산소의 공격, 영양부족, 진한 혈액, 그리고 비타민 B를 활성화시키는 능력 등과 같은 많은 복잡한 요소들에 의해 좌우됩니다. 다행스러운 것은 저렴한 비용의 영양소 공급으로 이런 모든 인자들을 조정하고, 뇌와 심장으로 가는 소중한 혈관벽을 튼튼하게 만들 수 있습니다. 10분만 투자하세요. 생명을 구하는 일입니다.

동맥경화

때때로 심장통증(협심증 환자)을 호소하는, 58세 여성인 수(Sue)의 경우를 살펴봅시다. 수의 협심증은 심장에 이르는 혈관에 박힌 찐득한 물질로 인해 생겼습니다. 전문 용어로는 아테롬성동맥경화*입니다. 수의 혈관벽은 지금 아마도 3/4이 막히고, 심장세포는 충분한 산소와 영양분을 공급받지 못해 숨을 쉬지 못할 것입니다. 사실, 그녀의 흉통은 수백만의 죽어가는 심장세포의 울부짖음입니다. 그녀는 망가진 심장과 순환부전으로 인한 피로와 쇠약으로 오랫동안 고통을 받아왔고, 이것은 발의 부종으로 알 수 있습니다. 그녀의 심장세포가 심장의 전기기능을 정지시키고 또 움직이도록 하였다면, 그녀에게는 불규칙한 심장박동도 있었을 것입니다. 가슴에서 주먹

* 아테롬성동맥경화 - 죽상동맥 경화. 동맥 경화로 알려져 있다. 혈전(plaques)은 장시간에 걸쳐 약해지는 혈관 벽을 보호하는 자연의 석고 모형이다. 혈전이 떨어져나가 심장으로 가는 혈관에 달라붙으면 심장마비라고 부르며, 반대로 뇌졸중은 뇌로 가는 동맥에 달라붙은 혈액 응고물이 원인이 된다.

으로 때리는 듯한 감각입니다. 이 환자는 길고 험난한 약물투여나 심장 우회수술을 향해 가고 있습니다. 그녀의 협심통은 이제 처음 생긴 것일지 모르나, 안 쪽에 생긴 장해는 10대 이후 부터 만들어져 왔습니다.

콜레스테롤과 비타민 C

앞에서 살펴본 것처럼 수(Sue)가 어떻게 자신을 지금의 상태로 만들어 왔는지 살펴봅시다. 우리 모두는 몸 전체에 정맥, 동맥, 작은 모세혈관들의 네트워크를 가지고 있는데, 이것을 펼치면 약 2023 ㎡를 덮을 정도가 됩니다. 신체의 보급통로인 수 많은 혈관들을 생각해 봅시다. 혈관은 결합조직으로 주로 콜라겐과 엘라스틴이라는 두 가지 물질로 구성되어 있습니다. 비타민 C는 이 결합조직을 생성하는데 도움을 주는데, 결국 비타민 C 부족은 혈관과 심장을 약하게 하는 원인이 됩니다. 또한 1985년 연구자들이 다량의 비타민 C가 콜레스테롤을 낮추는 스타틴계 약물의 작용과 비슷하다는 것을 발견한 것과 같은 맥락이라고 할 수 있습니다. 비타민 C는 부작용이 없습니다. 마티어스 라스(Matthias Rath) 박사의 연구에 의하면, 비타민 C가 결핍되면, 약해진 혈관은 손상되기 시작해 실제로 갈라져서 미세한 양의 혈액이 누출되기 시작합니다. 손상의 첫 번째 증상의 하나는 치은염입니다. 입안의 모세혈관이 염증을 일으키고 피가 난다면, 우리 몸 속에 다른 혈관들은 어떻다고 생각합니까? 확실한 것

초콜렛은 심장에 좋습니다

꼭 알려드리고 싶은 비밀이 있습니다. 초콜릿은 실제로 심장에 좋습니다. 이것은 맞습니다. 연구자들이 초콜릿 먹는 사람들을 연구했습니다. 맛있는 다크 초콜렛*을 먹고 나서 2시간 후에, 심장을 건강하게 하는 영양분인 프로시아니딘(procyanidins) 농도가 20까지 올라간 것을 발견했습니다. 무엇보다 연구자들은 혈전을 야기시키는 해로운 물질인 루커트리엔스(leukotrienes)의 농도가 떨어진 것을 주목하였습니다. 알러지나 혈당에 문제가 없다면, 네모난 모양의 다크 초콜렛 하루 2 조각은 몸에 좋다고 할 수 있습니다. 적어도 코코아 70 %를 함유한 종류를 고르십시오. 이것은 프로시아니딘(procyanidins)을 상승시키기에 충분하지만 식단을 망가뜨리지는 않습니다. 좋아하는 초콜렛의 라벨을 읽으시기 바랍니다. 왜냐하면 함유된 코코아의 퍼센트는 회사마다 다르기 때문입니다.

* 다크 초코릿 (dark chocolate) - 블랙 초콜릿. 밀크가 거의 들어 있지 않은 초콜렛

은 다른 혈관들도 역시 피가 새어 나오고 있다는 것입니다. 이런 과정들이 10대부터 시작되어 수 십년에 걸쳐, 현미경으로나 관찰이 가능한 수백만의 상처가 우리 몸속의 혈관통로를 약화시켜 왔다고 상상해 보세요. 그러나 너무 걱정할 필요는 없습니다. 우리 몸은 이것을 치유하려고 노력합니다. 콜레스테롤은 갈라진 곳에 달라붙어 약

해진 혈관벽을 감싸서 상처를 치료합니다. 콜레스테롤은 손상된 동맥을 감시하는 지표로서 생각됩니다. 우리가 쉽게 믿고 있는 제약회사 광고에서, 콜레스테롤은 건강의 심각한 위험 요소라고 말합니다. 콜레스테롤은 의사와 상의하면서 관리되어야 한다고 말합니다. 그러나 심장병이나 심장마비를 예방하기 위한 우선 순위는 먼저 혈관의 손상을 예방하기 위하여, 혈관을 보호하는 것이 되어야만 합니다. 따라서 끝까지 읽으시고 심장과 혈관(파이프라인)을 건강하게 유지시키는 방법을 알아내시기 바랍니다.

의사에게 요청해야 하는 중요한 검사

심장병의 위험상태에 놓여있다고 생각되면, 담당 의사에게 다음의 검사를 요청하고 상의해야 합니다. 또한 의사가 곧바로 의약품을 처방하게 하지 맙시다. 자신이 할 수 있는 단계가 있기 때문입니다.

* 지방단백 A 농도 – **혈액검사는 찐득찐득한 지방단백(Lp(a))이 얼마나 많이 동맥에 붙어 있는가를 측정할 수 있으며, 콜레스테롤 농도를 측정하는 것보다 확실히 더 좋은 예측지표입니다. 만약 농도가 높다면, 마티어스 라스 박사의 처방인 Epican Forte를 섭취해 보도록 하세요. 이 제품은 지방단백에 초점을 맞춰 이상적인 비율의 비타민C, 엘라이신(L-lysine), L-프롤린(L-proline) 등을 함유**

하고 있습니다. Epican Forte는 건강식품점이나 www.drrath research.org에서 구할 수 있습니다. 2 캡슐씩 1일 2회 복용하세요.

* C 반응성 단백질* "높은 감응성" 농도 – 이것은 일반적인 C 반응성 단백질 검사와는 다른데, 몸에 어떻게 염증이 생기는 가를 측정하기 때문입니다. 염증이 많을수록, 심장병이나 치명적인 질병의 위험이 높아질 수 있습니다. 천연 비타민E(400 IU/일), 어유(fish oil 800 mg/일), B 복합제(50 mg/일) 엽산(800 mcg/일) 코엔자임 Q10(100 mg/일)과 식사시 다진 생마늘 등이 C 반응성 단백질(CRP) 농도를 낮출 수 있습니다.

* 호모시스테인 농도(Homocysteine levels) – 호모시스테인 농도 검사는 염증을 측정하는 것으로, 호모시스테인은 심장 질환의 주요한 유발 인자입니다. 호모시스테인 농도는 엽산이 활성화되고 있는지 아닌지를 나타냅니다. 따라서 중요합니다. 엽산 부족은 심장병의 위험을 높일 수 있기 때문입니다. 호모시스테인 농도가 높게 나타나면, 엽산과 비타민 B12를 섭취하여 농도를 낮춰줄 필요가 있을 것입니다. 두 가지 비타민 B는 함께 염증을 감소시키는 역할을 합니다. 선호하는 제품은 비타민 B 복합제인 Thorne's Methyl - Guard입니다. 이 밖에도 OTC로 팔리는 다른 제품들이 많이 있습니다.

---

* C 반응성 단백질 - CRP는 간(肝)에서 분비되는 염증지표 단백질로 염증이 발생하면 분비량이 증가한다. CRP test - 정상치 : Negative(< 0.8 mg/dℓ) · 결과의 임상적 의의 - 증가하는 경우 : ①감염(infection) ②상처(injury) ③수술(surgery) ④외상(trauma) ⑤조직괴사(tissue necrosis)

* 피브리노겐 농도 (Fibrinogen levels) – 이 검사는 혈액의 점도를 알아내는 것입니다. 왜냐하면 점도가 높은 혈액은 심장병, 뇌졸중과 암의 위험을 증가시킵니다. (암의 위험도 역시 증가합니다. 짙은 혈액은 정체를 의미하기 때문입니다). 피브리노겐 농도를 낮추기 위해서, 벌레를 사용합니다. 정통한 과학자들은 일본 누에로부터 "룸브로키나제(lumbrokinase)"라는 물질을 추출해 냈습니다. 이 성분은 실제로 혈전을 용해하고 혈액을 묽게 합니다. 그러나 상표를 까다롭게 선택하시기 바랍니다. 그렇지 않으면 땅바닥의 지렁이를 고르게 되는 셈이 될 것입니다. Boluoke라는 제품은 임상실험에 사용된 좋은 제품으로, 처방이 필요 없음에도 병의원에서 환자에게 판매됩니다.

또한 건강식품점에서 나토키나제(nattokinase)라는 비슷한 혈전 용해제를 볼 수 있는데, 이것은 콩에서 얻은 천연효소로, 혈전생성을 감소시키고 따라서 뇌졸중의 위험을 줄인다고 합니다. 선호제품은 Enzymedica사의 Natto-K이며, 약사인 저 자신도 일상적인 건강식으로 섭취하고 있습니다. 나토키나제를 생산하는 또 다른 양질의 나토키나제 제품을 생산하는 회사는 Solaray, Allergy Research, Enzymatic Therapy, 와 Vitamin Research 등이 있습니다.

호르몬과 심장

혼란스럽게도 처음에 호르몬대체요법(HRT)은 심장질환을 예방한다고들 했습니다. 지금은 이러한 여성호르몬제가 혈관과 심장에 위험하다고 말하고 있습니다. 어떤 선택을 해야할까요?

이러한 혼란은 국립보건원(NIH)의 산하기관인 여성건강협의체(Women's Health Initiative WHI)가 수행한 획기적인 연구결과로 증폭되었습니다. 15년 동안 약 1만 6천 여명의 여성이 참가하였고, 지금도 진행 중입니다. WHI의 한 부서는 수 년전 깜짝놀랄 만한 결과에 활동을 중지하였는데, 이것은 복합 합성여성호르몬이나 황체호르몬을 복용한 여성들이 유방암, 뇌졸중, 심장발작으로 인한 사망률이 더 높다는 것을 연구자들이 분명히 파악하였기 때문이었습니다. 의사와 여성에게 함께 주어지는 과제는 특히, 프레마린(Premarin)과 프렘프로(Prempro) 같은 합성호르몬인데, 말에서 뽑아낸 에스트로겐이나, 또는 사람이 만든 프로게스틴을 함유한 이 제품들은 혈관에 유익하기 보다는 더 해로울 지도 모른다는 것입니다. 반면, 자연의, 생물학적으로 동등한 호르몬은 심장과 순환기계통에 훨씬 위험이 적으며, 어떤 경우에는 암으로부터 인체를 보호하기도 하는 것으로 보여집니다. 따라서 자신의 건강을 위해 주도적인 행동을 하여야 합니다. 합성호르몬과 비교하여 생물학적으로 동등한 호르몬에 대하여 더 많이 아는 것이 중요합니다.(10~12장 참조)

심장에 나쁜 의약품

몇 가지 의약품들은 부작용으로 심장마비증상의 가능성이 있습니다. 코데인(codeine)을 함유하는 진통제(타이레놀 #3), 하이드로코돈(hydrocodone, Lortab, Vicodin), 또는 옥시코돈(Oxycodone)(Percocet, Oxy Contin) ; 비아그라(sildenafil) ; 편두통에 쓰이는 트리렙탄 약물(Imitrex) ; 칼륨(potassium) 농도를 감소시키는 이뇨제(furosemide). 실제로 심장마비는 아주 드뭅니다. 그러나 일어날 가능성은 있습니다. 심장 병력이 있다면, 의사가 다른 대체약품을 선택할 수 있다는 것을 기억하세요. 그러나 담당 의사의 지시없이는 처방의약품의 복용을 중단하지 마십시오.

잘못 이해되는 물질, 콜레스테롤

오늘날, 우리는 콜레스테롤을 심장병의 위험 요소로 치부하려는 경향이 있고, 어떻게 해서라도 없애려고 합니다. 그러나 기억해야할 것이 있습니다. 모든 콜레스테롤이 나쁜 것은 아닙니다. 동맥에 달라붙어(지방단백Lp(a)의 역할로) 있는 걸쭉한 부분인, 단지 LDL로 알려진 형태만 해롭습니다.

콜레스테롤이 높다는 것은 건강이 나쁘다는 것을 나타낼 지도 모릅니다. 또는 콜레스테롤은 우리들이 쉽게 지나치는 다른 효력을 가진 전적으로 무해한 방관자일 수도 있습니다. 물론, 콜레스테롤을 낮추는 것은 중요합니다. 그러나 이것은 강박관념이 되어 버렸습니다. 모든 심장마비 희생자의 절반이 콜레스테롤 수치가 높은 것도 아닌데 말입니다. 이제 여기 콜레스테롤의 진면목이 있습니다. 콜레

섹스는 심장 건강에 좋습니다

최근 연구에 따르면, 규칙적이고 열광적인 섹스를 즐기는 것은 (대략 1주에 3번) 남성의 심장마비와 뇌졸중의 위험을 반 정도 줄인다고 합니다. 여성에 대해서는 비교할만한 연구를 하지 않았습니다. 그러나 여성에 대해 연구할 때까지 기다릴 필요가 있을까요? 파트너에게 심장을 튼튼하게 하는 운동에 대해서 말해 주세요. 그리고 의사의 지시를 전달하고 있다고 설명하세요.

스테롤은 "어머니 호르몬"인, 프레그니놀론*(pregnenolone)을 만드는데 기여하고, 프레그니놀론은 많은 중요한 호르몬들로 전환됩니다. 예를 들면, DHEA('젊음'호르몬), 테스토스테론(남성의 성호르몬), 코티솔(대항 호르몬), 에스트로겐과 프로게스테론(두 가지 근본적인 여성의 성호르몬) 등입니다. 따라서 콜레스테롤 농도가 너무 낮으면 알레르기나 감염, 피로, 정신착란, 기억 손실, 뇨실금과 우울 등의 경향이 더 많아집니다. 또한 섹스에 흥미를 잃게되고 심지어는 어떤 형태의 심장병 위험이 더 높아질 수 있습니다.

* 스테로이드 호르몬 합성 첫 단계

스타틴계 약물들이 심장을 지켜줄까요?

일반적인 스타틴계 의약품들은 리피토(Lipitor atorvastatin), 메바코와 알토코(Mevacor, Altocor 둘다 lovastatin), 조코(Zoco simvistatin), 크레스토(Crestor rosuvastatin), 프라바콜(Pravachol pravastatin) 등 입니다. 아드비코(Advicor)와 카듀애트(Caduet) 같은 의약품들은 혈압을 조절하기 위해서 스타틴과 다른 의약품들을 배합한 복합 제제입니다.

스타틴은 HMG-CoA 환원효소 저해제로 불리는 본래의 간 효소를 차단함으로써 약물작용을 합니다. 콜레스테롤은 1차적으로 간에서 만들어지기 때문에, 스타틴 작용은 간에서 콜레스테롤의 생성을 멈추게 하는 것입니다. 그러나 스타틴은 치즈버거와 같은 형태로 섭취하는 음식물의 콜레스테롤에는 영향을 주지 않습니다.

스타틴계 의약품은 제조회사들에게 수십억 달러를 벌어주는 10대 의약품입니다. 이 약들은 일부 사람들에게는 심혈관질환을 감소시킬 수 있습니다. 2006년에는 스타틴계 약물이 심장발작 후에 어쩌면 심장을 보호할 수도 있다는 것도 증명한 바 있습니다. 스타틴계 약물들의 문제는 약물이, 엄밀하게 말해서 심장병의 주요한 원인에 대해서는 전혀 초점을 맞추지 못한다는 것인데, 심장병의 주요한 원인은 약해진 심장근육과 흠집난 동맥입니다.

게다가 이 콜레스테롤을 파괴하는 무법자들은 간 손상을 일으키는 것으로 알려졌습니다. 이 약물을 섭취하기 시작하자마자, 의사가 간을 체크하기 시작하는 것을 보면 설명될 수 있습니다. 가려운 황색 피부, 짙은 소변색깔 또는 복통과 같은 증상들이 나타난다면, 간 손상을 나타내는 것일 수 있기 때문에 담당의사에게 알려줄 필요가 있습니다.

스타틴계 의약품들은 많은 다른 부작용을 일으킬 수 있는데, 기억력 상실, 근 무력, 통증, 우울, 수족의 허약 또는 경련, 오심, 피로와 관절통 등입니다. 스타틴계 약물은 또한 치명적인 부작용이 있을 수 있는데, 췌장염(위험하고 고통스러운 췌장의 염증) 그리고 횡문근융해증(신장장해로 이르는 심한 근육약화) 등입니다.

따라서 이러한 의약품중 하나를 복용한다면, 반드시 가장 낮은 효과의 용량을 복용하도록 하십시요. 그리고 깔끔한 음식물을 먹도록 애쓰고, 스타틴계 약물의 용량을 감소시킬 수 있는 천연의 안전한 보충제를 섭취하여, 결국엔 약물들을 치워버리도록 노력하세요. 스타틴계 의약품을 섭취한다면, 반드시 CoQ10을 항상 보충하시는 것이 좋습니다. 근육약화, 피로, 심장불규칙 등과 같은 몇 가지 부작용을 완화시켜 줄 것입니다.

| 약국 카운터 뒤에서 약사가 들려주는 비밀 |

콜레스테롤약, 복용 시간이 중요합니다

우리 몸은 오전 새벽시간에 대부분의 콜레스테롤을 만듭니다. 콜레스테롤 의약품은 복용시간이 중요합니다. 저녁식사 후나 취침 시에 복용하세요.

CoQ10, 기적의 영양분

임상 연구는 상승된 콜레스테롤 농도를 조절하는 스타틴계 약물의 유효성을 밝혔습니다. 그러나 이러한 약물들이 얄궂게도 유익한 영양소인 코엔자임 Q10(CoQ10)을 고갈시킴으로써 심장에 해를 줄 수 있습니다. 스타틴계 약물들은 CoQ10을 강탈하는 약물강도입니다. 이 사실은 제약회사도 알고 있는데, 이러한 사실 때문에 머크(Merck)사는 그들 제품인 메바코(Mevacor lovastatin)와 CoQ10의 특별한 배합처방에 대한 2개의 특허를 17년 동안이나 가지고 있습니다. 이 글을 쓰는 현재. 이 제품들은 아직 생산되거나 판매되지 않고 있습니다. 그 특허들은 2007년 7월에 만료된 것입니다.

CoQ10은 생명 유지에 필요합니다. 또한 고혈압, 편두통, 파킨스씨병, 에이즈, 당뇨, 암 등으로 고통을 받고 있는 사람들에게 도움이 됩니다. 더 좋은 것은, CoQ10은 또한 지방단백Lp(a)을 낮추어 줄 수 있는데, 이 지방단백은 끈적거리고 들러붙는 물질로 동맥혈관을 좁아지게 합니다. CoQ10 농도는 우리가 나이가 듦에 따라 감소하며, 만성질병이나 스타틴계 약물, 당뇨치료약, 그리고 다수의 혈압약에 의해 감소하기도 합니다.

CoQ10이 가장 많이 집중되는 곳은 심장입니다. 그래서 CoQ10을 약물들에게 빼앗기면 수백만의 심장세포가 죽습니다. CoQ10이 고갈되면, 울혈성 심부전, 고혈압, 협심증, 승모판탈출증, 심박동이상, 뇌졸중등이 있을 수 있습니다. 콜레스테롤 비율이 완전히 정상이라도 말입니다. CoQ10 농도가 격감하면 근육경련 및 근육통이 생길 수 있는데, 이것은 스타틴계 약물의 가장 흔한 부작용이며,

CoQ10 보충제가 이러한 부작용들을 경감시킬 수 있습니다.

따라서 여러분들이 진정으로 혈관, 심장 그리고 두뇌를 보호하길 원한다면, 제발 CoQ10을 섭취하세요. 1회 50 ~ 100 mg, 하루 1회 또는 2회, 아침 그리고/또는 한낮에 섭취하시기를 권합니다. 스타틴계 의약품을 복용한다면 적어도 100 mg씩 1일 2회를 복용하실 것을 추천합니다. CoQ10은 잠을 방해할 수 있으므로 밤늦게 복용하지 마세요. 진품 CoQ10은 밝은 오렌지색으로, 제품의 색깔로 품질을 판단할 수 있습니다. 캡슐보다는 흡수가 잘되는 소프트겔의 제품을 선호합니다. 현재 미국의 약국이나 건강식품점에서 팔리는 우수한 CoQ10 제품으로는 Jarrow, Country Life, Healthy Origins, Vitamin World 등이 있습니다.

가장 우수한 콜레스테롤 억제제

스타틴계 약물을 감당할 수 없거나, 복용하지 말아야 한다고 결정되면 어떻게 할까요? 여기 천연의 대체품 리스트가 있습니다.

* 폴리코사놀*(Policosanol) – 이것은 사탕수수나 마(yams)같은 식물의

---

* 폴리코사놀 - 사탕수수왁스로부터 정제된 8종의 고지방족 일차 알코올들의 혼합물. 가장 많은 성분은 octacosanol이고, tetracosanol, hexacosanol, heptaxosanol, nonacosanol, triacontanol, dotriacontanol과 tetratriacontanol이 함유되어 있다. 폴리코사놀은 '나쁜' 콜레스테롤인 혈장의 LDL과 총콜레스테롤 수치를 저하시키며, 보통 '좋은' 콜레스테롤인 HDL을 상승시킨다.

왁스에서 얻어지는 영양소로 LDL 농도를 낮출 수 있습니다. 그리고, 담당의사의 허락 하에, 이 영양소를 항혈소판치료제로 사용되는 아스피린의 대체품으로 사용할 수 있습니다. 10 mg을 저녁식사와 같이 복용하세요. 담당의사는 수시로 콜레스테롤 수치를 검사하므로, 이 영양소가 몇 개월 내에 얼마나 잘 반응하는지 알 수 있을 것입니다. 특별하게 효과를 얻으려면 매일저녁 20 mg까지 증량할 수 있습니다. 이 보충제는 천연 건강식품점와 온라인에서 판매됩니다.

* 홍국(Red yeast rice RYR) – 이것은 천연의 스타틴(statin)입니다. 이것은 처방된 스타틴계역의 의약품과 정확하게 같은 방법으로 작용하지만, 효과는 약합니다. 홍국은 스타틴 의약품처럼 작용하기 때문에, 체내의 CoQ10을 빼앗아 갑니다. 그래서 홍국 600 mg를 1일 1~2회 섭취한다면, 매일 아침 CoQ10 100 mg 을 추가하여 섭취하십시오. 홍국은 콜레스테롤 비율을 정상으로 할 수 있습니다. 그러나 스타틴계 의약품들과는 달리 간에 손상이 거의 없거나 전혀 없습니다. 스타틴계 의약품을 아직 섭취하지 않았다면, 담당의사와 상의 후, 홍국을 섭취해 볼 수 있습니다. 스타틴계 의약품을 복용하게 되는 경우처럼, 홍국을 먹기 전에 그리고 먹는 중에도 기본적인 간 검사를 해야만 합니다. 의사에게 물어 보시기 바랍니다. (홍국은 스타틴계 의약품보다 더 안전합니다. 그러나 콜레스테롤을 필요로 하는 것은 결국 간과 관계가 있습니다. 따라서 담당의사는 특별한 주의를 할 것입니다). 이미 스타틴계 의약품을 복용 중이라면, 담당의사는 의약품의 용량을 낮출 필요가 있으며 심지어는 복용을 중지하

고, 반면에 홍국의 용량은 서서히 증량해야 합니다. 3개월 내에 효과를 볼 수 있을 겁니다. 건강식품점에서 구하십시오.

* 판테틴(Pantethine)* – 이 비타민 B는 총콜레스테롤의 농도는 줄어들게 할 뿐 아니라, 좋은 콜레스테롤(HDL)은 높이고 나쁜 종류(LDL이나 triglycerides)는 낮추어 줍니다. 판테틴은 또한 신체 활력감이 생기도록 해줍니다. 아드레날린 피로에 대하여 탁월합니다(1장 참조). 200~ 250 mg 1일 1회~2회 복용

* 섬유소 (Fiber) – 콜레스테롤을 장(腸)에 잡아 두도록 하십시오. 이렇게 하기 위하여, 오트밀, 통밀, 사과, 당근, 배, 딸기, 양배추와 같은 고섬유질 음식을 먹는 것이 좋습니다. 또는 OTC 섬유소보충제와 완하제로 흔한 성분인, 차전자(psyllium)를 섭취할 수 있습

---

* 판토텐산(비타민 B5)과 판테틴 - 두 화합물은 에너지 생산에서 지방과 탄수화물의 이용에 사용되고 그리고 부신 호르몬과 적혈구의 생성에서 결정적인 역할을 한다. 많은 식품 속에 판토텐산(Pantothenic acid)이 함유되어 있기 때문에, 보통 판토텐산 결핍은 거의 일어나지 않는다. 종종 부신과 관절 기능을 개선하기 위해 판토텐산을 이용하기도 한다. 반면에, 판토텐산의 가장 활성적이고 안정적인 형태인 판테틴은 콜레스테롤과 트리글리세리드 수치를 낮추는데 이용된다. 심각한 판토텐산 결핍은 '버닝 풋 증후군(burning foot syndrome)'의 나타난다. 이 증후군에서는 발의 무감각과 욱신거리는 통증이 주로 나타난다. 아마도 판토텐산 결핍으로 인한 최초의 징후는 피로 일 것이다. 건강한 사람도 낮은 양의 판토텐산을 흡수하면 2달 이후에 피로와 무기력증을 일으킨다. 판토텐산의 중요한 효용가치는 부신기능을 후원하고 류머티스성 관절염에 도움을 주는 데에 있다. 반면, 판테틴은 콜레스테롤과 트리글리세리드 수치를 저하시키는 데 이용된다. 판테틴을 투여(매일 세번 300 mg의 표준량)하면, 혈청트리글리세리드(32%)와 총콜레스테롤(19%), LDL콜레스테롤(21%)수치를 감소시킨다. 반면, HDL 콜레스테롤 수치는 증가(23%)한다. 이러한 결과들은 기존의 지질저하제들과 판테틴의 안정성을 비교해 볼 때 주목할 만한 것이다. 판테틴이 이런 결과를 낳는 것은 콜레스테롤 합성을 억제하고, 에너지 공급원으로서의 지방의 이용을 가속화시키기 때문이다. 판테틴이나 판토텐산 모두 어떤 부작용이나 유독성은 나타난 것이 없다.

니다. 이것은 때때로 스타틴계 약물과 함께 처방되기도 합니다. 하루에 두 가지의 고섬유질 음식을 먹거나 차전자를 먹으려면 포장용기에 붙어있는 지시사항을 따르는 것이 좋습니다. 차전자는 약국이나 건강식품점에서 찾을 수 있습니다. 의약품 복용과 섬유소의 섭취시에는 2시간 차이를 두시기 바랍니다.

대체수단으로 가기

스타틴계 약물이나 다른 의약품을 복용한다면, 의사에게 '복용량을 낮출 수 있는지', 그리고 '3 개월의 실험기간으로(식단 개선도 포함), 폴리코사놀(policosanol) 같은 것을 같이 복용할 수 있는지'를 물어보세요. 의사는 복용량을 감소시킬 수 있는 것과 약물을 끊는 것, 두 가지 결과에 깊은 인상을 받을 지도 모릅니다. 폴리카사놀의 복용량을 증량하든가, 또는 홍국(red yeast rice)으로 바꿀 것인지를 결정하기 위해 의사와 함께 상의하시기 바랍니다.

폴리코사놀(policosanol), 홍국 또는 스타틴계 약물을 복용하는 동안, 섬유소를 먹거나, 판테틴과 어유(fish oil)를 복용하는 것은 괜찮습니다. 보충제 복용방법에 대해 추천하는 규칙은 일반적으로 '천천히 시작하고 천천히 진행해 나가는 것' 으로 여러 새로운 보충제들을 한 번에 시작하기보다는, 일주일에 하나의 새로운 보충제를 추가하는 것입니다. 이것은 있을지도 모르는 부작용을 확인하는데도 도움이 됩니다.

처음에 어떤 보충제를 시작할 것인지 어떻게 압니까? 직관으로 하십시요. 각각의 보충제를 90일간씩 시도하고 혈중 농도를 검사하세요. 효과를 높이기 위해 이런 보충제들을 함께 겸하는 것도 역시 안전합니다. 우리 몸은 알고 있습니다.

무지개 식단

건강한 심장을 위한 또 다른 제안은 색깔 있는 음식을 섭취하라는 것입니다. 각양각색의 M&Ms 초콜릿을 말하는 것이 아닙니다. 강렬한 색깔의 과일과 야채는 항산화제, 특히 비타민 C로 채워져 있고, 이들은 심장병과 암에 대한 싸움에서 영양학적으로 효과를 나타냅니다. 실제로 임상영양학저널(The American Journal of Clinical Nutrition)에 실린 최근의 연구는 건강식을 먹는 것이, 어떤 처방된 스타틴 계열의 항콜레스테롤 약물을 복용하는 것 만큼이나 콜레스테롤 수치를 더 낮출 수 있다고 증명하였습니다. 다음의 색깔별 내용을 참고로 무지개 식단을 만들어 보십시오.

* 주황색 – 오렌지는, 비타민 C의 중요한 공급원으로, 바타민 C는 동맥의 균열을 예방합니다.
* 빨간색 – 석류, 칼륨(potassium)과 비타민 B6의 빼어난 공급원으로, 콜레스테롤과 혈압을 낮춰 줍니다. 스타틴계 약물, 항부정맥약물, 고혈압약 등을 복용하고 있다면, 석류를 너무 많이 섭취하지 마세요. 과잉상태가 될 수 있습니다.

* 노란색 – 옥수수는 섬유소와 엽산을 제공하는 데, 염증과 콜레스테롤을 감소시킵니다.

* 초록색 – 브로콜리는 I3C를 제공하는데, 이 영양소는 암의 위험을 낮춰줍니다.

* 파란색 – 블루베리(월귤나무 열매)는 레스베라트롤(resveratrol)을 함유하고 있는데, 노화 과정과 심장 손상을 늦춰주고, 특히 여성을 암으로부터 보호합니다.

* 자주색 – 가지는 비타민 B류, 구리와 칼륨 등이 있어, 혈압을 조절하고 콜레스테롤을 낮춰 줍니다.

* 흰색 – 코코넛, 의외지만 여러분들은 내가 섬유소 함량 때문에 흰색으로 오트밀(귀리)을 말할 것이라고 생각했을 것입니다. 네, 그것은 맞습니다. 그러나 여러분들이 아마도 모르는 것이 있는데 코코넛 오일은 라우린산(lauric acid)을 함유하고 있고 이것은 염증이나 심장과 관련된 감염증을 일으킬 수 있는 모든 종류의 위험한 미생물을 박멸한다는 것이지요. 가공 처리한 코코넛은 피하세요 올리브유나 식물유 대신에 가공되지 않은 코코넛 오일 약 한 숟갈을 사용하십시오. Spectrum과 Jarrow는 건강식품점이나 온라인에서 판매되는 유기농 코코넛오일 상품입니다.

건강에 좋은 음료에 대한 이야기가 나오면, 꼭 기억해야 할 색깔은 녹색입니다. 그것은 어느 다른 것보다 심장을 보호하는 역할

을 하는 음료는 오랫동안 건강식품으로 옆에 있어온 녹차이기 때문입니다

녹차는 EGCG*를 포함한 카테킨**을 함유합니다. 이것은 LDL을 낮추고, 더 좋은 것은, 혈관속의 찐득찐득한 덩어리가 동맥벽에 달라붙는 것과 응혈형성을 예방합니다. 적포도주가 같은 작용을 한다고 들은 적이 있을 것입니다. 실제로 그렇습니다. 그러나 녹차가 더 안전합니다. 녹차는 간에 손상을 입히지 않고, 운전을 방해하지 않으며 중독성이 없기 때문입니다.

심장에 좋은 다른 영양소들

* 디-리보스(D-Ribose)*** – 비교적 많이 알려지지 않았으나, 인체의

---

* 에피갈로카테킨갈레이트(epigallocatechin-3-gallate) : 녹차에서 뽑은 항산화제

** 카테킨 (catechins) : 녹차의 떫은 맛을 내는 성분

*** D-Ribose, 혹은 Ribose는 5탄 단당류로써 ATP(adenosine triphosphate), 유전자물질인 DNA와 RNA, 조직 및 비타민 등의 세포 합성 등에 필수적인 요소이다. 보통 식단에서 섭취할 수 있는 Ribose의 양은 극히 미미 하므로, 대개 체세포에 의해 합성된 Ribose에 의지하게 된다. 반면 체세포가 합성할 수 있는 Ribose의 양은 극히 한정되어 있다. 신진대사에 있어 Ribose를 생산하는 능력의 한계는 ATP 합성의 한계를 가져오며, 세포 합성능력의 한계와 조직회복을 더디게 한다. 과학자들은 1930년대 Ribose에 관하여 연구하기 시작하였지만 1950년대에 이르러 복잡한 인체 조직 구조에서 Ribose의 복잡한 신진대사 역할을 이해하고 나서야 그 중요성을 인식하기 시작하였다. 1980년대 중반에 이르러 John Foker 박사(University of Minnesota cardiovascular surgeon and biochemist)가 심장질환의 회복에 유용한 Ribose의 유용함을 연구하기 시작하였고, 이 연구는 무수한 과학적 연구를 불러 일으켜 수 많은 인체 조직과 생리학적 업적을 이루어 내었다. 연구는 에너지 집중과 그 에너지 공급을 효율적으로 재사용할 수 있는 세포의 능력에 초점을 맞추고 있다.

에너지 분자인 ATP를 만드는 천연 당(糖)으로 충분히 잘 연구된 영양소입니다. 따라서, 이 영양소는 피로를 느끼는 사람이나, 울혈성 심부전과 관상동맥질환을 가진 사람들에게 좋습니다. 이 영양소는 심장의 박동에 활력을 주고 그리고 근육통, 허약, 섬유근육통 등을 경감시키는데 좋습니다. 유명한 공급원은 Morningstar Mineral사의 Energy Boost Plus(www.msminerals.com)입니다. 용기에 지시된 용량을 준수하세요.

* 마그네슘과 칼슘 – pH의 균형을 맞추고 혈압을 낮추는데 기여합니다. 어느 약국에서나 좋은 배합제품을 구입할 수 있습니다. 용기에 표기된 용량을 따르세요.

* 비타민 E – 혈소판이 서로 달라붙거나 응혈되는 것을 방지합니다. 이것은 혈액을 묽게 하는 의약품과 비슷한 작용이지만, 부작용은 없습니다. 찐득찐득한 것이 축적되는 것을 방지하기 위하여 비타민와 함께 복용하면 효과가 좋습니다. 1일 천연 d–알파 토코페롤(d-alpha tocopherol) 400–800 IU씩 섭취하세요. 더 효과를 보시려면, 토코페롤(tocopherols)과 토코트리에놀(tocotrienols) 모두 함유하는 E 배합물 형태를 섭취하세요.

* 엘–카르니닌(L-carnitine) – 활력을 유지하고, 하지 경련을 예방하고, 지방 특히 트리글리세라이드(triglycerides)를 분해합니다. 여러분들이 이 영양소를 찾을 때, 또한 아세틸–엘–카르니틴(Acetyl-L-carnitine)도 볼 수 있습니다. 이것은 카르니틴의 특별한 형태로 기

억력 장애가 있는 사람들에게 좋습니다. 그러나 L-카르티닌을 추천하는 목적은 심장이나 근육을 위한 것입니다. 250 mg씩 1일 3~4회 식사와 함께 섭취하세요.

* 아마씨(Flaxseed) – 어류 제품(fish products)을 싫어하는 채식주의자를 위한 것입니다. 충분하진 않지만 여전히 뛰어난 필수 지방산의 공급원입니다. 오일 형태가 아니라 땅에서 자란 씨앗을 구입하십시오, 왜냐하면 오일은 불안정해서 빨리 부패하기 때문입니다. 약간의 아마씨 가루를 오트밀이나 샐러드, 요구르트, 씨리얼, 구운 음식, 그리고 스무디*에 뿌려서 섭취하세요.

* 아르기닌(Arginine) – 동맥이 유연하도록 해줍니다. 울혈성 심부전, 협심증, 간헐적 파행(절뚝거림)이 있는 사람들에게 도움이 됩니다. 용량은 매우 광범위하므로, 의사와 상의하세요. 수년 전에 나온 부정적인 연구는, 결점이 있고 왜곡된 부분이 많았습니다. 선호 제품은 Thorne사의 Perfusia SR나 CVS의 Arginine TR 입니다. Morning star Minera사는 맛이 있는 액체를 생산하며, 물론 약국과 건강식품점에 다른 좋은 상품들이 있습니다. 아르기닌은 구하기 쉽습니다.

헤르페스 감염에 걸리기 쉬운 사람들은 과도한 아르기닌을 피하여야 합니다. 그렇지 않으면 또는 헤르페스 발생을 예방하기 위해서 리진(lysine)과 균형을 맞추어야 합니다.

---

* 과일, 주스, 우유, 요구르트, 아이스크림 등으로 만든 부드러운 음료

* 어유(魚油 Fish oil) – 이 놀라운 물질은 남극대륙 같은 지구에서 가장 차가운 바다 주위를 헤엄치는 물고기에서 채취합니다. 우리 몸은 물고기에서 발견되는 필수 지방산을 생산하지 못하기 때문에, 식품을 통해 섭취하거나, 간유(codliver oil)나 오메가-3 어유(omega 3 fish oil) 같은 보충제를 복용해야 합니다. 어유의 주성분은 EPA(eicosapentaenoic acid)와 DHA(docosahexaenoic acid)입니다.

이 성분들은 심장질환을 가진 사람들의 심박동 주기, 혈압, 콜레스테롤 비율과 염증을 일으키는 화학물질을 정상화합니다. 또한 필수 지방산은 우울증을 없애고, 관절염을 경감시키고, 기억력을 증진시키고. 건조한 눈에 습기를 주고 , 혈당과 알러지를 개선하고, 과민한 사람을 차분하게 하고, 양극성 질환(조울증)에서 기분을 안정시켜 줍니다. 이러한 효과들은 빙산의 일각일 뿐이고 더 많은 효능을 가지고 있습니다. 약 1000 mg의 EPA/DHA를 음식과 같이 섭취하세요. 만성 심장병이 있다면, 담당 의사의 동의하에, 적어도 하루 2000 ~ 4000 mg를 나눠서 복용하세요. 어유는 혈액을 약간 묽게 합니다. 어유는 대부분의 사람들의 건강에 좋습니다. 그러나 혈액 희석제를 복용중이라면, 담당의사에게 알리십시오.

근래 몇 년 사이에, 사람들이 보충제를 먹은 후, "생선 트림(fish burp)"을 한다는 얘기를 들었습니다. 가끔 한다면, 이것은 큰 문제가 아닙니다. 신경쓰실 필요 없습니다.

젤라틴 캡슐병을 냉장보관하기 위해 통째로 냉장고에 넣을 수 있습니다. 캡슐을 차갑게 삼키십시오. 얼리지는 말아야 합니다.

냉동된 것은 어유로 적합하지 않습니다. 하루라도 매번 섭취하는 용량에서 비린내가 난다면, 그것은 다음과 같은 이유일 수 있습니다.

- 구입한 제품이 부패한 어유로 만들어진 것이다.
- 구입한 제품을 너무 장시간(또는 화기 근처에) 방치하였다.
- 정상적인 방법으로는 지방을 소화하지 못한다.

대체로, 지방을 소화하지 못하는 것이 거북한 생선냄새 트림의 가장 흔한 원인입니다. 트림은 항상 치과 검사나 조용한 분위기에서 하게되어 당황하게 됩니다. 이것은 지방을 제대로 소화하는 능력을 잃어버렸기 때문이라고 말할 수 있습니다. 소화효소 보충제, 특히 판크레아틴 효소(pancreatic enzyme)를 함께 섭취함으로써 소화를 촉진시키고 생선 냄새나는 트림을 멈출 수 있습니다. 비교적 쉽게 할 수 있는 일입니다. 일부 사람들에게는 단지 먹은 음식을 소화하기 위해 소화효소제가 필요합니다.

Throne Research사는 B.P.P 라고 불리는 최상급 제품, Enzymedica사는 Digest라는 제품을 생산합니다. 식사 중에 어유(fish oil) 보충제와 소화 효소를 함께 섭취하세요. 효소는 식사 때마다 섭취될 수도 있는데, 한 가지 주의가 필요합니다. 위나 십이지장 궤양을 가지고 있다면 효소를 피하세요.

선풍적인 인기를 모으고 있는 크릴*새우 기름(krill oil)의 섭취를

---

* 크릴 (krill) - 주로 남극해에 산다. 남극새우라고도 한다. 몸길이 약 6cm이다. 아주 작은 식물성 플랑크톤만을 먹는다. 부화한 지 약 2년이면 성숙한다. 여름철에 크게 자라서

고려해 보세요. 크릴(krill)은 단지 작고 새우처럼 생긴 생물(일명 남극새우)인데, 비린내 트림이 없이 어유처럼 항산화 보호 작용이 있고 필수 지방산을 공급합니다. 크릴유(krill oil)는 어유(fish oil) 보다 적은 용량으로 우리 몸에 쉽게 흡수됩니다. 이 제품들을 건강식품점이나, 온라인에서 구입할 수 있습니다.

장용정으로 코팅된 새롭게 유행하는 일부 상표를 조심하세요. 겉으로 보기에는 아이디어는 좋습니다. 왜냐하면 어유(fish oil)가 장에서 녹아서, 생선냄새 트림을 완전히 제거하기 때문입니다. 그러나 장용코팅은 필수 지방산의 흡수를 방해하고, 무엇보다 더 나쁜 것은, 장용코팅은 불량오일을 속일 수 있습니다. 생산되는 대부분의 어유(fish oil)는 끈적끈적하지 않습니다. 나는 24시간 약사로서 회사에서의 부도덕한 행동에 대해서 경고합니다. 자, 한 가지가 더 있습니다. 2006년, FDA는 오마코(Omacor)라 불리는 omega-3s 의약품을 승인했습니다. 이 제품이 질 좋은 OTC 제품보다 어떤 주요한 이점을 가지고 있다고 생각하지 않습니다. 그리고 이것은 매우 비쌉니다. 그러나 영양 보조제 보다는 FDA가 승인한 의약품을 더 선호한다면, 오마코*(Omacor)가 있습니다. 개인적으로 수 년 동안 많은 OTC

남극해에 서식하는 수염고래·어류·오징어·해조 따위의 먹이가 된다. 분포량이 10~30억 톤에 이르는 것으로 추정되며 새로운 단백질 식량자원으로서 일본과 러시아를 비롯하여 각국이 자원개발에 힘쓰고 있다. 한국은 1979년부터 출어하기 시작하였다.

* 오마코(Omacor) - 현재 미국에서 유일하게 처방약으로 인정되고 있는 오메가-3 약물은 오마코(Omacor)이며 이 약은 고TG혈증(hypertriglyceridemia)을 치료하는 적응증에 허가되었다. 500 mg/dL이상으로 고TG혈증을 보이면 이 약을 쓸 수 있다. 시중의 오메가-3 제품은 식품으로 영양보조요법으로 쓰인다. 보통은 하루에 한번에 4 g을 복용하거나 2번에 나누어서 복용해도 된다. 오마코 1 g에는 EPA 465 mg 과 DHA 375 mg이 함유되어 있

제품을 다루어왔고 항상 좋은 결과를 보아왔습니다. 특히 노딕 내츄럴(Nordic Natural)의 제품을 선호하고 있습니다. 이 회사는 제조 과정에서 과도한 열을 피하여 제조하며, 제품에 독소물질이 없다고 보증합니다. 이 제품은 딸기와 레몬 에센스 같은 과일향입니다. 노르딕(Nordiac)의 제품은 인체의 이중맹검 임상시험이나 위약대조 시험에 종종 사용됩니다. 다른 우수한 어유상품들은 건강식품점과 약국에서 구할 수 있습니다. 식사와 함께 섭취하세요.

실의에 빠지면 생명이 위험합니다

2005년 존 홉킨스(John Hopkins) 박사는 감정의 쇼크(emotional shock)를 발견하였고, 뉴잉글랜드의학저널에 이 내용을 게재하였습니다. '사랑하는 사람의 죽음' 또는 '불화'와 같은 감정적인 쇼크는 "스트레스성 심근증"으로 불리는 상태인 '돌연한, 가역적인 심장마비'를 일으킨다는 것입니다. 신체적인 원인은 감정적인 스트레스로 기인하여 분비된 아드레날린과 다른 호르몬의 급상승에 의한 것입니다. 이 난해한 원인은 바로 홧병입니다.

다. 오메가-3는 항염증작용과 혈전생성을 막고, 항부정맥에 효과가 있다. 일반적으로 영양보조요법으로 사용할 때는 하루에 1g정도씩 복용하는 것이 좋다. 물론 이 오메가-3는 상어, 연어, 정어리, 참치등에 많이 들어있지만, 이들 물고기들에서 수은이 많이 검출되므로, 수은이 함유되어 있지 않은 FDA에서 승인받은 제품을 이용하는 것도 좋은 방법이다.

Chapter 3

뼈

튼튼한 뼈와 골격 유지를 위한 방법

건강 칼럼에 대해 나이 많은 독자들로부터 듣는 가장 자주 듣는 질문은 "어떻게 하면 골절로부터 내 뼈를 보호할 수 있을까요? 키가 줄어들고 있어서 골반 골절이 두렵습니다."라는 말입니다.

뼈를 생각해 봅시다. 내 몸 속의 뼈는 적어도 부서지지는 않을 것이라고 생각할지 모릅니다. 과연 그럴까요? 걱정되는 것은 골다공증이 일반적으로 건강에 주요한 위협이 되고 있고, 누구에게나, 심지어 30대 여성들도 걸릴 수 있다는 것입니다. 다행스러운 것은 골다공증은 100 % 예방이 가능하다는 것이지만, 이 사실을 기억하는 사람은 많지 않습니다.

바람직한 방법은 골다공증을 100 % 예방하는 것이지만, 자신과의 싸움에서 이길 준비가 되어 있어야 합니다. 골다공증에 대하여 얼마나 알고 있는지, 간단한 테스트를 하고자 합니다. 이어지는 몇 가지의 OX(진실 또는 거짓) 퀴즈로 골다공증이라는 질환에 대해 얼마나 알고 있는지를 알아봅시다.

골다공증에 대한 허구와 진실

골다공증은 여성만 걸린다?

아닙니다. 여성이 남성보다 더 위험하지만 2006년에는 2백만 명의 남성이 골다공증에 걸렸고, 1200만 명 이상이 위험에 노출되어 있습니다. 경구 스테로이드 사용과 같은 약물치료가 일부 원인이며, 과도한 알콜 또한 마찬가지입니다. 남성호르몬의 저하가 또한 위험요소의 하나로, 남성갱년기를 겪는 고령의 남자들은 자연적으로 골의 양이 감소될 것입니다.

나는 우유도 많이 먹고 유제품도 많이 먹으니까, 골다공증을 염려할 필요가 없다?

틀렸습니다. 유제품 회사의 광고는 설득력 있게 들립니다만, 미국임상영양학회지의 보고에 의하면, 인체의 칼슘흡수율은 우유보다 싹눈양배추, 겨자의 어린잎, 브로콜리, 순무의 어린잎과 케일 같은 야채들이 훨씬 높다고 합니다.

어머니는 등이 굽어서, 나 또한 걸릴 것이다

틀렸습니다. 가족력이 질환을 예고하지는 않습니다. 기억하세요. 뼈는 살아있는 기관입니다. 일생동안, 오래된 뼈는 "재흡수"라는 과정을 통해 이동되고, 새로운 뼈는 "형성"이라는 과정을 통해 골격을 만듭니다. 유전적인 특징은 일부 작용하지만, 많은 위험인자를 조절할 수 있고, 약사인 나도 도울 수 있습니다.

골다공증은 큰 질환이 아니다. 가장 나쁜 경우는 골절이다

아닙니다. 골다공증은 매우 심각한 질환인데, 이 질환은 뼈를 서서히 점진적으로 약화시키고, 결국 척추뼈 붕괴나 골반골절을 일으키기 때문입니다. 골다공증은 매년 백오십만 건 이상의 골절의 원인이 되고, 심지어는 무증상의 골반골절이 있는 경우에는 머리를 부딪쳐 사망에 이르게도 됩니다. 운 좋은 사람 중의 하나라면 요통, 키의 줄어듬, 또는 척추후만증(척주의 약화를 나타내는 등의 '혹') 같은 다가올 질병을 더 일찍 알아챌 수 있습니다.

불소를 넣은 수돗물을 마시면 뼈가 튼튼해진다

이것은 사실이기도 하고 거짓이기도 합니다. 불소 수돗물은 골밀도가 미약하게나마 증가하도록 합니다. 반면, 어느 믿을 수 있는 연구에서는 너무 많은 불소는 뼈를 부서지기 쉽게 만들 수 있다고 보고한 바 있습니다.

생각보다 안전하고 효과좋은 비타민 B

골다공증은 호모시스테인(homocysteine)* 수치로 측정되는 염증과 관련이 있습니다. 엽산(folic acid), B_6과 B_{12}같은 비타민 B는 우리의 호모시스테인 수치를 낮추는데 도움이 됩니다. 매일 아침 B-복합제 50 mg으로 뼈를 보호하십시요. 호모시스테인 수치는 심장 질환과도 연관이 있으므로, 심장 또한 보호할 수 있다는 것을 기억하세요.

---

* 몸 안에서 메티오닌의 탈메틸화(脫methyl化)로 만들어지는 아미노산이다. 엽산과 비타민 B_6와 B_{12}가 충분하지 못하면 생겨나는 유해 아미노산으로 혈관벽을 손상시키고 산화질소가 혈관을 확장시키는 것을 방해하고, 산화 작용을 연쇄적으로 일으켜 뇌신경절을 퇴화시켜 기억력을 상실시키고, 뇌 단백질을 변질시켜 알츠하이머병을 유발한다.

단백질, 과식하지 마세요

골다공증에 대한 건강상식 중 유념해야할 한 가지는, 섭취하는 음식에 관한 것입니다. 예를 들어 지나치게 많이 섭취된 동물성 단백질(특히 붉은 육류, 가금류나 달걀 및 유제품)을 섭취하게 되면, 뼈에서 칼슘을 빼앗아 갑니다.

이것은 이렇게 작용합니다. 육류를 섭취한 사람의 몸은 단백질로 많은 부담을 느끼는데, 때로는 인산염(phosphates)을 함유합니다. 몸은 인산염을 유기산으로 변환시키고, 이 유기산은 혈액으로 갑니다. 몸은 산을 알카리로 중화해야만 합니다. 그럼 무엇이 중화시키는 좋은 방법일까요. 칼슘입니다. 뼈에서 주로 나오는 칼슘을 생각할 수 있습니다. 이 반복되는 과정은 뼈를 부서지기 쉽게 만들 수 있습니다.

이 부분은 논쟁의 여지가 있습니다. 연구들이 서로 모순되고, 연구자들은 동물성 단백질이 골다공증의 진행에 아무런 영향도 미치지 않는다고 주장하기 때문입니다. 그러나 개인적으로 더욱 설득력 있다고 생각하는 많은 연구들이 있습니다. 2001년, 미국 임상영양학회지는 육류 섭취자와 골다공증간의 연관에 대한 연구를 발표했습니다. 미국 국립보건원(NIH)의 후원으로 수행된 7년의 연구는 1000명 이상의 나이든 성인 여성에게서, 육류가 많은 식단, 균형잡힌 식단, 야채 위주의 식단으로, 여성들을 비교했습니다. 가장 많은 육류를 섭취한 여성 군이 더 많은 골반골절에 걸렸습니다. 이제 육류를 덜 먹는 지역의 사람들이 골다공증의 비율이 적고 골반골절이 더 적다는 것도 알아야 합니다.

더 이상 최상품의 소갈비를 즐기지 말라는 것은 아닙니다. 단지 식단을 육류보다는 야채위주로 하고, 동물성 단백질의 주된 공급원으로 생선을 고려하라는 것인데, 특히 해산물은 뼈를 만드는 필수지방산, 비타민과 미네랄 같은 다른 영양소가

> 미역이나 톳 등의 해조류와 같은 바다 야채를 더 많이 섭취하세요. 칼슘과 칼륨, 인, 마그네슘, 요오드 등과 기타 뼈를 만드는 영양소의 훌륭한 공급원입니다.

풍부합니다.

또한 뼈의 건강을 유지하기 위해서 건강식품점에서 판매하는 유청*단백질 보충제를 스무디에 첨가하여 섭취할 수 있습니다.

내 몸은 내가 마신 것 그대로입니다

막대기와 돌만이 뼈를 부러지게 하는 것은 아닙니다. 즐겨 먹는 음료로도 이렇게 할 수 있습니다. 커피나 탄산음료가 실제로 골격을 약하게 할 수 있다는 것을 알고 있나요? 발포성 음료는 인산(phophoric acid)으로 몸에 부담을 주는데, 산성에 대해 말했던 것을 기억하나요? 인산은 몸에서 중화 되어야 하는데, 뼈로부터 칼슘을 뽑아내어 중화시킵니다. 자라나는 10대들도 조심해야 합니다. 탄산음료를 너무 많이 마셔서 자신을 골다공증으로 만들 수도 있기 때문입니다.

더 나쁜 것은, 커피와 차, 탄산음료와 같은 카페인이 들어간 음료는 체내에서 이뇨제처럼 작용해서, 뼈에 건강을 주는 미네랄과 영양분을 배출시킵니다. 요즘 청소년들은 탄산음료를 많이 마시는데, 이것은 인(phosphorous)은 높고 칼슘은 낮습니다. 소아과와 청소년 의약품의 기록(Archives of Pediatrics and Adolescent Medicine)의 최근 연구에서,탄산음료를 마시는 고등학교 여학생을 관찰했습니다. 연구

* 유청 : 훼이(whey) 우유로 치즈를 제조할 때 생기는 부산물. 미황색의 액체로, 4~5 % 의 락토오스, 1 % 이하의 단백질, 소량의 지방과 회분으로 구성되었다.

혈압약의 균형을 잡아주세요

고혈압약이나 이뇨제를 복용하고 있다면, 칼륨을 잃게되고, 칼슘 저장고에 영향을 줍니다. 이미 알고 있듯이, 칼륨이 혈액에서 산을 중화하지 못하면, 뼈에서 칼슘이 빠져 나와 중화하는 일을 합니다.

칼륨 섭취를 높이기 위해서는, 무화과, 밀기울, 살구, 건포도, 과즙, 콩, 구운 통감자, 수박, 시금치 등을 먹거나 OTC 보충제로 섭취할 수 있습니다. 특히 마그네슘을 함유한 OTC 복합보충제가 좋습니다.

칼륨을 정상화하는 것은 뼈에도 도움이 될뿐 아니라, 정상적인 심장 박동에도 도움이 됩니다. 경구 칼륨 보충제를 복용하려면, 반드시 의사나 약사의 지도를 받아야 합니다. 영양소들은 많은 약물과 상호작용하기 때문입니다. 보충제는 보통 안전하고 몸에 잘 받아들여 집니다.

자는 탄산음료를 마시는 여학생들이 발포성 콜라음료를 마시지 않는 여학생들에 비해서 뼈 골절의 위험이 대략 3배 정도 높다는 것으로 나타났습니다. 청량음료 회사들은 소다가 뼈를 약하게 한다는 것을 부정합니다. 청량음료가 비만과 치아 손상을 야기하므로, 콜라 음료를 한주에 3번 이상 섭취하지 않도록 하고 신선한 물, 차, 주스를 더 마시는 것이 좋습니다.

변비를 일으킬 수 있는 칼슘보충제를 섭취하는 대신, 이미 가지고 있는 칼슘을 보존하는 것이 좋지 않겠습니까? 야채 주스, 토마토 주스, 오렌지 주스, 사과 주스, 우유 등은 뼈를 건강하게 하는 좋은 음료입니다. 이들은 모두 산을 중화시키는 칼륨을 많이 함유하고 있습니다. 칼륨을 몸속에 가지고 있으면, 우리 몸은 뼈에 중요한 칼슘을 뽑아낼 필요가 없습니다.

견과류를 먹자

아몬드, 호두, 밤, 개암 등과 같은 견과류는 칼슘, 칼륨, 그리고 필수 지방산이 풍부합니다. 몇 조각을 오트밀, 차가운 시리얼이나 샐러드에 넣어 드세요. 종자류, 특히 참깨는 칼슘이 많으므로 토스트에 뿌려 먹거나 그냥 먹어도 좋습니다.

우유가 최선은 아닙니다

칼슘은 골다공증을 예방하는 가장 좋은 방어수단 중 한 가지입니다. 많은 사람들은 칼슘을 젖소의 우유에서 얻어내려고 하지만 칼슘을 섭취하는 다른 방법도 많이 있습니다. 가장 좋은 방법은 과일, 야채, 견과류나, 씨 등에서 얻는 것입니다. 그럼 이제 이렇게 생각할 것입니다. "유제품을 더 많이 먹으면 안되나요?" 미국이나, 핀란드, 스웨덴, 영국 사람들을 보세요. 이들은 모두 과도하게 많은 젖소의 우유와 유제품들을 섭취합니다. 그런데도, 이들 나라들은 세상에서 가장 높은 골절율을 가지고 있는 나라들입니다. 유제품들이 골다공증을 야기한다고는 생각하지 않지만, 유제품 섭취의 증가와 떨어지는 칼슘의 상관관계에 대한 분별있는 연구결과들을 무시할 수가 없습니다.

국립 유제품 위원회(National Dairy Council)가 후원한 연구에서 폐경 후의 여성들이, 1500 mg 용량의 칼슘을 공급을 위하여, 매일 충분한 양의 탈지우유를 마시게 했습니다. 그런데도 여전히 그들의 뼈에서 칼슘이 손실되고 있었다고 합니다. 프레이밍햄(Framingham) 연구도 많은 과일과 채소의 섭취가 뼈를 보호할 수 있다고 증명했습니다. 가능하다면 동물성에서 식물성 단백질로 자주 바꾸시길 권합니다. 육류, 닭, 또는 유제품 보다는 야채, 곡류, 그리고 콩류, 견과류, 씨앗을 신뢰하십시오. 몸 속 뼈들이 고마워 할 것입니다.

골다공증의 위험에 있다면, 표백된 백색 밀가루나 설탕을 식단에서 제외하세요. 이 두가지는 모두 인슐린을 증가시키며, 소중한 칼슘과 마그네슘을 빠져나가게 할 수 있습니다.

신뢰받는 약사가 제안하는 골밀도 강화를 위한 보충제

보충물	용량
콤플렉스 B(B-complex)	매일 아침 50 mg
시트르산 칼슘(Calcium citrate)	하루 두 번 400~600 mg
마그네슘 킬레이트 또는 글리시네이트(Magnesium chelate 또는 glycinate)	하루 두 번 200~300 mg (약 칼슘의 반 정도의 용량)

바나듐(Vanadium)	100 mcg
글리시네이트 또는 피코리산 아연(Zinc glycinate 또는 picolinate)	2~10 mg
글루콘산동(Copper gluconate)	1~3 mg
망간(Manganese)	1 mg
비타민 C(Vitamin C)	하루 500~1000 mg를 나누어서

이러한 성분들은 종합비타민제에도 있지만, 종합비타민제에서는 알맞은 양을 얻지는 못할 것입니다. 이런 이유로 추천한 것을 구입하기를 권유합니다. 더 간편한 방법으로는 몇 가지 "조골" 영양소를 함유한 복합제를 먹는 것입니다. Nature's Way사의 Calcium Complex Bone formula와 같은 많은 좋은 상품이 건강식품점이나 약국에서 팔립니다. 뼈를 위해 정확하게 맞춰진 제품이 있다면, 매일 많은 알약들을 섭취할 필요는 없습니다. 그렇지만 B-complex와 약간의 Vitamin C는 별도로 섭취해야만 합니다. 이 제품들은 보통 뼈를 만드는 처방이 아니기 때문입니다. 확실히 하려면 라벨을 읽으십시요.

비타민 D가 문제입니다

비타민 D는 칼슘이 뼈로 흡수되는 것을 도와줍니다. 우리는 햇볕으로부터 비타민 D를 얻습니다. 요즘은 피부암의 공포 때문에 햇볕 쬐기를 두려워합니다. 따라서 최근 비타민 D 결핍증이 많다는 것은 뜻밖의 일이 아닙니다. 골다공증의 비율이 높아지는 것과 같습니다.

2006년, 하버드대학의 연구 결과에서 가족 중 흡연자 1명으로부터 간접 흡연을 하게되면, 폐경전의 여성일 경우 2배의 골다공증의 위험이 있다고 보고한 바 있습니다. 2 ~ 3명의 흡연자로부터 간접흡연을 하게되는 경우, 골다공증의 위험은 3배라고 합니다.가장 좋은 방법은 하루에 적어도 15분 이상 따뜻한 태양빛을 쬐는 것입니다. 하루 중 태양을 몇 분도 쬐일 수 없거나 비타민 D를 감소시키는 약물(4장 참조)을 복용중인 경우, 추가로 비타민 D를 섭취하시는 것이 좋습니다. 정어리, 자연산 연어, 또는 고등어나, 대구 같은 찬물에서 잡히는 생선을 먹을 수 있습니다. 참치 캔도 약간은 도움이 됩니다.

이런 생선들을 좋아하지 않거나, 또는 생선의 과도한 수은이 걱정된다면, Nordic Natural사의 Arctic Cod Liver Oil을 섭취하세요. 오렌지 향으로 먹기 쉽습니다. 이 보조제가 좋다고 생각하는 이유는 젤 캡슐 한 알로 필수지방산을 정상수치로 올리기가 쉽기 때문입니다. Nordic사는 그들 제품을 정제하는데 엄격한 기준을 적용하며, 많은 연구가 이러한 상품을 사용해서 이루어집니다. 추가로 하루 1000 ~ 2000 IU의 비타민 D3(콜레켈시페롤 cholecalciferol)을 음식과 같이 보충할 수 있습니다(위에서 기술한 영양분에 추가하여).

스트레스가 골격에 영향을 준다

대부분의 사람들이 깨닫지 못하는 것이 있습니다. 매일 들볶이고, 끊임없이 압박감을 받는 것은 코티솔(cortisol)같은 스트레스 화학물질의 생산을 증가시킬 수 있습니다. 그리고 코티솔이 DHEA라는 다른 호르몬의 수치보다 심하게 능가한다면 우리 몸은 쇠약해 집니다. 뼈도 쇠약해집니다. 한 가지 해결책은 1장을 체크하고, 부신선(副腎腺)을 좋아지게 하는 것입니다. 부신선이 좋아지면 스트레스 호르몬의 생산을 균형잡히게 하도록 할 것입니다.

골다공증약에 대해

미아칼신(Miacalcin)과 칼시마(Calcimar)

골다공증에 처방되는 이 약들은 생선에서 얻어집니다(주로 연어). 주성분은 칼시토닌(calcitonin)으로, 체내 갑상선에서 만들어지며 골형성을 조절합니다. 약간은 생선에서 얻을 수 있지만, 의약품들은 더 많이 함유하고 있습니다. 이러한 의약품들은 알러지 반응이 흔합니다. 칼시마의 부작용은 오심, 구토, 두통인 반면 미아칼신 분무제(Miacalcin nasal spray)의 부작용은 콧물, 비출혈, 관절통 등입니다 그리고 믿기 어렵지만, 뼈의 통증도 있습니다. 이 약물들이나 또는 다른 골다공증 약물들은 실제로 혈액 중의 칼슘 수치를 낮춥니다. 따라서 이러한 약물들을 복용할 때는, 언제나 칼슘을 보충해야만 합니다.

여성호르몬(Estrogens)

폐경으로 야기된 에스트로겐의 감소 후에, 뼈는 칼슘을 유지하고 있기가 힘들다는 것을 알고 있습니다. 이것은 의사들이 estradiol, Estratest, Premarin, FemHRT와 같은 여성호르몬 대체약물을 처방하는 이유이기도 합니다. 그러나 이러한 약물이 뼈를 보호하기 위한 최선의 선택은 아닙니다. 왜냐하면 합성 에스트로겐(그리고 progestin 약물)은 심장을 손상시키고 뇌졸중이나 유방암의 위험을 증가시킬 수도 있다는 연구가 있기 때문입니다. 천연 또는 생물학적으로 동등한 호르몬이 안전한 선택입니다. 올바른 선택을 위해서 12장을 참고하시길 권합니다. 그리고 두 가지 안전한 천연 에스트로겐 공급원인 대두와 아마인을 기억하세요.

선택적 에스트로젠 수용체 변형제(SERMs)

SERMs는 선택적 에스트로겐 수용체 변형체(selective estrogen receptor modulator)의 약칭입니다. 이 약물들은 많은 면에서 에스트로겐의 효과와 비슷하지만, 일과성 열감(hot flashes)을 없애는 것이 아니라 유발합니다. 부작용은 하지경련, 근육통, 체중증가, 일과성 열감, 발진, 하지부종, 혈전, 혹시 자궁암(특히 tamoxifen) 등입니다. 그래서 SERM을 복용하게되면, 10장에 언급되는 호르몬 보조제(hormone helpers)를 복용해도 되는지, 또는 앞에서 설명한 칼슘과 비타민 D를 보충해도 되는지를, 담당 의사에게 물어보시기 바랍니다.

비스포스포네이트(Bisphosphonates)

최근 미국에서 가장 인기 있는 세 약물은 보니바(Boniva-ibandronate), 포사맥스(Fosamax-alendronate)와 악토넬(Actonel- risedronate) 입니다. 이 약들은 2006년 8월 남성 골다공증 치료에 대해서도 FDA 승인을 받았습니다. 비스포스포네이트가 오래전부터 부식을 막기 위해 직물과 비료공업 분야에서 사용되어 왔다고 말하는 것이 꺼림칙하지만, 제약회사들은 약한 뼈를 가진 사람들을 위한 약물로서 특허를 받았습니다.

비스포스포네이트는 골 손실의 비율을 줄이지만, 그러나 이 약물들을 복용하는 동안, 우리 몸속 뼈는 모든 살아있는 인간조직에서 정상적으로 이루어지는 자연적인 손실과 보충을 하지 않는 것입니다. 그리고 그 효과가 얼마나 오랜 기간 동안 지속할 것인지 실제로 알지는 못합니다. 나는 건강 칼럼을 통해 이 골 형성 약물들이 안전한지 아닌지에 대한 수 백 번의 질문을 받았습니다. 왜냐하면 대중매체에서 위험한 이야기를 보도했기 때문이지요. 게다가 특히, 어떤 비스포스포네이트 약물을 복용하는 일부 사람은 턱에서 골조직이 죽는, 골괴사증(osteonecrosis)에 걸렸습니다. 이러한 약의 메이커들은, 그들 의약품에게 전혀 책임이 없다던가(만약 아니라면), 또는 다른 요소(방사선 같은)가 부정적인 역할을 했는지도 모른다던가 하는 것을 확인시켜 주어야 합니다. 어쨌든, 여러분들이 비스포스포네이트 약물을 복용한다면 겁먹지는 마세요. 이런 상태는 드물고, 수백만의 사람들이 이 약물을 오랜 시간동안 안전하게 복용하고 있기 때문이지요.

위와 식도에서 일어나는 가장 일반적인 부작용도 중요합니다. 포장에 써 있는 특별한 지시를 따르지 않거나, 특별히 예민한 경우, 이 약물은 섬세한 식도 조직에 말 그대로 작은 구멍을 만들 수 있습니다. 아침에 일어나자마자, 첫 번째로 약물을 복용하고, 약을 복용한 후 적어도 30분 동안 눕지 않도록 하세요. 이 약물은 또한 관절통과 근육통을 야기할 수 있습니다.

칼슘을 이해하자

칼슘은 건강한 뼈를 튼튼하게 하는데 결정적인 요소이지만, 이것만이 정답은 아닙니다. 칼슘과 적당히 결합하여야 하는 마그네슘, 붕소, 아연, 구리, 비타민 D 그리고 다른 미네랄 등이 필요합니다. 이것이 많은 사람들이 종합보충제를 구입하는 이유이며 바람직한 방법입니다. 대부분의 약국에서 가장 많이 팔리는 칼슘, 즉, 탄산칼슘(칼슘카보네이트 - calcium carbonate) 와 구연산칼슘(칼슘시트레이트 - calcium citrate)에 주목해 봅시다.

칼슘의 카보네이트 형태는 등급이 있는 염입니다. 낮은 등급은 분필에 사용됩니다. 더 높은 약제학적 등급의 칼슘카보네이트는 사람의 보충제로 사용됩니다. 어느 독자는 농담으로 분필을 먹을 수 있는지를 물었었지요. 위산과다 가슴앓이 용도로서도 아닙니다. 이것은 바이악티브(Viactiv), 오스칼(Oscal), 칼트레이트(Caltrate)와 텀(Tum)처럼 좋은 맛이 아닙니다.

분필을 씹는 것이 결코 가슴앓이나 골생성을 위한 선택은 아닐 것입니다. 카보네이트(Carbonate)는 개인적으로 가장 싫어하는 칼슘의 형태인데, 왜냐하면 이 보충제는 몸에서 많은 산을 만들기 때문입니다. 그 결과 칼슘 카보네이트는 속쓰림(위산과다)에 일시적으로 도움이 되지만, 그리고 나서는 실제로 상태를 악화시킵니다. 게다가 장에서의 흡수와 뼈로의 이행이 좋지 않습니다. 그래서 골다공증에 별로 도움이 안됩니다.

선호하는 제품은 구연산칼슘(calcium citrate - Citracal 상표로 팔리는), 또는 칼슘 "수산인회석"("calciumhydroxyapatite"- Vitamin Research의 제품)이라고 불리는 다른 형태의 칼슘입니다. 이 두 가지 형태는 모두 내성이 좋고, 효과발현을 위해 위산에 의존하지 않으므로 산억제제를 복용하고 있는 사람들도 복용할 수 있습니다. 이 형태의 칼슘제제는 신결석의 위험을 증가시키는 것으로 나타나는 칼슘 카보네이트와 비교해, 신결석을 더 적게 유발합니다. 그러나 칼슘에 대한 한 가지, 칼슘은 고창증, 경련, 변비, 가스를 야기할 수 있으나, 뼈는 튼튼해집니다.

추천하지 않는 칼슘보충제

- 백운석(Dolomite), 굴껍질(oyster shell)과 골분(bone meal) 등은 천연으로 생산되는 탄산칼슘의 공급원입니다. 이것들은 납, 카드뮴과 같은 독소의 흔적을 가지고 있어서, 민감한 사람에게서는 심각한 건강문제를 일으킬 수 있습니다.

- 인산칼슘(Calcium phosphate), 젖산칼슘(calcium lactate)와 글루콘산칼슘(calcium gluconate) 등은 각 정제에 단지 적은 양의 흡수될 수 있는 칼슘을 함유하고 있습니다.

- 인산칼슘(Calcium phosphate)은 바다에서 얻습니다만, 그것은 단지 죽은 산호(주로 석회암)에서 채굴한 탄산칼슘의 값비싼 제형입니다. 일부 환자는 소화가 안되고 가스가 나온다고 말합니다. 따라서 선호하는 타입의 칼슘은 아닙니다.

칼슘 섭취방법

칼슘보충제는 식사와 함께 섭취하는 것이 좋은데, 이것은 흔한 칼슘의 위장장애를 최소화시키는데 도움이 됩니다. 부작용을 극소화하려면 한꺼번에 많은 용량의 칼슘섭취를 피하세요. 예를 들면, 하루 용량으로 1000 mg의 경우, 2번으로 나누어 복용합니다. 500 mg은 아침 식사와, 500 mg은 저녁식사와 말입니다. 캡슐이나 액체 형태가 일반적으로 정제보다 소화하기 쉽습니다. 끝으로, 적당량을 유지하세요. 특히 신장병이 있다면, 칼슘을 초과하여 복용하면 안됩니다.

칼슘보충제의 부작용은 고창, 위팽창, 변비, 트림과 신장결석의 위험증가입니다. 가능하면, 보조제 대신 매일먹는 식단에서 칼슘을 섭취하도록 하세요. 몸이 더 행복해집니다.

건강한 뼈를 위해 무엇을 해야 할까요?

- 땀내기를 시작하세요 – 운동은 골밀도를 증가시킵니다. 특히 역도, 조깅, 계단오르기, 스텝 에어로빅, 댄스, 테니스등의 무게받는 운동들은 마르고 탄탄한 사람으로 만듭니다. 운동은 일주일에 여러번 하세요. 집 근처에서 아이들을 쫓아 내거나 진공청소기로 청소하는 것은 세지 마세요. 이것은 운동이 아닙니다.

- 미네랄과, 비타민 D를 섭취하세요 – 보조제 섭취를 시작하는 것은 결코 너무 이르지 않고, 골 손상을 되돌리는 것도 결코 너무 늦지 않습니다.

- 소금통을 바꾸세요 – 값싸고, 하얀 정제소금(이것은 때로는 공업용으로도 사용됩니다) 대신 최근 인기있는 양념은 자연의 미네랄을 화학적으로 벗겨내어 염화나트륨(sodium chloride)이란 가장 간단한 형태로 만든 것입니다. 정제소금은 영양학적으로 무익하고 또 몸이 칼슘을 버리도록 하기 때문입니다. 대신에, Redmond의 Real salt (www.realsalt.com)와 같은 건강한 소금을 사용하십시오. 또는 실제적 치료를 위해서는 www.seasalt.com 에서 놀라운 미식가적인 소금을 구입하세요. 가격은 일반 제품에 비해 비싼 편이나 그럴만한 가치가 있습니다.

- 술을 끊으세요 – 대신 물을 더 마시세요. 알코올은 조골세포(골 생성세포)를 해치고, 식사에서 칼슘과 중요한 비타민 B의 섭취를 어렵게 하기 때문입니다. 게다가, 알코올은 간과 췌장을 공격해, 뼈

타이밍이 중요합니다

골 생성 무기질 보충제는 밤에 섭취하는 게 가장 좋습니다. 왜냐하면 칼슘은 새벽시간에 뼈로 만들어지기 때문입니다. 이외에, 늦은 시간에 먹으면, 위장의 부작용을 덜 느끼게 됩니다.

의 건강에 결정적으로 중요한 비타민 D의 생산을 갑자기 중지시킬 수 있습니다.

생소한 이름의 골격 강화제

다음에 설명하는 골격 강화제들은 약사인 제 자신이 섭취하기 위해서 만들었습니다. 한 주마다 한 가지 보충제를 추가하는 방법으로 모두 혼합할 수 있습니다. 열거된 모든 보충제들은 앞서 소개한 신뢰받는 약사가 제안하는 보충제와 함께 복용할 수 있습니다.

유산균, 포자균 및 다른 장내유익균

많은 병이 내장에서 시작되며, 섭취하는 모든 것이 우리 몸의 가이드 역할을 합니다. 장내유익균(Probiotics)은 뼈를 만들지는 않습니다만, 내장의 내용물을 개선시키고, 음식물로부터 뼈를 만드는 영양분을 흡수되도록 도와주어 튼튼한 뼈를 만들 수 있게 해줍니다. 위장관에 유익한 세균이 충분하게 있어, 섭취한 음식물, 비타민, 미네랄보충제들이 체내에 많이 흡수할 수 있도록 하여야 합니다. 요구르트나 캐피어*, 또는 약국이나 건강식품점에서 파는 유산균보충제에서 장내유익균을 얻을 수 있습니다.

쇠뜨기풀(Horsetail, 일명 Equisetum arvense)

다양한 문화권에서 방광질환, 통풍, 관절염의 치료에 수세기 동안 사용하여 왔습니다. 쇠뜨기풀은 실제로는 식물추출물이지만, 규토(이산화규소, silica)가 풍부하며, 뼈와 연골의 형성에 절대로 필요한 미네랄입니다. 규토(silica)는 지구의 어디서나 모래의 형태로 발견됩니다. 규토는 멋진 피부와 건강한 머릿결, 단단한 손발톱 뿐 아니라 치아, 힘줄, 동맥에도 필요합니다. 또한 칼슘을 적당하게 사용하도록 도와주며 해산물, 초록잎 야채, 곡물 등에 풍부합니다.

쇠뜨기 추출물은 정상 용량에서 안전합니다. 단지 성상이 맞는 쇠뜨기를 사용해야 하며, 독성이 있는 같은 계통(예 : Equisetum palustre (Marsh Horsetail))을 사용하면 안됩니다. 이것은 칼륨을 약탈해가는 약물강탈자로, 위에서 언급한 칼륨이 풍부한 몇가지 음식과 균형을 이루어야 합니다. 용량 : 1g 캡슐이나 티의 형태로 하루 2~3회.

이프리플라본(Ipriflavone)

이프리플라본은 콩으로부터 얻은 합성물질입니다. 이 물질은

* 캐피어(kefir) - 코카서스 산악지방의 전통적인 산-알코올 발효유제품으로 우리나라에서는 티벳 버섯으로 알려져 있음.

임상시험에서 폐경후 여성의 골다공증예방에 가치있는 대체물질로 인정되었습니다. 치료로서는 아니지만, 뼈의 경도를 증가시켰습니다. 용량은 광범위하지만 하루에 200 mg씩 3번이 좋을 것입니다. 이 보충제는 백혈구를 낮출 수 있으므로, 염증의 경향이 있거나, 암에 걸렸거나, 또는 면역기관을 손상시키는 어떤 질병을 가진 사람은 복용하지 마십시오. 용량은 200 mg씩 1일 3회 음식과 함께, 하루 두 번 시트르산 칼슘 500 mg도 복용해야 합니다.

메나퀴논(Menaquinone), 비타민 K_2

K_2는 천연비타민이고 간에 무리없이 골밀도를 증가시키는 강력한 작용을 가지고 있습니다. 이 성분은 나토(나토키나제), 된장, 템페(콩을 발효시켜 만든 인도네시아의 음식)와 간장과 같은 발효시킨 콩 가공제품에서 발견됩니다. 나는 최근 연구에서 K_2가 비타민 D_3와 함께 복용할 때 효과가 더 좋다는 것을 알았습니다. K_2는 골밀도를 증가시키기 위해 HRT와 같이 복용할 수도 있고, 또는 단독으로도 사용할 수 있습니다. 그러나 신중해야 합니다. K_2가 와파린, 플라빅스, 아스피린, 헤파린과 같이 혈액을 묽게 하는 약물의 효과를 감소시킬 수 있으므로, 약물의 용량을 조절할 필요가 있습니다. 담당의사와 약물의 용량을 조절하기 위해 긴밀하게 상의해야 하고, 의사는 혈액의 응고상태를 파악하기 위해 혈액검사를 할 것입니다. 미국에서는 Throne Research사의 비타민 K_2 액체가 유통되고 있습니다. 일반적인 용량은 15 방울씩 하루 2~3회입니다.

땀 흘리지 않고 뼈를 운동시킨다면 어떨까요?

골다공증을 약을 복용하지 않고 치료하는 기구가 있습니다. Juvent 1,000이라는 기구는 부드럽게 진동하는 플랫홈인데, 이것은 집의 목욕탕 크기만 하고, 위에 서있기만 하면 됩니다. 부드러운 진동은 몸의 혈액순환을 촉진하고, 몸의 균형과 근육운동의 공동작용을 증진시키고, 근육을 강화시킵니다. 이것은 요즘 유럽, 캐나다. 오스트레일리아 등지에서는 온라인으로 팔리지만, 그 회사는 2009년까지 FDA로부터 인정된 치료방법이 되기를 기대하고 있습니다. 한편 미 항공 우주국에서는 2007년에 국제 우주 정류장에 이 장치를 설치할 계획인데, 이것은 무중력 상태에서 우주비행사의 골 손실을 방지하기 위한 것입니다.(www.juvent.com)

몸 전체를 진동시키는 미국에서 팔리는 다른 상품들을 조심하십시오. 이 장치는 Juvent와 비슷해 보이게 Power Plate, TurboSonic, 그리고 Galileo로 만들어 졌으나 진동이 급격히 강해지고 조절이 안 됩니다. 이러한 기술은 운동선수 훈련용으로 고안되어졌고, 부서지기 쉬운 뼈의 치료를 위한 것이 아니므로, 골다공증 환자에게는 위험할 것으로 생각됩니다.

Chapter 4

위장

제산제가 필요없는 위장을 갖고 있으시죠?

요즘은 먹는 것을 도와주는 약이 필요한 시대입니다. 정말 여기까지 왔을까요? 먹는다는 것은 세상에서 가장 자연스러운 일임에도, 사람들은 왜 그렇게 많은 의약품에 의존해야 할까요? 그렇습니다. 많은 사람들이 소화, 가슴앓이, 식도역류를 없애려고 강한 약을 먹어야 합니다.

OTC 위산 차단제나 "작은 자주색 알약"(일명 넥시움)을 먹을 수 없는 사람들은 이런 고통이나 변비, 설사, 경련, 가스 같은 문제들을 단지 참아야 할 뿐입니다.

위장병을 한 번에 또는 전부 치료할 수 있는 해답은 약국에 있지 않습니다. 그것은 부엌의 냉장고 안에 있습니다. 식생활에 변화를 주는 것으로 문제를 해결하는 방법에 대하여 알려주고자 합니다. 걱정하지 마세요. 생각보다 쉽습니다. 그리고 위산차단제가 필요한 경우에, 약물에 대하여 안전을 지키는 방법, 또 약물강도가 가져가는 영양분을 보충하는 방법을 이야기 할 것입니다.

소화, 매우 단순합니다

· 소화기관은 음식물을 아주 작게 부숴서, 모든 영양분, 비타민, 미네랄 등이 몸에 흡수될 수 있도록 해야 한다.

· 소화기관은 쓸모없고 위험한 음식물 찌꺼기를 제거해야 한다.

간단한 내용이지만, 그러한 과정 중 작은 면이 잘못되어도 복잡한 질병이 될 수 있습니다. 예를 들면, 소화기관이 좋은 세균을 충분하게 가지고 있지 않다면, 위험한 효모, 사상균, 진균, 화학물과 박테리아가 우세해 질 수 있습니다. 이것은 종종 항생제, 피임약, HRT 같은 약물을 복용했을 때의 결과로도 야기될 수 있습니다. 의사가 처방한 약물을 복용하고 있다면 몸속 건강한 체균총들은 파괴되어, 그 결과 새로운 건강 문제가 발생하게 됩니다. 건강한 세균총이 없이는 영양분이나 의약품 둘 다 흡수할 수 없습니다.

이러한 문제에 대한 해결책은 생균 제제(probiotics)로 좋은 세균을 보충하는 것입니다. 우유를 발효시킨 음료나 달지 않은 활성요구르트를 매일 드세요. 또는 약국이나 건강식품점에서 생균제제

(probiotics)를 구입하여 용법을 따라 복용하세요. 이런 것들 중에서 락토바실러스 애시도필루스(lactobacillus acidophilus)와 비피도박테리움(bifidobacteri- um)이 함유된 것을 고르세요.

최상의 건강을 유지하기 위해서는 입에 넣는 것을 주의하세요. 왜냐하면, 음식은 우리 몸을 향해 말하고 있기 때문입니다. 쉽게 먹게되는 매운 핫도그(chili dog)는 당장 중단하세요. 위장이 불편해지면, 그 증상은 가스, 팽만, 설사, 변비, 경련, 역류 또는 속쓰림으로 나타납니다. 위장이 더 심하게 약해지거나, 손상되거나, 상처가 나기라도 하면, 질병은 혼란스럽게 변하여, 자가면역질환, 일반화된 피로, 불안, 우울, 염증성 장 질환 및 결장암 등으로 이행될 수 있는 것입니다.

제산제로부터 탈출

속쓰림으로 고생하는 사람들은 아마 제산제를 복용하고 있을 것입니다. 매일 일어나는 일은 아니지만, 이런 사람들은 잠자기 전에 먹은 맵고 짠 음식 때문에 일어나는 새벽 위통을 대비하여 약통에는 몇 가지 종류의 제산제가 있어야 할 것입니다. 그러나 한 달에 1 ~ 2회 이상 제산제를 복용하고 있다면, 첫째로 할 일은 증상의 발생을 예방하도록 이전과는 다르게 먹어야 한다는 것이 거의 틀림없는 일입니다. 또한 위와 식도사이에 있는 밸브(괄약근)가 닫혀있기를 바라지만, 그 밸브가 약해서 적은 양의 위산이리도 식도로 역류한다면 쓰린 느낌이 날 것입니다.

제산제나 다른 위장관계 약물은 몇 가지의 부작용을 가지고 있습니다. 이 약물들은 잠재적인 상태, 즉 심각한 질병을 야기할 가능성에 대해서는 생각하지 못하고 단지 증상만을 없앨 것입니다. 전통적인 방법으로 선택되는 약을 자세히 살펴보겠습니다.

제산제

제산제는 위에서 위산을 흡수하여 짧은 시간동안 증상을 경감해줍니다. 제산제는 일시적인 용도로 사용하는 한, 상당히 효과가 좋습니다. 미란타(Mylanta), 리오판(Riopan)과 마록스(Maalox)같은 OTC 제산제들은 일반적으로 마그네슘(magnesium)과 수산화 알루미늄(aluminum hydroxide)을 함유합니다.

어떤 사람들은 제산제 치료로 '산반동(acid rebound)' 효과를 경험합니다. 제산제는 위에서 위산의 농도를 낮추어 효과를 발휘하는데, 그러나 약물이 위내에서 없어지면, 위산 농도는 더 높아져서, 심한 속쓰림이 있게 됩니다. 산 반동은 탄산칼슘(calcium carbonate)을 함유한, Tums, Rolaids 또는 Titralac과 같은 제산제에서 특히 흔하게 일어납니다.

제산제를 복용하려면, 위산이 위장에 가장 널리 퍼지는 식사 중에 복용하세요. 위산은 음식을 부수느라 바쁘답니다. 제산제는 2~3 시간 동안 속쓰림을 완화시킵니다. 알루미늄이 함유된 제산제(암포젤)의 가장 흔한 부작용은 변비인데 반해, 마그네시아 유제(Milk of

Magnesia)와 같은 마그네슘이 함유된 제산제는 설사를 일으킬 수 있습니다. 설사의 가능성은 솔비톨(sorbitol) 감미제를 포함한 제산제에서도 증가합니다. 가장 좋은 제산제는 알루미늄과 마그네슘, 또는 칼슘의 화합물이라고 생각합니다. 두 가지 유명한 제품은 마록스(Maalox)와 미란타(Mylanta)입니다.

산 차단제 : H2 차단제 와 프로톤 펌프 저해제

· H2 차단제 – 세포 출입구에 작용하여, 세포의 산 분비능력을 방해함으로서 위산의 양을 감소시킵니다. 이 약물은 효과가 나려면 좀 더 시간이 걸립니다만(제산제와 비교하여), 그러나 일단 작용이 시작되면, 오랜시간 증상을 경감시킵니다. OTC 약물로는 잔탁(ranitidine), 타가메트 HB(cimetidine), 펩시드 AC(famatidine) 등이 있습니다. 약물의 강도는 다르지만, 효과는 거의 같습니다. 개인적으로 펩시드나 잔탁을 선호합니다. 타가메트는 더 많은 신경학상의 부작용이 있고, 다른 약물과 상호작용을 하기 때문입니다. 펩시드 컴플리트(Pepcid complete)는 H2 차단제와 제산제를 결합한 좋은 제품입니다.

· 프로톤 펌프 저해제(proton pump inhibitors) – 인체의 끊임없는 위산의 분비를 낮춰줍니다. 그러나 이 약물들은 거의 하루 동안은 작용을 시작하지 않기 때문에, 빠른 효과를 원한다면 맞지 않습니다.

위산 차단제는 약물 강도입니다

위산 차단제는 산과 알칼리의 관계를 바꿈으로서 위장관내의 환경을 변화시키는데, 산과 알칼리는 좋은 소화와 건강을 위하여 균형을 필요로 합니다. 결과적으로, 위산 차단제는 몸이 엽산(folic acid), 비타민 B_{12}, 비타민 D, 칼슘, 철, 아연과 같은 필수 미네랄 등을 정상수치로 유지하는 것을 방해합니다. 위산 차단제는 어떤 사람들에게는 결국 고통스러운 입안 염증, 잇몸 질환, 우울, 성욕저하, 갑상선기능저하, 빈혈을 일으키게 됩니다. 위산 차단제를 복용한다면, 영양 섭취를 잘하고, 영양분을 매일 보충하세요. 잠재적인 질병의 원인을 치료하여 이런 의약품들을 복용하지 않는 것이 가장 좋은 방법이지만, 6개월 이상 약물을 복용했거나, 어쩔수 없이 복용해야 한다면, 보조제로 약물강도가 빼앗아 간 것을 보완해야 합니다.

- B-complex, 50 ~ 100 mg씩 1일 1회
- 비타민 B12, 1일 500 mcg
- Calcium citrate , 1일 600 mg
- 비타민 D3 cholecalciferol, 1일 1000-2000 IU 음식물과 함께
- zinc gluconate lozenges(5 mg), 하루에 3~4번 lozenge를 녹여서
- Nu-iron 150 mg 1캡슐씩 일주일에 2~3번 음식과 함께 복용, 3개월 동안(변비가 생기면 중단하시고, 소변이나 변이 검정색이라도 놀라지 마세요)

액시펙스(Aciphex, rabeprazole), 넥시움(Nexium, esomeprazole) 그리고 프레박시드(Prevacid, lansoprazole) 같은 약물들은 처방이 필요합니다. 그러나 프릴로섹(Prilosec, omeprazole)은 Prilosec OTC라는 이름으로 일

반약으로 판매됩니다. 이러한 위산 차단 약물은 효과가 좋지만, 더 큰 상황을 생각해 보기를 바랍니다. 왜 위산이 환자에게 문제인가? 또한 정말 문제가 되는 것이 위산일까?

위산 차단제, 무슨 문제가 있나요?

물론 논쟁의 여지가 있고, 담당의사는 다르게 말할 지도 모릅니다. 위산 차단제는 pH를 바꿔, 위가 정상보다 산이 적고 알칼리가 더 많게 합니다. 그 부분은 논쟁의 여지가 없습니다. 그러나 많은 의학 전문가들은 그것을 작은 문제로 치부했지만, 약사로서 그것은 주된 문제입니다. 소화 101에서 말했듯이, 위는 음식을 작은 조각으로 부수어, 모든 영양분, 비타민, 미네랄 등이 나머지 몸에 흡수될 수 있도록 합니다.

위의 환경을 바꾸고, pH를 올리는 것은(산에 의해 방해되는) 약물, 미네랄, 그리고 영양분을 흡수하는 능력에 영향을 미칩니다. 또한 정상적인 음식물 소화 능력을 약하게 만듭니다. 두 가지 상황 모두 환자로 만들 수 있습니다.

솔직히 왜 "위산과다"가 사람들에게, 특히 나이가 들어감에 따라, 문제로 취급되는지 당황스럽습니다. 나이가 들면, 우리 몸 속의 거의 모든 다른 물질의 수치(DHEA, estrogen, testosterone, androstenedione, thyroid, GABA, serotonin...)는 내려가는데 왜 위산은 올라갈까요?

대부분의 경우에는 그렇지 않습니다. 연구 결과, 나이가 들어감에 따라 위산의 수치는 내려간다고 확인되었습니다. 그리고 다소 엄격한 연구자들은 위산차단 약물을 복용하는 사람들이 실제로는 더 많은 산을 필요로 한다고 믿습니다.

어떤 사람들은 산을 억제할 필요가 있습니다만, 속쓰림이 항상 위산과다의 문제인 것은 아닙니다. 많은 경우, 속쓰림은 무엇을, 어떻게 먹는가에 대한 문제입니다. 위산이 정확히 측정될 때, 과학자들은 산역류 환자들 대다수가 너무 적은 양의 위산을 가지고 있다는 것을 확인하였습니다. 문제는 주로 위산이 식도로 새는 것과 관련이 있습니다.

역설적으로, 유능한 내과의사들은 소화, 속쓰림, 그리고 이와 관련된 상태로 고생하는 수 만명을 성공적으로 치료했습니다. 치료방법은 의사들은 천연의 저렴한 염산보충제(betaine hydrochloride or tri-methylglycine)와 효소, 의료식, 규정식의 변경, 또는 적절한 처방의약품 등을 사용하였습니다. 치료는 개별적으로 하였고, 의사의 역할은 매우 중요하였습니다.(5장 참조)

많은 의사들은 위산과다를 위와 같은 방식으로 치료하려고 생각하지 않습니다. 그러나 일부 의사들은 이렇게 하고 있으며, 결국 그들은 다른 사람들을 이길 것입니다. 그러는 동안, 매년 수십억 달러의 막대한 돈이 제산제와 위산차단제에 낭비되고 있으며, 우리는 먹는 것을 소화시키기 위해 왜 그토록 많은 알약들이 필요한 지에 대하여 회의가 든다는 것도 기억하여야 합니다. 알약들은 일시적으로 위산 생성을 감소시키지만, 약한 판막(괄약근)을 강하게 할 수는 없습니다. 단지 속쓰림을 완화시킬 뿐입니다.

저산증, 이 말이 낯익게 들립니까?

다음에 열거하는 내용들이 별개의 의학적인 질병을 나타낼 수 있다는 것을 기억하세요. 이러한 증상들이 저산(Low acid)에 기인될 수 있다는 것은 놀라운 일입니다. 하지만, 아직도 이런 증상으로 고생하는 많은 사람들이 위산과다로 치료되고 있고 그리고 위산 억제제가 투여되고 있습니다.

· 성인 여드름

· 고창, 트림, 식사 직후의 헛배

· 만성 효모 감염

· 습진 또는 다른 피부병

· 여성 탈모

· 속쓰림

· 소화불량, 설사, 변비

· 복합적인 음식 알레르기

· 뺨과 코의 발적, 또는 혈관확장

· 입안의 통증, 작열감, 또는 건조

· 대변에서의 소화되지 않은 음식

· 약하고, 벗겨지고, 갈라지는 손톱

· 체중 증가

많은 사람들이 저산의 표시일 수 있는 이러한 증상들을 치료하기 위해 위산차단제를 복용하고 있고, 결국 상황을 더 나쁘게 만들고 있습니다. 이러한 증상들이 나타나고, 저산증이라고 생각된다면, 더 읽어 주기 바랍니다. 의사의 지시 또는 다른 계획이 없이는 위산차단 약물을 복용하지 마세요. 염산보충제가 건강식품점에서 전국적으로 광범위하게 유통되기 때문에, 스스로 치료하고 싶어하지만, 유능한 내과의사와 함께 치료를 시작하는 것이 중요합니다. 그래도 만약 스스로 치료하기를 고집한다면, 라벨에서 이 중요한 단어를 찾으세요. "betaine", "betaine chloride" 또는 TMG("trimethylgycine"의 약자), 어떤 보조제는 깨끗한 염산과 함께 소화효소를 함유하고 있습니다.

상급의 염산보충제를 복용하는 대부분의 사람들은 부작용이 없고, 소화가 더 잘됩니다. 저 자신은 매 끼니마다 산보충제를 복용하고 있습니다. 그런데 일부 어떤 사람들은 너무 많이 먹습니다. 본인이 너무 많이 섭취하거나, 정말 필요하지 않는데도 산을 복용한다면, 10분 이내에 알게 됩니다. 속쓰림이 나타날 때 말입니다. 그래서 저용량 용량에서 시작하고 서서히 몇 주간에 거쳐 조금씩 늘리고 그리고 절대 라벨에 표시된 용량을 초과하지 마세요. 이러한 보조제는 일반적으로 식사 15~20 분 전에 복용합니다.

물론 산보충제는 모든 사람에게 좋은 것이 아닙니다. 그리고 숙련된 의사의 지시와 감독 없이는, 아스피린, 모트린(Motrin, 이부프로펜), 프레드니손 또는 다른 항염약물과 함께 복용해서는 안됩니다.

처방없이 속쓰림을 없애는 방법

- 침대에서 비스듬히 잔다(단단한 베개, 적당한 메트리스)
- 취침전 3시간 이내에는 먹지 않는다
- 속쓰림이 처음 나타날 때 우유를 마시지 않는다(더 나쁘게 할 수 있다)
- 정상적인 위산수치를 유지한다. 약국와 건강식품점에 많은 제품이 있다.
- 건강한 효소의 수준을 유지한다(13장 참조)
- 음식을 먹을 때, 공기를 삼키지 않는다(특별히 충분한 산이 나오지 않는다면, 위의 산소는 속쓰림을 유발할 수 있다)
- 위장해독영양소 보조제
  - SAMe(S-adenosylmethionine) – 200 mg씩 1일 1~2회.
  - 비타민 B12 – 250~500 mg씩 1일
  - L-glutamine – 1000~2000 mg씩 1일 2회 (위장을 튼튼하게 한다)
  - 비타민 B6 – 50 mg 1일 (또는 비타민의 활성형인 P5P로 20~30 mg)
  - 포스파티딜콜린(Phosphatidylcholine) – 200~400 mg씩 1일 3회
  - 간유(Cod-liver oil) – 하루 1 티스푼(불순물 없는 것)

트림, 고창, 가스를 처리하는 좋은 방법

- 우선 유제품을 버려야 한다. 우유, 치즈, 아이스크림의 섭취를 줄인다. 2주 내에 증상이 개선되지 않는다면, 다시 전처럼 유제품을 섭취해도 좋다.
- 그 다음으로 효모의 성장을 돕는, 설탕과 탄수화물의 섭취를 줄인다. 효모는 세 가지 증상 모두의 원인이 된다.
- 야채나 콩과식물을 줄이거나 먹지 않는다. 예를 들면 구운 콩, 녹두, 브로콜리, 감자와 순무 등이다.
- 가스를 멈추는 OTC 효소식품 Beano를 먹어본다.
- 효소와 betaine hydrochloride 또는 TMG의 보충제를 먹는다.
- 야채가 무효라면, 약국이나 건강식품점에서 OTC로 유용한 값싼 치료제(Gas-X, CharcoCaps, 또는 Phazyme) 등을 복용한다. 이런 시도가 유효할 때까지, 부부관계를 피한다.

문제의 근본에 접근하세요

여러 치료가 무효로 끝났거나 어떤 종류의 위장약을 일상적으로 복용하고 있는 경우, 또는 일반적인 대변검사로 성공적인 치료법을 알아낼 수 없을 때, 이번에는 특별연구소에서 다시 검사를 받기 바랍니다. 선호하는 2개의 연구소는, Texas의 EnteroLab (www.

enterolab.com)과 North Carolina의 Genova Diagnostics (www.gdx.net)입니다. 두 회사는 최고의 홈테스트 키드를 공급합니다. 전문가만이 Genova test를 이용할 수 있고, 의사는 면허증을 팩스로 보내면 전문가가 될 수 있습니다. 의사에게만 이런 특별한 시험 키드를 주문하게 하는 것은 아닙니다. Enterlab.com은 테스트 키드를 사람들에게 바로 판매합니다. 테스트 결과는 이해하기 쉽고, 의사에게도 알려주거나 자가 치료에도 이용될 수도 있습니다.

냉장고 안의 민간요법 – 쓴 맛의 치료

오래전부터 내려오는 속쓰림에 대한 민간요법이 있습니다. 물 한컵에 한 숟갈의 사과식초. 맛이 좋게 약간의 꿀을 첨가할 수 있습니다. 또는 사과식초를 신선한 오일로 드레싱한 샐러드, 또는 코울슬로*에 넣어 매일 식탁에 올려도 좋습니다. 이것은 위장에 산(acid)을 공급하여 효과를 발휘합니다.

증상과 해결법

· 입냄새, 구취 – 간을 해독하세요. 알코올, 카페인, 튀긴 음식,

* 코울슬로(cole slaw) ; 미국에서 주로 먹는 다진 양배추 샐러드

방부제, 고지방식품 등을 3 개월 동안 섭취하지 마세요. 그리고 설탕이나 효모가 없는 음식으로 3개월 동안 계속하세요. 그리고 생균제제(probiotics)를 섭취하세요.

· 변비 – 생균제제를 복용하고, 섬유질이 많은 음식을 섭취하세요.(사과, 배, 딸기, 당근, 브로콜리, 통곡물)

· 가스와 복부팽만 – 효소제제(lipase, amylase와 protease)와 좋은 염산 제품(hydrochloric acid - betaine HCl)을 복용하세요. 보통 위염이나 궤양 환자는 효소 제제를 먹지 않아야 합니다.

· 치질 – 섬유질이 많은 음식을 섭취하고, 신선하고 깨끗한 물을 자주 마시고, 쇠뜨기풀(spring horsetail-equisetum arvense)에서 추출한 이산화규소(silica)보충제를 500 mg씩 1일 3회 복용하세요. 개인적으로는 Natural Factors사의 제품을 선호합니다. 또한 특히 치질과 정맥류의 치료에 도움이 되는 제품인 Throne사의 Diosmin HMC를 복용하세요. 라벨의 지시에 따르세요.

갑의 약은, 을에겐 독이다

어떤 사람은 시원한 우유를 즐기는데. 다른 사람들은 왜 같은 우유로 설사나, 복통, 가스, 또는 알러지 등으로 괴로워할까요? 우유의 단백질을 분해하지 못하고, 대신 항체를 형성하기 때문입니다. 대부분, 과민성은 카제인*(casein)에 기인하지만 불편을 일으키는 다른 단백질 공격인자도 있습니다.

왜 어떤 사람들은 통밀로 만든 빵, 아침 시리얼, 또는 파스타를 즐기는 반면, 다른 사람은 자가 면역 질환을 일으키게 될까요? 이들은 밀을 분해할 수 없어, 독이 되기 때문 입니다.

약간의 감수성을 가지고 태어나는 사람들이 있습니다. 후천적으로 습득하게 되는 경우도 있습니다. 특히 나쁜 음식으로 몸을 혹사하여 위장관에 작은 구멍이 생기는데, 이러한 상태를 장투수증후군**(leaky gut syndrome)이라고 부릅니다. 보통 무해한 단백질은 손상된 위장의 작은 구멍에서 빠져나와, 혈류를 떠돌다가, 여러 기관에 머물게 되는데, 뇌도 해당됩니다. 신체를 방어하기 위해, 뇌는 방

---

* 카제인(Casein) - 카제인은 우유의 단백질이다. 공업적으로 카제인은 우유 또는 탈지유를 산처리하여 만든다. 백·엷은 황색의 분말, 알맹이 또는 조각으로서 냄새와 맛이 없거나 또는 약간 특이한 냄새와 맛이 있다. 식품의 점착성 및 점도를 증가시키고 유화안정성을 증진하며 식품의 물성 및 촉감을 향상시키기 위하여 사용하는 식품첨가물이다. 유화제, 증점제, 안정제 등으로 사용한다.

** 장투수증후군(Leaky Gut Syndrome) : 구멍이 뚫린 장(腸)을 "장투수(구멍 난, 새는)증후군(leaky gut syndrome)"이라고 부르며 구멍이 뚫린 장(腸)을 통해 들어간 음식(단백질)이 만드는 증상들을 "푸드 인톨러런스(food intolerance)"라고 부른다. 알러지 질환을 비롯한 여러 가지 병으로 가는 병의 근원 중 하나라고 할 수 있다. 장(腸) 점막이 손상되면 보호벽의 기능을 잃게 되고 이는 나쁜 세균(병원체)과 음식물이 혈관을 타고 바로 인체의 조직 속으로 들어가게 되어 문제를 만든다. 건강한 사람에게서는 단백질이 분해되어 아미노산(amino acid) 형태로 점막을 통해 혈액으로 흘러 들어가는데 장의 보호벽에 구멍이 생기면 큰 단백질이 그대로 통과하여 몸의 면역체계와 격렬한 전투를 벌이게 된다. 이로 인하여 우리 몸에서는 자가 면역질환, 근육질환, 위장질환, 간질환, 피부질환, 불임 및 습관성 유산과 같은 질병이 나타날 수 있으며 피로, 두드러기, 집중력저하, 두통, 근육통, 감각저하, 소화불량, 불안과 같은 증상이 나타날 수 있다.

어물질 체계를 포함한 몸 전체에 경고를 하며, 이 방어물질은 호흡, 혈액순환, 그리고 다른 인체의 기능에 나쁜 영향을 줄 수 있습니다. 육체는 정상을 유지하도록 노력하지만 대신에, 이 방어물질들이 혈액 속에 돌아다니고 있는 단백질을 공격함으로서, 질병을 만들 수 있는 것입니다.

예를 들어, 샌디(Sandy)라는 여성의 경우, 앓고 있는 알레르기, 기관지염, 피로 또는 천식에 대해 담당의사와 자주 상담했음에도 불구하고, 자신이 카제인(casein)에 알레르기가 있다는 것을 알지 못했습니다. 그녀는 일시적인 증상치료를 위해, 약국을 방문하여 강한 항생제, 항히스타민제, 나잘 스프레이, 흡입제 등을 받아 가곤 했는데, 한달에 들어가는 가격이 만만치 않았으며 시간도 많이 소요되었습니다. 진작에 카제인에 불내성인 것을 알았다면, 많은 고통과 비용을 줄일 수 있었을 것입니다. 샌디는 쌀우유, 콩으로 만든 두유, 아몬드 우유가 몸에 맞으며, 식물성 우유를 좋아하지 않는다면 염소우유가 선택될 수 있습니다.

오드리(Audrey)의 경우도 살펴보겠습니다. 여러 해 동안 두통, 조정과 균형의 부족, 신경계의 퇴보, 게다가 다발성 경화증을 앓고 있었습니다. 밀, 호밀, 보리와 귀리(공장에서 가공된) 등에서 발견되는 단백질인 글루텐(gluten)은 그녀의 면역계를 자극해서 "우리는 공격받고 있다"는 메시지를 보내고 있습니다. 오드리의 몸은 감지된 유독물질로부터 몸을 방어하기 위해 염증을 일으키는 화학물질들을 내보냅니다. 이 강력한 화학물질들은 침입한 독성물질을 파괴하는 대신 고통스런 자가 면역질환을 앓고 있는 환자 자신의 몸을 서서히 파괴하고 있는 것입니다. 글루텐의 다른 과민증상은 복부팽만감, 통증, 속쓰림, 가스, 설사, 변비, 피로, 관절통, 골다공증과 불임 가능성 등입니다. 글루텐 불내증(gluten-intolerance)의 가장 무서운 알려지지 않은 증상은 신경장애, 두뇌혼돈, 두통, 기억력감퇴, 보행장애, 다발성경화증*(MS)유사증상 등과 같은 신경학적인 변화입니다.

신경학회지(Journal of Neurology)에 실린 유의성 있는 연구는 다발성경화증환자 10명에게 글루텐이 들어있지 않은 식단을 투여 후 9명이 수개월 내에 증상이 경감되는 것을 알아냈습니다. 오드리의 몸도 글루텐의 섭취를 중단한다면, 보다 편해지고, 치료되기 시작하지 않을까요?

물론, 샌디와 오드리의 경우와 비슷한 다른 많은 증상이 있으므로, 쉽게 결론을 낼 수는 없습니다. 그러나 적어도 음식물 과민으로 고생할 수 있는 가능성을 고려해야 하고, 그리고 다른 치료 가설을 통해 치료를 할 수 있는 영양학자나 내과 의사를 찾을 수 있을 것입니다.

---

* 다발성경화증 (多發性硬化症, Muluiple Sclerosis) - 뇌와 척수 등 중추신경계를 다발성으로 침범하는 염증성 질환으로 일종의 자기면역 질환. 체내 정상 성분이 알 수 없는 원인으로 항원성을 획득하여 스스로 자기 몸에 대해 항체를 만들어내고, 그 항체가 체내 정상 성분인 항원과 반응하여 실제로 병적인 상태를 야기하는 병이다. 주로 젊은 연령층에서 발생하며 미국을 비롯한 서양인에게서 많이 발견된다. 증상은 침범하는 중추신경계의 부위에 따라 다양하게 나타날 수 있는데, 뇌를 침범하면 뇌의 각 부분의 기능에 따라 운동마비, 언어장애, 의식장애, 사고장애 등이 발생할 수 있고 척수를 침범할 경우에는 사지의 운동마비나 감각이상, 배뇨·배변 장애 등의 증상이 나타날 수 있다. 또 다른 중요한 증상은 시신경염인데 한쪽 또는 양쪽 눈의 통증과 시각장애(중심시야 장애, 시각감퇴, 색감의 장애 등)를 나타내고 심하면 실명까지 일으킬 수 있다.

갑상선 이상과 글루텐 과민성

대략 120~300 명 중 1명이 글루텐 과민성입니다. 과민성대장증상(Irritable Bowel Syndrome-IBS) 또는 자가면역성 갑상선질환(그레이브스병*, 하시모토병** 그리고 자가면역 갑상선염)이라면, 글루텐 과민성의 가능성이 더 높습니다. 그것은 태아였을 때, 갑상선이 신경계와 위장의 세포들을 공유하였기 때문입니다. 이제 성인이 되었어도, 갑상선은 여전히 위장에도 같은 유발인자를 공유하게 되어, 자가면역 상태의 음식은 소화계 뿐만 아니라 갑상선도 황폐화시키게 되는 것입니다. 연구에 의하면, 자가 면역 갑상선 질환을 가진 사람이 마찬가지로 글루텐관련 위장관 질환을 가지고 있고, 글루텐 과민성의 형태인, 만성흡수불량증***(celiac sprue-글루텐에 대한 일종의 알러지 반응)도 갖고 있는 것으로 나타났습니다.

갑상선 또는 다른 질병이 글루텐에 의해서 악화되었다고 생각되면, 모든 글루텐 함유식품을 적어도 3개월 동안은 피해야 합니다. 6개월이면 더 좋습니다. 만약 갑상선 증상이 나아지면, 담당 의사는 약물의 용량을 낮출 수도 있습니다. 일부의 경우 상태가 수주일

---

* 그레이브스병(Graves' disease) - 바제도병 (Basedow's disease)이라고도 한다. 갑상선 기능 항진증의 대표적인 질환. 특히 눈알이 튀어나오며 갑상선종을 수반하는 경우를 이른다. 기초 대사가 항진하여 식욕이 늘면서도 몸은 여위며, 가슴이 두근거리고 땀이 나며 손이 떨리는 등의 증상이 나타나는데, 남자보다도 여자에게 많이 발생한다.

** 하시모토병(Hashimto's disase) - 만성 림프구성(球性) 갑상선염, 갑상선 기능 저하증의 주된 원인이다.

*** 만성흡수불량증(celiac sprue) - 영양 흡수부전의 만성 형태로, 만성 소화불량과 지방변을 주요 증상으로 하는 질환을 말한다.

동안 실제로 나빠져서 중단을 해야 하는 경우도 있지만 매우 드문 경우입니다.

글루텐 또는 카제인 과민성과 관계있는 질환

· 자가면역 질환 – 루푸스(낭창), 다발성 경화증, 류마티즘성 관절염, 그레이브스병, 하시모토병, 만성흡수불량증(글루텐에 대한 일종의 알러지반응), 쇼그렌증후군*

· 정신신경계질환 – 파킨슨병**, 치매, 자폐증, 정신분열증, 주의력결핍 과다행동장애***(ADHD), 또는 간질

---

* 쇼그렌증후군(sjogren's syndrome)] - 눈과 입이 마르는 만성 자가면역 질환으로 시외그렌증후군, 시카증후군이라고도 한다. 류머티즘성관절염이 있는 환자에게 눈과 입이 마르는 증상. 침샘과 눈물샘에 만성적인 염증이 생기고, 그 염증이 진행됨에 따라 침샘과 눈물샘이 말라가는 증세가 나타난다. 침샘과 눈물샘 뿐 아니라 피부, 기관지, 질의 점막, 폐, 신장에도 침범하여 여러 증세를 유발한다.

** 파킨슨병(Parkinson's disease) - 간뇌의 변성, 또는 동맥경화적인 변화를 주로 한 중추신경계의 퇴행성 질환으로 진전마비라고도 한다. 유전성의 신경소질도 고려되는 질환으로 치매와 함께 치명적인 노인성 질환으로 알려져 있다. 발병률은 1천 명 중의 한 명꼴로 연령이 높을수록 발생빈도가 높다. 주증세인 운동장애가 서서히 발병하여 운동이 감소됨과 동시에 근육의 긴장이 증가하고, 손가락·목·입술 등에 진전이 보인다. 눈이 깜박거리지 않고 얼굴에는 표정이 거의 없다. 머리를 앞으로 내밀고 몸통과 무릎이 굽은 특이한 굴곡자세를 취한다. 음식을 먹거나 말하는 등의 동작도 원활하게 되지 않고, 심할 경우에는 일상의 동작이 전혀 불가능해질 때도 있다. 자율신경이상이 오면 유연(流涎)과 발한이상(發汗異常)이 있고, 동시에 안면의 지방분비가 많아져 광택을 띤다. 약물에 의한 대증요법이 시행되지만 예후는 좋지 않다. 중국 최고지도자 덩샤오핑과 미국의 권투선수 무하마드 알리가 앓았던 병이기도 하다.

*** 주의력결핍 과다행동장애(ADHD - attention deficit hyperactivity disorder) - 충동적·무절제·과다행동이 나타나면서 소근육 협동이 안되고, 학습장애를 보이면서, 정서적으로도 불

· 위장관계 이상 – 크론씨병*, 과민성 대장 증후군

안정한 질병이다. 미국은 학령전 아동의 3~5%, 학동기 아동의 2~20%가 이 질병을 앓고 있는 것으로 알려져 있으며, 한국은 한 반에 3~4명 정도가 있는 것으로 보고되어 있다. 남자 아동 특히 장남에게 더 많이 발생하는 경향이 있다. 일반적으로 3세 이전에 이 질병이 시작되지만 주의력 및 집중력을 요구하는 정규 교육을 받기 전까지는 진단하기가 어렵다. 증세는 12~20세 되어야 나아지지만 부분적으로만 좋아지고, 환자의 15~20% 정도는 성인이 되어서도 증세를 유지한다. 2차적 우울증, 비행장애, 학습장애, 언어장애 등으로 이행하기 쉽다. 여러 요소가 복합적으로 작용하여 나타나는 것으로 알려져 있다. 임신 중에 약·음식첨가물·식용색소·방부제·단것 등을 섭취했거나 유해 물질에 노출, 조산 등도 원인으로 알려져 있다. 행동이 부산스러우며, 감정의 변화가 심하고 소근육 운동이 떨어진다. 집중력이 떨어지고 충동적이다. 또한 물건을 잘 잃어버리고, 기억력이 저하된 상태에 있다. 읽기, 쓰기, 셈하기 등 학습능력이 떨어지며, 언어능력도 떨어진다. 증세는 태중에서 시작되는 경우도 많다.

이 장애를 가진 아동은 예민하고 쉽게 자극을 받으며 많이 울고 잠도 잘 안자는 등 유아기 때부터 다르며, 학교에서는 정상아보다 활동의 절제가 부족하면서 참견도 잘한다. 또한 쉽게 화를 내고, 충동적이고 감정도 불안정하면서 기분 변화가 심하며, 행동을 예측하기 어렵다. 이 장애 아동의 75% 정도는 지속적으로 공격성, 분노, 적대감, 반항 등 행동문제를 일으킨다. 만약 학교적응 장애가 교사에 의해 부정적으로 문제 아동에게 전해지는 경우에는 교우와의 관계에서 좌절을 겪으면서 반사회적 행동, 자기비하 행동 등을 보인다. 치료방법으로는 항우울제 투여 등 약물치료, 놀이치료, 정신치료, 행동치료, 미술치료, 부모상담, 학습치료 등이 있다.

* 크론씨병(crohn' s disease)- 소화기관 중 주로 소장의 끝 부위에 생기는 염증성 장 질환으로 증상은 다른 염증성 장 질환의 경우와 비슷하다. 질환의 특징은 자주 재발하고 대장벽 깊숙이 침범하여 육아종을 형성하는 것이다. 면역적인 감염성 질환으로 인하여 발병하지만 정확한 원인은 아직 밝혀지지 않았다. 유전적 또는 체질적 영향 때문에 생기는 것으로도 추정하지만 유전질환은 아니고, 20~30대의 젊은층에게 많이 생긴다. 증상으로는 설사·체중감소·하복통·발열·직장출혈 등이 나타나며, 장관 외 증상으로 빈혈, 영양결핍, 근골격계 및 신장기능 이상, 안과적 증상 등 복합적인 증상이 따른다. 약물치료를 원칙으로 하는데, 심한 경우에는 스테로이드를 투여하고 증상이 완화되면 설파살라진(sulfasalazine)이나 메살라진 등을 투여한다. 합병증 및 재발률을 줄이기 위해서는 거의 평생 동안 약을 복용해야 한다. 합병증이 생겨서 약물로도 조절되지 않는 경우에는 수술을 할 수도 있지만 완치되지는 않으며 수술 후에도 재발할 수 있다. 단 완치는 어렵지만 합병증이 심하지 않고 약물로 조절만 잘 되면 정상적인 생활에는 지장이 없다..

· 섬유조직염* 또는 만성피로 면역결핍증후군** (CFIDS)

· 1형 당뇨병, 특히 유아기에 젖소우유를 너무 일찍 준 경우

· 피부상태 (건선, 습진, 공피증***, 가려움 또는 만성발진)

---

* 섬유조직염 (fibromyalgia) - 온몸이 모두 아프고 힘든 일을 하지 않았음에도 불구하고 몹시 피곤함을 느끼는 병을 말한다. 섬유 조직, 즉 근육과 같은 살에 오는 일종의 류머티스 질환이며 여자에게서 많이 나타난다. 특정한 곳을 일정한 힘으로 눌러보면 여러 곳에서 심한 통증이 발생하는 통점이 있으며 섬유 조직에 염증이 없는 것을 특징으로 한다. 원인은 정확하게 밝혀져 있지 않으나 신경 전달 물질의 불균형과 혈중 아미노산의 이상, 조직의 잘못된 산소 이용, 바이러스 감염설 등이 있다. 증상으로는 숙면을 취하지 못하며 피곤함과 편두통, 과민성 대장 증후군, 월경 이상, 입마름증, 손발 저림, 오줌 소태 등이 나타난다. 특정한 검사 방법은 없으며 전문의의 문진과 진찰로 어느 정도는 진단할 수 있다. 그러나 유사한 증상의 류머티스 질환이나 다른 질환과 구분하기 위해서 일반 혈액 검사뿐만 아니라 특수 면역 검사나 X선 촬영 등의 검사가 필요하다. 치료 방법은 크게 약물 요법과 비약물 요법이 있다. 숙면 시간을 늘려주는 소량의 항우울제나 안정제, 근육을 늘려주는 스트레칭, 윗몸 일으키기 등 근력 강화 운동, 수영 및 자전거 타기 등의 유산소 운동 등이 효과적이다. 근본 치료보다는 일시적인 증상의 호전을 기대하는 물리 치료에는 침술이나 마사지, 적외선 열 치료, 레이저 및 초음파 치료 등이 있다.

** 만성피로증후군 (慢性疲勞症候群, chronic fatigue syndrome) - 쉽게 피곤하고 지치며 몸이 나른해지는 등의 피로증세가 6개월 이상 만성적으로 지속하는 증세로 확실한 원인은 밝혀져 있지 않고, 바이러스 감염이 그 원인의 하나로 추정된다. 평소 건강한 사람에게서 감기나 몸살 기운이 있다가 이런 피로가 나타난다. 피로를 느끼게 하는 다른 질병의 유무를 확인하는 것이 중요하다. 특히 스트레스, 우울증, 불안장애 등과 같은 정신적 문제가 약 50%를 차지하며, 신체적 질환으로는 당뇨병, 갑상선질환, 만성호흡기질환, 빈혈, 결핵, 간염, 신장질환(腎臟疾患)이나 암 등에 의해서도 만성적 피로감을 느낄 수 있다. 이와 같은 질환이 없는 것이 판명되면 만성피로증후군으로 진단할 수 있다.

*** 공피증(scleroderma, dermatosclerosis) - 교원병의 하나로 경피증이라고도 한다. 혈관 주위의 경화로 시작하여 피부와 내장의 결합조직까지 굳어지는 질환.

※ 교원병(collagen disease)- 병리조직학적으로 혈관의 결합조직에 팽화나 괴사 따위의 변화가 발견되는 모든 질환을 일괄하여 일컫는 말로 임상적으로는 바이러스나 세균의 감염을 생각하게 하는 발열이나 소모의 증세가 있지만 혈액 등에 병원체가 발견되지 않는다. 병인은 병소감염 알레르기로 생각되는 1군(群)의 질환으로 증세로서는 발열·관절통·발진·피하결절 따위가 공통적으로 발견된다. 병명으로 말하면 류머티즘열·류머티즘상관절염·홍반성낭창(紅斑性狼瘡:급성형)·결절성동맥주위염)·강피증, 피부근염 등 소아과·내과·피

· 호흡계 질환(천식, 기관지염, 부비강염, 이통(耳痛))

· 골다공증

위장에 좋은 식단은 신선한 야채와 과일(유기농 선호) 뿐만 아니라 열매, 씨, 호르몬 없는 고기 및 가금류, 자연산 생선 등입니다. 신선하고 깨끗한 물을 많이 마시세요. 주스는 좋습니다.

글루텐과 카제인을 다시 소개합니다

유능한 내과의사들도 의견이 분분한것으로 과민성의 정도는 해마다 달라지는 데도 불구하고, 어떤 의사들은 한번 과민성을 가지면, 평생 과민성을 가진다고 생각합니다. 일부 의사들은, 1년이나 2년 동안 단순히 불편한 음식을 제거함으로써 과민성을 극복할 수 있고, 그리고 나서 서서히 음식을 다시 먹을 수 있다고 말합니다. 각자 무엇이 맞는지 시험하고, 찾아보아야 할 것입니다. 또는 평소 신뢰하고 있는 영양학자, 자연요법 실천자, 또는 내과의사와 상의하십시오. 음식과민증에는 연관성이 있다는 것을 기억하세요. 예를 들면 대부분의 사람들이 밀에 이상이 없지만, 어떤 사람들은 만성흡수불량증(celiac sprue - 밀가루 글루텐에 대한 일종의 알러지 반응) 같은 심각한 상태로 발전할 수도 있습니다. 셀리악*(celiac) 환자들은 밀을 먹

부과의 각 영역에 걸친 질환이 포함된다. 치료에 항생물질은 듣지 않고, 부신피질 스테로이드나 호르몬이 일정한 효과를 나타내는 것이 공통점이다.

* 셀리악 질환 (만성소화장애증, celiac disease) - 셀리악 질환은 소장(small intestine)에 손상을 주는 질환으로 소맥(wheat), 호밀(rye), 보리(barley)에는 글루텐(gluten)이란 단백질이 들어 있고, 이 단백질을 섭취하게 되면 문제가 일어나는 질환이다. 이 단백질이 들어올 경우 면역

체계가 과잉반응을 일으키며 소장안에 있는 융모를 공격하여, 융모가 손상이나 파괴되며 나타나는 질환이다. 밀가루로 만든 모든 음식이 해당된다. 만약 융모가 손상을 입게 되면는 영양섭취가 잘 이루어 지지 않아 영양실조에 걸리게 된다. 즉, 이 질환은 원인은 자가면역의 이상반응으로 면역체계가 소장의 융모를 공격하며 일어나게 된다. 이런 이유 때문에 자가면역질환으로 분류하게 될 뿐만 아니라, 영양분 흡수에도 문제가 되기에 흡수불량질환으로 분류하기도 한다. 유전적인 영향이 커서 집안에 같은 질환을 앓고 있는 사람이 많게 된다. 주로 수술이나 임신, 출산, 바이러스성 감염, 심각한 감정적 스트레스에 의해 처음 시작이 되는 경우가 많다. 사람마다 증세가 다 다르게 나타나서 설사와 복통을 호소하는 경우가 있는가 하면, 지나친 과민성 반응이나 우울증을 호소하는 사람도 있게 된다. 그러나 일반적으로 나타나는 증상으로는 가스가 차고, 복부팽만감과 통증이 반복되고, 만성설사 또는 만성변비가 오게 되고, 체중감소 또는 체중증가가 일어나며, 변에서 냄새가 심하며 지방분 함유량이 높게 나타난다. 피곤감, 원인을 모르는 빈혈이 있게 되고, 뼈나 관절의 통증, 골다공증(osteroprosis), 골감소증(osteopenia)이 일어나며, 신경손상으로 다리가 따끔거리거나 마비가 온다. 근육경직(muscle cramp), 발작이 오며, 지나친 체중감소로 무월경, 불임(infertility)이나 잦은 낙태(miscarrage)가 일어나며, 성장저하(delayed growth) 나타난다. 아프타성궤양(aphthous ulcers)라 하여 입안이 자꾸 헐게 되며, 치아변색(tooth discoloration)및 치아의 에나멜의 손실이 나타나고 포진성피부염이 나타나며 가려운 피부발진(skin rash)이 일어난다. 사람에 따라서는 증세가 없는 경우도 있어 무심히 방치할 경우 영양실조에 걸리기 쉽게 된다.

영양실조로 인해 빈혈, 성장저하 ,체중감소가 따르게 되는데, 자라나는 성장기 아이들에게 영양실조는 성장과 연관이 되기에 심각한 문제가 되겠다. 영양실조(malnutrition) - 영양흡수저하(malabsorption)가 영양실조(malnutrition)로 이어지게 된다. 필수영양분들이 변으로 빠져나가게 되면서 비타민 A, B-12, D, E, K 엽산(folate), 철분(iron)의 부족은 빈혈(anemia)과 체중저하을 일으키게 된다. 특히 아이들 성장에 심각한 장애를 주게 된다. 칼슘과 뼈의 밀도저하 - 지방과 칼슘 및 비타민 D의 손실은 골연화증(osteomalacia), 아이들에게 나타나면 구루병(ricket)), 골다공증(osteoporosis)으로 나타나서 쉽게 뼈가 부러지는 현상이 일어나게 된다. 칼슘흡수가 제대로 되지 않으면서 신장결석으로 발전되게 된다. 신경학적 합병증으로 발작이나 말초신경장애증이 일어나게 된다. 또한 암 발생율이 높아질 수 있다. 진단상 다른 질환과 유사점이 많기 때문에 어려움이 있게 되며, 과민성대장증후군(irritable bowel syndrome), 월경으로 인한 철분부족빈혈(iron-defiency anemia), 크론병(crohn's disease), 장염, 게실염(diverticulitis). 만성피로증후군(chronic fatigue syndrome) 등과 유사한 증세를 나타나게 된다. 최근 연구결과에 의하면 만성소화장애증 환자는 피속에 자기항체(autoantibodies)가 정상인에 비해 높게 나오는 것으로 나타났는데, 여기서 항체와 자가항체의 차이점을 우선 알아야 한다. 항체(antibodies)는 외부의 물질이 체내로 들어왔을 경우 면역체계의 반응에 의해서 만들어지는 단백질로서 몸의 보호적 의무를 띠게 된다. 자가항체(autoantibodies)는 항체와는 반대로 몸에 있는 어떤 분자나 세포조직을 공격하기 위지 않아야 합니다. 간단한 혈액 검사(anti-tTG)로 셀리악인지 아닌지를 찾아낼 수 있습니다. 만약 양성이 아니라면, 밀을 먹을 수 없을 겁니다. 사람들은 스스로 독특한 방식으로 과민성을 깨닫습니다. 밀가루(글루텐)나 유제품을 다시 먹고자 한다면, 해야 먼저 해야 할 일들이 있습니다.

- 가능한 한, 6개월에서 1년 동안, 불편을 주는 음식을 피한다.
- 그 후에 글루텐 함유 음식만을 섭취하고, 상태를 지켜본다(우유나 유제품은 먹지 말것)
- 몇 달 후에도 여전히 좋게 느껴진다면, 그 다음에 우유와 유제품을 먹고, 이후 진행상황을 살핀다. 3일 이내에 식단을 다시 조절해야 하는지 알 수 있다.

해 만들어 지는 단백질을 말한다. 다시 말해 자가항체가 많다는것은 그만큼 융모의 손상 가능성이 높다는 뜻이 되겠다. 적절한 진단을 하기 위해 피검사를 통해 Immunoglobulin A (igA), Anti-tissue transglutaminase(tTGA0), IgA anti-endomysium antibodies(AEA) 등의 수치를 검사해 보아야 한다. 만약 이검사들에서 네거티브 반응이 나오면 celiac disease 로 판명이 되게 된다. 근본치료는 없고 음식조절을 통해 효과적으로 관리를 할수 있다. 글루텐이 함유된 음식을 먹었을 경우 일반적으로 복부통증(abdominal pain)과 설사(dairrhea)을 경험하게 되나 사람에 따라서는 아무런 증상이 없을수도 있다. 증상이 없더라도 손상은 일어나게 되며 함유된 음식을 소량 섭취해도 융모에 영향을 미치게 된다. 글루텐이 함유된 음식을 피할경우 몇주내에 소장에서의 염증이 진정되게 된다. 일단 진정이 되면 영양보조제를 복용하여 영양결핍을 보충해야 한다. 아이들에게는 상당한 변화가 일어나서 성장속도가 정상으로 바뀌게 되며 행동에 변화도 일어나게 된다. 아이들이나 젊음사람들은 몇주내에 융모와 회복이 가능하나 중년층 이나 노년층은 2~3년 정도 시간이 걸리게 된다.

* 글루텐이 함유 안된 음식 - 생선, 육류 또는 가금류, 우유제품, 과일, 쌀, 감자, 콩 등.

* 글루텐이 함유된 음식 - 빵, 시리얼, 파스타, 케익, 파이, 소스, 그라비 등.

이러한 증상이 오랫동안 계속된 경우, 소화불량, 두통, 혼미, 피로, 설사 등 과민성을 자극하는 것이 무엇인지 알아야 합니다. 이 밖에 다른 증상이 있을 수 있는데, 이것은 일부 연구자들이 과민성이 일생동안 지속된다고 믿고있는 이유가 되기도 합니다.

상담 2부

목 위
Above the Neck

5. 우울증

6. 불안, 스트레스

7. 코골이와 그외 것들

8. 불면증

Chapter 5

우울증

행복을 위해 필요한 것이 있나요

우울증은 인생을 마치 허리케인처럼 휘저어, 몸은 물론 가정과 직장까지도 황폐화시킬 수 있습니다. 최근 우울증이 심각한 사회 문제로 부각되고 있는데, 이는 사회전반에 걸쳐 불안을 야기하는 주요 원인이 됩니다.

우울증은 남성보다는 여성에게 압도적으로 많이 나타납니다. 실제로, 30대 전후의 여성들은 특별한 원인도 없이 감정의 저하를 경험한다고 합니다. 다행히 이번 장에서 제시하는 몇 가지 방법들은 우울증을 앓고 있는 환자나 혹은 우울증으로 안 해본 일이 없는 만성우울증 환자들에게까지, 도움이 될 수 있습니다.

마음을 열고 잘 읽어 주시기 바랍니다.

좌절과 우울, 슬픔의 다면성

대다수 사람들에게 슬픔은 수일 또는 수주일내에 사라지고 잊혀집니다. 하지만 일부 사람들에게는 슬픔이 수개월 혹은 수년동안 끈질기게 지속되기도 합니다. 이러한 병적인 슬픔에 빠진다면, 공허하고 무기력하게 됩니다. 모든 일에 무관심해지며, 짜증나고, 혼란스럽고, 집중하기 힘들고, 간단한 결정조차 할 수 없게 됩니다. 불면증이 생기고 많은 감정적, 육체적 고통을 수반하게 됩니다. 심한 체중증가와 체중감소 등 체중의 변화도 수반됩니다. 스스로 기운을 내보려고 노력하지만, 죄의식과 자괴감으로 노력은 수포로 돌아갑니다. 심지어 아무때나 이유없이 눈물을 흘리기도 합니다.

우울증의 다양한 유형들

· 기분부전증(Dysthymia, Neurotic Depression) - 오랜 시간의 열등감과 좌절감으로 인한 우울증입니다. 항상 기분이 저조하지만 더 이상 깊은 우울증으로 가지는 않습니다.

· 조울증 (Manic Depression, Bipolar Disorder 양극성장애) – 감정의 기복이 심해서, 행복과 극단적 슬픔과 절망사이의 극단을 왕래하고, 이따금 정상적인 기간도 있습니다.

· 산후우울증 (Postpartum Depression) - 출산 후에 나타나는 우울이

나 불안증상입니다. 10대나 우울증 경력이 있는 여성들에게 자주 나타나며 출산후 급격한 호르몬의 저하에 기인합니다.

· 불안우울증(Anxious depression) - 우울증이 불안과 동반될 때 나타나는 경우로 과잉충동장애(OCD), 자살충동, 건강염려불안증(Hypochodriac Fears Of Illness) 등의 형태가 이에 속합니다.

· 강박증(Agitated depression) - 이 경우는 불면증, 공황발작, 공포감, 파멸감 등이 교차되는 우울증입니다.

SSRI계 항우울제

가장 일반적인 항우울제 중의 하나인 세로토닌 재흡수 억제제(SSRI, Selective Serotonin Reuptake Inhibitor)는 선택적 세로토닌 재흡수억제제입니다. 가장 많이 팔린 SSRI 제제로는 팍실, 프로작, 졸로푸트, 셀랙사, 랙사프로 등이 있는데, 이들은 모두 기분을 황홀하게 해줄 수도 있지만, 동시에 잠도 달아나게 할 수 있습니다. 또한 성욕감퇴, 오르가즘 지연, 발기부전, 발기시 통증, 클라이맥스시 통증, 조루를 유발할 수도 있고 음경마비를 일으키기도 합니다.

성생활이 원활하지 못하면서, 기분이 좋기란 어려울 것입니다. 따라서 성생활을 방해하지 않는 다른 약제(Buspirone 또는 Effexor, 또는 삼환계 우울제 중 하나)로 바꾸도록 고려하거나, 의사에게 시프로헵타딘(Cyproheptadine) 또는 아만타딘(Amantadine)을 처방하도록 요구하세요. 두가지 약물은 일부 나타나는 성적 부작용을 없애기 때문입니다. 또한 OTC 은행잎 제제를 복용할 필요가 있습니다. 기억력감퇴에 사용되는 은행잎제제는 SSRI이 차단한 생식기의 혈액순환을 회복시키는 작용이 있습니다. SSRI계 약물을 복용하는 동안 60~120 mg씩 1일 3~4회 복용하세요.

약은 지속적인 효과가 없습니다

처방되는 항우울제들은 처음에는 효과가 좋습니다. 그러나 반복 사용을 하게되면, 흔히 효과가 없어집니다. 일반적으로 처방되는 SSRI계 항우울제는 기분을 좋게 하는 호르몬을 뇌 속에 유지하도록 해줍니다. 그러나 유지시켜 줄 뿐, 만들지는 않습니다. 그래서 한동안, 뇌는 호르몬수치가 높고 기분이 상승된다고 착각하게 됩니다. 그러나 수개월이나 1년 후부터는 효과가 감퇴됩니다. 결국 본래의 호르몬부족으로 고통받게 되는 겁니다. 실제로, 약을 끊은 후에 오히려 기분이 나빠지는 것을 느낄 수 있습니다. 뇌가 기분을 좋게 만드는 일시적인 약에 속아, 소량의 호르몬에 반응하는 방법을 잊어버리고, 그래서 적은 양의 호르몬을 효과적으로 사용하기 어렵게 되어버린 것입니다.

그렇다면 해결책은 어떤 것이 있을까요? 영양보조식품과 몸에 좋은 건강 음식에서 찾아야 합니다. 그 방법 만이 뇌가 더 잘 작동하게 하는 방법이 됩니다.

우울증을 없애는 식품, 기분을 좋게 하는 식품

적게 먹고, 식사와 간식을 규칙적으로 하여, 혈당수치를 유지시키고 식단을 다음과 같은 음식으로 채우세요.

· 도정하지 않은 곡물과 콩류

· 견과류와 씨앗류 특별하게 호두, 아몬드, 아마씨

· 신선한 과일과 야채, 특히 녹색잎 야채, 케일, 근대, 무순 등

· 다양한 저지방 또는 무지방 유제품 ; 무지방 우유 또는 1% 우유, 저지방 치즈, 무지방 요거트 등

· 양질의 저지방 단백질 식품 : 칠면조, 생선, 유기농 닭, 품질 좋은 달걀, 두부(분노와 혼란을 느끼는 강박증 환자는 소량만 섭취할 것. 나른하고 피곤함을 느끼는 둔감증인 경우에는 다량 섭취할 것)

· 또한, 설탕과 정제탄수화물, 술, 카페인, 가공식품을 줄일 것. 먹는 순간은 맛있겠지만 장기적으로는 기분을 우울하게 함

초콜릿은 피하세요

아이스크림. 초콜릿, 사탕, 과자 등과 같이 달콤한 것들은 실제

로 의학적인 작용이 있습니다. 단 음식이 뇌에서 엔돌핀을 분비하게 한다는 것이 그 증거입니다. 엔돌핀이란 더욱 행복하게, 덜 아프게, 덜 짜증나게, 느끼도록 하는 물질이지요. 하지만, 이게 전부가 아닙니다. 입안에서 단 것을 섭취한지 한 시간 가량이 지나면 기분을 좋게 만드는 호르몬인 세로토닌까지 분비됩니다.

그러나 달콤한 효과는 일시적인 것이고. 결국 컨디션을 더욱 망쳐놓을 뿐이지요. 당(sugar)으로 인한 기분상승 후에는 당으로 인한 기분우울이 반드시 뒤따르게 됩니다. 혈당이 떨어지고 나면 기분이 더 나빠지는 것이지요. 당은 체중을 증가시키고, 이것이 육체적으로 또, 정신적으로 우울증을 심화시킵니다. 뿐만 아니라 과도한 당과 전분은 캔디다 곰팡이를 마구 증식시킵니다. 캔디다의 과잉증식은 또한 우울증을 심화시킬 수도 있습니다. 그러니 달콤한 후식을 삼가하여 우울증을 예방하기 바랍니다.

기분을 저하시키는 약물

최근 예전과 같지 않다고 느꼈다면, 또한 별 다른 상실감, 스트레스 또는 불안감 등을 느끼지 못한다면, 복용하는 약을 살펴보세요. 1200종이상의 약물이 우울증을 유발하거나 악화시킬 수 있습니다. FDA는 항우울제 제품설명서에 이 약물이, 특히 어린이나 10대에게, 자살이나 또는 죽음에 대한 생각을 일으킬 수 있다는 경고문을 싣도록 하고 있습니다. 약에 대한 부작용 등에 대한 설명이 나와있는 "환자용 약품설명서"를 참고하세요.

몇 가지 기분을 저하시키는 주요 약물을 제시합니다. 우리가 모르고 복용하는 약들 중에 기분을 나쁘게 만드는 약이 있는지 확인해 봅시다.

우울증 유발 약물과 적응증

우울증 유발 약물들	적응증
Accutane(Isotretinoin)	여드름
Acid blockers(Pepcid, Zantac, Axid)	역류성식도염, 궤양
Alprazolam	불안
Ambien	불면증
Beta-blockers, oral and eye drops	혈압강하
Birth-control pills/patches	경구피임약
Butalbital	두통
Hormone replacement drugs	폐경기증상
Prednisone	항염
Quinnolone (Cipro, Levaquin)	항생제

부신기능의 저하 - 부신의 재정비가 필요한가요?

부신은 "스트레스 내연기관"입니다. 바쁜 일상, 가정의 대소사와 만성질환 등 너무 많은 스트레스 때문에 내연기관이 탈진될 수 있습니다. 이것이 행복을 누릴 여성들이 인생의 가장 좋은 시기에

갑자기 중단하지 마세요

자살충동이나 강박을 유발시키는 약을 복용중이라면, 의사와 상의없이 갑자기 복용을 중단하지 마십시오. 현기증, 별난 꿈, 오심, 구토, 불안, 떨림(진전), 발작등과 같은 금단현상이 일어날 수 있습니다. 의사나 약사에게 상의하여 용량을 서서히 줄여가거나 안전한 다른 약으로 바꾸십시오. 약물이 몸에서 완전히 배출되면, 증상이 사라질 것입니다.

우울증을 겪는 이유이기도 합니다. 부신이 망가진 것이지요. 부신이 탈진되어 보내는 적신호는 피로, 통증, 저혈당, 저혈압(갑자기 일어날때 어지러울 수 있음) 등과 우울증이 있습니다.

최근 연구결과에 따르면, 대다수의 항우울제(SSRIs)가 목표로 삼는 세로토닌의 감소는 그다지 중요한 우울증의 원인이 아니며, 오히려 코티솔(cortisol) 같은 스트레스 호르몬의 양이 장기간 증가되어 있는 것이 우울증의 주요 원인이라 합니다. 부신피로에 대한 것은 1장에서도 언급되어 있습니다. 우울증이 부신기능의 저하로 인한 것이라면, 어떻게 해야 할까요?

- 짜증나는 사람이나 상황을 피한다. 피곤하게 만드는 사람에게 신경쓰지 않는다.
- 잘 먹는다. 단 것과 카페인같은 일시적인 강장제를 피한다.

부신에 영양을 공급한다. 물론 처방약을 생각할 수도 있다. 하이드로코티손(Hydrocortisone) 정제는 처방용 합성 코티솔이다. 그러나 오히려 많은 천연약제나 비타민들이 부신을 튼튼하게 하여 몇 주일내에 뚜렷한 효과를 준다. 1장에 소개한 보충제들을 섭취해 본다. – 감초추출물, 고려인삼, DHEA 보충제, 오가피, 홍경천 그리고 판테친(pantethine).

갑상선이 문제인가요?

갑상선의 기능저하도 또한 우울증의 원인이 될 수 있는데, 종종 부신의 기능저하와 같이 오게 됩니다. 항상 피로하진 않나요? 감기에 자주 걸리나요? 변비, 체중증가, 우울과 성욕저하로 고민

| 약국 카운터 뒤에서 약사가 들려주는 비밀 |

에스트로겐에 주목하세요

에스트로겐을 포함하는 모든 처방약들은 우울증을 유발할 수 있는 소지가 있습니다. 왜냐하면 이 약물들은 기분을 좋게 만드는데 필요한 영양소를 뇌로부터 빼앗아 가기 때문이지요. 그러니, 어떠한 형태이던지, 에스트로젠을 복용하고 있다면 앞서 말한 "기분을 좋게 하는 음식물"을 꼭 섭취하고 추천하는 보충제를 섭취하세요.

하시나요? 갑상선 기능저하는 "행복감을 느끼게 하는" T3호르몬(triiodthyronine)의 농도를 저하시킵니다.

갑상선 기능저하인지를 알고 싶다면, 1장을 참고하세요. 갑상선기능을 집에서 체온으로 테스트하는 방법과 부신기능을 증진시킬 수 있는 요오드, 아연, 구리, 셀레늄, 타이로신, 비타민 C, E 그리고 B_{12} 등과 같은 OTC 품목들을 제시하였습니다.

호르몬의 대혼란

여성들이 행복을 느끼고 감정적으로 안정하기 위해서는 에스트로겐과 프로게스테론이 모두 필요합니다. 모두 각각의 절대적인 필요수치가 있고 그들 사이에 균형점이 매우 변화무쌍합니다. 이러한 다양성으로 인해 우울증과, 다른 정신적 증상들, 예를 들면 불면, 짜증, 불안, 슬픔 등이 유발되기도 합니다.

의사들은 폐경기 여성들에게 안면홍조, 골다공증, 또한 기분증진과 안정을 목표로 호르몬대체요법으로 에스트로겐이나 프로게스테론 약물을 처방하곤 합니다. 이것은 효과적이기는 하지만 단점이 있습니다. 실험실에서 만들어진 호르몬이기 때문에, 몸이 이것들을 제대로 인식하고 처리하지 못합니다. 그 결과 체내 호르몬 수치는 높아지지만, 몸의 필수적인 영양성분과 비타민들을 배출시켜 고갈되게 만듭니다. 이러한 작용이 오랫동안 지속되면 우울증이 생기게 되는 것입니다.

예를 들면, 소중한 비타민 B_6가 호르몬 대체요법제제에 의해 파괴되는 것을 들 수 있습니다. B_6는 타이로신(tyrosine)을 도파민(dopa-mine)과 노르에피네프린(norepinephrine)으로 전환시키는데 결정적인 역할을 합니다. 이들은 에너지를 주고, 명랑하고 낙천적이게 해주는 호르몬입니다. 또한 B_6는 5-HTP를 세로토닌(serotonin)으로 전환시키는데 관여합니다. 세로토닌도 행복호르몬의 하나입니다. 이제 HTP가 여성들을 어떻게 괴롭히는지 이해가 되실 것입니다.

안타깝게도 대다수의 의사들은 피임약과 HTP가 영양소를 고갈시키는 방식을 인식하지 못하고 있습니다. 하지만 이제 이러한 호르몬제를 복용하는 한, 의사와 영양보충제 섭취에 대하여 상의하시는 것이 바람직합니다. 이러한 보충제의 섭취는 호르몬 약물로 인한 우울증을 해소하는데 도움이 됩니다.

· 비타민 C – 500 mg (buffered C 하루 2번)

· 비타민 B_{12}(riboflavin) – 매일 아침 50 mg

· 비타민 B_6 – 매일 아침 50 mg, 악몽을 꾼다면 중단하세요.

· 비타민 B_{12}(Cyanocobalamin or methylcobolamin) – 매일 약 500 mg, 또는 한달에 한번 1,000 mg injection.

· 비타민 B_9(folate) – 800 mcg

· 타이로신 – 하루 100~500 mg 1~2회. 아침, 점심. 심장에 문제

리보플라빈을 보충하세요

편두통을 자주 겪는다면, 매일 400 mg의 리보플라빈을 섭취해 보세요. 피임약을 먹고 있거나 또는 생리기간 즈음에 편두통이나 약한 두통이 있다면, 피임약이 리보플라빈을 고갈시키기 때문일 가능성이 있습니다.

가 있거나, 불안증이나 심장병이 있다면 피하세요.

- Magnesium chelate or glycinate – 하루 200~300 mg 1~2회. 설사하면 복용을 중지하세요.
- 요오드 – 선호 제품 iodoral, 아침 12.5 mg

더 쉽게 섭취할 수 있는 실천 가능한 방법은, 믿을 수 있는 B군과 함께 타이로신, 마그네슘, 비타민 C 등을 아침마다 복용하는 것입니다. 보통 B복합제는 위에 있는 목록 이외에 판테친(pantethine), 니아신(niacin), 티아민(thiamine) 같은 Bs를 포함하고 있습니다. 여분의 비타민 B군을 복용하는 것은 부신기능과 호르몬 건강에 좋습니다. 이와 관련하여, 12장에는 호르몬 대체보충제에 대해 기술되어 있고, 마그네슘과 비타민 C를 파괴하는 약물의 리스트는 4장에 정리되어 있습니다.

비타민으로 활력을 찾으세요

우울증은 뇌가 "영양소" 또는 "행복을 느끼게 하는 화학물질"을 만드는데 필요한 효소가 부족할 때 일어납니다. 이런 것들에는 도파민(dopamine), 노르에피네프린(norepinephrine), 세로토닌(serotonin), 가바(GABA), 그리고 에피네프린(epinephrine) 등이 있습니다.

흔히 결핍되는 영양소는 엽산(folic acid, folate)입니다. 실제로 비타민 B군의 결핍은 약물에 의하여 일어날 수 있는데, 이러한 약물은 aspirin, ibuprofen, naproxen, metformin 등과 항경련약 등입니다.(엽산을 파괴하는 약물리스트는 5장에 있습니다). 엽산 부족으로 나타나는 정신적인 증상으로는 식욕저하, 건망증, 우울, 불면, 변덕, 피로, 불안 등이 있습니다.

엽산을 활성화시키려면, 체내 엽산을 활성형인 5-MTHF(5-methyl tetrahydrofolate)로 전환시켜야 합니다. 대다수 사람들은 정상이지만, 엽산 대사 이상자들에게는 간단한 전환 과정이 순조롭지 않습니다. 엽산결핍은 인구의 20~30 % 정도에 이르며, 이들은 쉽게 우울증이 생길 뿐만 아니라 심장병, 치매, 당뇨, 알츠하이머, 파킨슨병과 유방암, 그리고 경부암 등의 비극적인 질병에 더 잘 걸리는 것으로 알려져 있습니다.

간단한 혈액검사로 혈중 "호모시스테인(homocysteine)" 농도를 측정하면 쉽게 알 수 있습니다. 농도가 높다면, 엽산대사 이상자일 수 있습니다. 이런 경우, 체내에서 대사과정을 거칠 필요가 없는 엽산제제를 복용하세요. Thorne Research사의 5-HTHF 그리고 Metagenic사의 FolaPro, 두 제품이 즉시 흡수되는 활성화 엽산입니다. 추가로, 50 mg의 비타민 B복합제와 B_{12} 500 mg를 섭취하는 것은 좋습니다. 여분의 비타민 Bs는 대사과정에 관여합니다.

주의하시기 바랍니다

엽산대사 이상자는 집중력의 문제가 발생하고, 심지어 주의결함 다동장애(ADHD, Attention Deficit and Hyperactivity Disorder)로 발전하기도 합니다. 이러한 ADHD 환자에게 5 - MTHF 형태의 활성형 엽산제제를 투여하는 것이 도움이 됩니다. 주위에 ADHD로 고생하는 사람이 있다면, 의사나 약사와 상의하여 OTC보충제인 엽산이나 5 - MTHF를 복용하기 바랍니다. 또한 우울증을 개선하거나 기분을 안정시키려면 엽산제제를 고려해 보세요.

10가지 보충제가 생활에 활력을 줄 수 있습니다

1. 엘-티로신(L-tyrosine) – 감정조절에 중요한 역할을 담당하는 생체조절물질인 도파민, 노르에피네프린, 에피네프린. 엘-티로신이 너무 부족하면 우울증, 저혈압, 저체온 등이 유발됩니다. 또한 아미노산인 엘-티로신은 부신, 갑상선, 뇌하수체기능을 건강하게 유지시켜주는데 필요합니다. 500~1,000 mg씩 1일 2회 섭취하되(기상시, 오후3시), 오후 늦게는 먹지 마세요. 카페인과 같은 작용이 약

간 있습니다. 실제로 카페인 습관을 끊으려면, 엘-티로신이 도움이 됩니다. MAO 저해제작용의 항우울증약이나, 식욕억제제를 복용하는 사람이나, 고혈압인 사람은 엘-티로신을 복용하지 마십시오.

2. 5-하이드록시트립토판 – 5-HTP(5-Hydroxytryptophan)은 행복감을 관장하는 세로토닌으로 전환됩니다. 5-HTP의 전구물질은 트립토판(tryptophan)으로 칠면조, 유제품, 견과류, 계란, 씨앗 등에 많이 들어있습니다. 5-HTP 보충제는 섭취하게 되면 세로토닌 농도가 높아져서 우울증이나, 불안증, 공포발작 그리고 불면증 등을 1~2 주 내에 개선시켜줍니다. 또한 5-HTP는 천연의 식욕억제제이기도 하고, 단 것을 좋아하는 욕구를 잠재우는데도 효과적입니다. 어느 연구에서는 5-HTP가 프로작, 셀렉사, 졸로프트 같은 SSRI 항우울제보다 동등이상의 효과가 있다고 밝혀지기도 했습니다. 복용은 25 ~ 50 mg씩 매일 취침시, 졸음을 유발하므로 취침시 복용하여야 합니다. 단 복용후 오히려 활력을 느끼는 사람들의 경우에는 좀 더 일찍 복용하는 것이 좋습니다. 비타민 B_6와 같이 먹으면 세로토닌으로의 전환이 원활해지므로 더욱 효과적입니다.

5-HTP는 항우울증 처방약의 세로토닌을 더 많이 분비시키는 부작용을 증가시킬 수 있습니다. 따라서 우울증약을 복용중인 경우에는, 의사의 허락이나 지시없이 임의로 복용하지 마세요. 세로토닌이 너무 많아지면 위험합니다. 5-HTP를 먹는 동안 항우울약을 서서히 줄여가야 합니다.

3. 홍경천(Rhodiola rosea) - 러시아 운동선수들과 우주인들이 기력보강을 위해 수세기 동안 먹어온 식물의 뿌리로, 추운 시베리아지방에서 자라는데, 열악한 환경을 적응하는 생리활성물질입니다. 로디올라(Rhodiola)는 강장제로서 어댑토겐(adaptogen)작용이라고도 하며, 균형이 깨진 체내 화학물질에 작용을 합니다. 정상적인 상태에서는 작용하지 않습니다. 수주만 복용해도 확실한 효과를 나타내며, 우울증에도 효과가 있는데, 이것은 세로토닌, 도파민과 기분과 활력, 그리고 스트레스 극복 등에 중요한 신경전달물질을 정상화하는데 작용합니다. 그래서 이 뿌리는 천연 발륨(Valium)이라고 하는데, 마음을 안정시켜주고, 어떤 어려움도 극복할 수 있게 만들어 주기 때문입니다. 게다가 중독될 걱정도 없습니다. 또한 발기부전, 조루증, 전립선질환 등에도 도움을 되므로 남성분들께 권해주어도 좋습니다. 50 mg 캡슐을 1일 2회 복용하세요.

시베리아산을 확인하고, 믿을 수 없는 회사에서 만든 저가품은 복용하지 마세요.

4. 세인트 존스 월트*(St. John's Wort -Hypericum perforaum) – 수세기 동안

* 세인트존스워트 [St. John's wort - Hypericum perforatum] - 중세시대 악귀를 쫓기 위해 창가와 현관에 걸어두었다는 세인트 존스 월트는 초자연적인 힘과 관계된 『over apparition』 이라는 의미의 그리스어 hypericum에서 유래되었다. 중세 시대 기사 St. John은 십자군 전쟁에 나가 칼에 상처를 입은 병사들의 치료를 위해 St.-John's-Wort를 사용하였으며 6월 21일 하지가 되면 만개한 꽃을 St. John에게 신성하게 바쳐 그를 기념하였다. 그 때에는 이슬로 덮여있는 St.-John's-Wort의 꽃을 모아 임신을 돕는데 사용하였다고도 한다. 60cm까지 자라는 다년생 식물로 타원형의 잎파리가 서로 한쌍으로 난다. St.-John's-Wort는 한번 심어놓으면 빠르게 성장하며 hypericum perforatum가 약용으로 사

사용된 약초로, 기분을 좋게 하고, 감정을 안정시키고, 기분과 관련된 중요한 물질을 증가시켜 신경통을 완화시켜 줍니다. 세인트 존스 월트를 3 ~ 4주간 연속적으로 복용하면 경미한 정도부터 중등도의 우울증에 효과가 있고 2달 이내에 최적의 효과를 볼 수 있습니다. 캡슐, 차, 추출액 등 다양한 형태의 제품이 있는데, 어느 것이나 좋지만 반드시 0.3 % 하이페리신(Hypericin) 표준추출액을 확인하세요. 일반적인 용량은 300 mg씩 1일 2~3회입니다.

HIV(인체면역결핍바이러스) 약을 복용중이거나, 화학요법치료, MAO저해제, cyclosporine, tramadol, dextromethorphan(기침약함유), 또는 다른 항우울제 등을 복용중일 경우에는 St. John's Wort를 먹지 마십시오. 또한 St. John's Wort를 복용할 목적으로 처방약을 갑자기 중단하지는 마세요.

5. 마그네슘(Magnesium) – 당이나 탄수화물이 많은 음식의 섭취는 마그네슘을 배출시킵니다. 마그네슘은 불안과 강박감을 완화시키고, 어느 연구에서는 자살충동을 느끼는 우울증에도 효과가 있다고 하고, 또한 기분의 안정과 심장기능의 조절, 칼슘농도의 균형유지에 필수적인 미네랄입니다. 하루 200 ~ 400 mg정도면 충분합니다. 시중에서 판매되는 마그네슘 영양소는 magnesium chelate와

용하며 생으로 이용된다. 하이페리신 때문에 빨갛게 된 만개한 생 꽃잎으로 만든 herbal oil balm은 신경통 혹은 좌골 신경통으로 인한 통증을 완화시켜주며 동시에 화상, 상처, 타박상 및 치핵의 치료에 이용된다. 시판용으로는 팅크제와 캡슐제가 있으며 이는 우울증과 무드 스윙(mood swing) 및 갱년기 증상에 추천되고 있다. 또한 신선한 꽃잎을 우려내 마시면 생리통을 진정시켜주기도 한다.

glycinate 제제로 건강식품점에 있습니다.

6. 비타민 D – 이 영양소는 계절성 장애(SAD, Seasonal Affective Disorder) 즉, 겨울철에만 우울해지는 사람에게 효과적인데, 태양광 부족으로 인한 비타민 D의 부족이 원인일 경우에 좋습니다. 비타민 D가 부족하면 우울해집니다. 그러므로 낮 시간이 점차 줄어드는 겨울철 시기부터, 하루에 1,000~3,000 IU정도를 매일 섭취해야 합니다. 대구간유가 대표적인 비타민 D 공급원입니다.(비타민 D에 관한 자세한 사항은 5장 참조)

비타민 D는 너무 많이 섭취하지 마세요. 체내에 잔류하기 때문인데, 이로 인해, 허약해지고, 뼈의 통증, 결석, 심장질환을 일으킬 수 있습니다.

7. 비타민 C – 많은 약들은 비타민 C의 비축을 방해하는데, 비타민 C는 뇌의 화학물등의 균형을 유지하기 위하여 필요합니다. 비타민 C는 아미노산을 기분을 조절하는 신경전달물질로 전환시키는 역할을 합니다. 예를 들면, 5-HTP를 세로토닌으로 전환시키는데, 세로토닌은 균형있고 긍정적인 신체를 유지시켜주는 중요한 뇌의 물질입니다. 실제로 양극성 장애의 경우에도 비타민 C의 사용을 권장하는 연구가 있습니다. 완충형 비타민 C를 500 mg씩을 1일 3 ~ 4회 복용하세요.

한번에 고용량을 복용하지 말고, 소량씩 여러차례 나누어 복용하는 것이 바람직한데, 체내의 구리성분과 균형을 깨뜨리지 않기 위해서입니다. 위에 부담이 되지 않도록 buffered 제품을 고르세요.

8. 필수지방산(Essential Fatty Acids, EFAs) – 필수지방산(EPAs)은 심장, 면역계, 위장관 그리고 뇌의 건강을 유지시키는데 필수적입니다. 몸은 EFAs를 만들지 못하기 때문에, 외부로부터 얻어야 합니다. 이 영양소는 생선기름, 아마씨, 보리지 오일(borage oil), 블랙커런트 오일(black currant oil) 등에 풍부합니다. 찬물에 사는 냉대성 어종등과 같은 EFAs가 풍부한 식품을 충분히 섭취하지 못하면, 우울증을 비롯한 각종 뇌질환에 걸릴 확률이 높아집니다. 어떤 사람들은 수은 오염에 대하여 걱정을 합니다만, 최고의 품질을 선택하면 해결됩니다. 극단적 채식주의자라면, 아마씨보충제를 추천하는데, 모든 음식에 아마씨보충제를 넣어 먹기를 추천합니다. 동물성 지방을 먹는 경우나, 패스트푸드 식사를 즐겨한다면, 오메가-3가 풍부한 어유 1,000 mg을 1일 3회 식사시 함께 섭취하는 것이 좋습니다. 보충제는 반드시 DHA와 EPAs가 둘다 함유된 제품인지 확인하고 생선냄새가 나지 않는 고품질을 선택하시기 바랍니다.

9. SAMe - S-adenosyl-L-methionine의 약자로, 기분을 높이고 동시에 관절염 통증을 완화시켜주는 아미노산의 일종입니다. SAMe는 뇌속에서 신경전달물질이 수용체와 결합할 수 있도록 해주며 유럽에서 오랫동안 시용되어온 보충제입니다. 흥미롭게도, 이 영양소

는 알콜중독자의 간손상의 회복에도 도움을 줍니다. 용법 ; 200 mg씩 1일 1~2회 공복시 복용, 장용코팅 제품을 고르세요.

항정신병약, 항우울제, 양극성장애치료약 등을 복용중인 환자들은 복용하지 마세요.

10. 페닐아라닌(Phenylalanine) – 필수아미노산의 하나로 2가지 형태가 있는데, 자연상태에서는 음식에 "L"형으로 존재하고, 합성물은 "D" 형태로 존재합니다. 대부분의 보충제는 두가지 형태의 혼합물으로 DLPA로 표시되고, 두가지 강력한 기분상승제인 타이로신(tyrosine)과 페닐에틸아민(phenylethylamine)으로 변화됩니다. 이 두 가지 물질은 또한 기억력을 증진시키고, 통증을 경감하고, 식욕을 억제시킵니다. 용법은 200 ~ 250 mg씩 하루 1~2회 복용합니다.

건강한 생활을 위해 땀을 흘리세요

운동을 시작하기는 무척 어렵습니다. 게다가 지속하기란 정말 어렵습니다. 하지만 여러 연구를 통해 "땀흘리며 운동하는 것이 행복감을 느끼게 한다"고 계속해서 보고하고 있습니다. 운동을 하면 온 몸에 '기분을 좋게 하는' 물질이 분비됩니다. 하루 15~30분씩, 일주일에 3번만 운동하세요.

아령으로 운동하거나, 자전거를 타도 좋고, 산보를 해도 좋고, 음악을 틀고 춤을 추는 것도 좋습니다.

깊이 숨쉬면, 기분이 좋아집니다

자스민*(Jasmine), 베르가모트**(Bergamot), 시나몬***(Cinnamon), 만다린****(Mandarin), 페퍼민트*****(Peppermint), 자몽(Grapefruit) 등의 순수한 방향유를 숨을 들이켜 냄새를 맡아보세요. 기분전환제로 작용하

---

* 자스민 - 상록관목이며, 열대와 아열대에 200여 종이 분포한다. 꽃은 방향성이 강해 향료를 채취하기 위하여 재배한다.

** 베르가모트 - 잡종에서 유래된 나무로 향료와 정유를 채취하기 위하여 유럽에서 기르며 관상용으로도 심는다. 열매는 납작한 공 모양이나 달걀을 거꾸로 세운 모양으로 신맛이 강하여 먹을 수 없으며 과피가 얇다.

*** 시나몬(계피) - 녹나무속의 나무껍질을 벗겨서 건조시킨 향신료로 육계(C.cassia) ·실론육계(C.zeylanica) 및 계수나무(C.laureirii) 등의 껍질로 만든다. 향신료로 이용하는 것은 나무의 안쪽 껍질이다. 나무 껍질을 쪄서 하루동안 식힌 후 바깥쪽 껍질을 제거한다. 그러면 안쪽 껍질만이 남는데 이것이 시나몬이다. 현재 유통되는 시나몬의 대부분은 스리랑카에서 제조되고 있다. 시나몬은 스틱과 파우더 형태로 만들어 향신료로 사용한다. 요리에 쓰면 단맛을 상승시키는 효과가 있기 때문에 설탕이 많이 들어가는 케이크나 빵 등에 쓰이고, 과일과도 잘 어울려 미국에서는 사과잼에 많이 쓰인다. 또 홍차나 커피, 펀치나 와인에 시나몬 스틱을 넣어 쓰고, 멕시코의 화이트 초콜릿에도 쓰인다. 중국의 팔각분말과 인도 카레파우더의 중요한 구성성분이기도 하다.

**** 만다린 - 감귤류로 만다린오렌지라고도 한다. 보통 그대로 먹거나 주스·식초 등을 만든다. 주스, 식초 등을 만든다.

***** 페퍼민트 - 꿀풀과로 정유는 잎에 많이 함유되어 있고, 정유의 주요 성분인 멘톨은 피부와 점막을 시원하게 해주고, 항균과 통증 완화에 효과가 있다. 또한 정신적 피로와 우울증, 신경성 발작 등에 효과가 있고, 해열과 발한을 돕는다.

여 빠르고 안전하게 기분을 좋게 해줍니다. 방향유 분사기를 사서 사용하면, 잘 조화된 방향유의 향기가 집안을 이국의 정원처럼 느끼게 해줄 수 있습니다.

Chapter 6

불안, 스트레스

스트레스, 화에 대처하기

신경이 곤두서고, 욕구불만이며, 몹시 지쳤다고 느끼십니까? 이러한 상태가 평온하고 조용한 경우보다 자주 있는 편인가요? 모든 사람은 공포와 걱정을 겪습니다. 이런 상태를 전문용어로 "불안증"이라고 합니다. 증상으로는 안절부절하거나, 흥분을 잘하고, 짜증을 잘내며, 얼굴이 화끈거리고, 어지럼증, 흉통, 근육긴장, 심신허약, 또는 설사 등이 나타날 수 있습니다. 어느 정도의 불안은 자연스러운 것입니다. 하지만 그 불안감으로 인해 의사결정이 힘들어지거나, 기억력 감퇴가 온다거나, 밤에 잘 쉬지 못한다면, 해결책을 찾아야 할 때가 온 것입니다.

통제하지 못할 정도의 불안은 체내에 화학물질의 불균형에 의한 것입니다. 이러한 증상에 다양한 방법으로 대처할 수 있습니다.

의사가 처방해 주는 신경안정제도 하나의 방법이 될 수 있습니다. 하지만 처방이 필요없는 몇 가지 다른 해결책을 알려드리겠습니다. 신경질 나는 증상을 치료하는 해법은, 우선 진찰을 받는 것 보다, 증상을 느끼는 본인에게 확실한 해답이 있다는 것을 인식하는 것입니다.

먼저 시도해야 할, 첫 번째의 생각은 신경과민과 욕구불만을, 용서와 순응으로 바꾸는 것입니다. 이 두가지 생각의 전환이 얼마나 자신을 안정시키는데 도움이 되는지를 깨닫는다면, 놀라실 겁니다. 분노와 원한을 그대로 내버려 두면 신경이 곤두설 일이 없습니다. 차분하고 멋진 음악을 듣는 것도 심신의 안정에 도움이 될 겁니다. 신경안정제나 보충제를 복용하기에 앞서 실천해 보십시오. 조용한 밤에 심신의 안정을 주는 편안한 음악을 듣는다면, 쉽게 잠이 오겠지요.

무엇이 피곤하게 하나요?

불안증의 종류에 대하여 알아봅시다. 이것들 중 한 가지 이상에 해당될 것입니다.

· 일반불안증(Generalized Anxiety Disorder) – 불안자체는 정상입니다만 불안이 지속된다면 병입니다. 항상 불안하고 걱정스럽다면, 불안의 원인에 대해 설명하기 어렵다면, 또한 불안으로 인해 즐거워

야 할 순간에도 즐겁지 않고 쉬거나 편안한 시간조차 전혀 없다면, 이것은 일반적인 불안증으로 보아야 합니다. 의사가 처방하는 신경안정제가 가장 일반적인 치료법이지만, 천연 OTC 제품들을 고려해 보시기 바랍니다.

· 사회불안증(Social Anxiety Disorder 대인기피증) – 생각만 해도 흥분되고 힘듭니다. 파티에 가야만 한다는 생각, 많은 동료들 앞에서 말해야한다는 생각, 또는 다른 사회생활에 힘들어 합니다. 마음 속의 공포로 인하여 냉습이 엄습하고 손이 차가워져 떨리거나, 구강건조, 호흡곤란, 도한, 고독감 등에 휩싸이게 됩니다. 이것은 매우 심각한 상태로 숫기가 없는 것과는 완전히 다른 병적상태입니다. 이펙사(Effexor)나 팍실(Paxil) 같은 약은 이러한 증상에 사용됩니다 . 하지만, 마찬가지로 도움이 될 몇 가지 다른 방법을 소개하겠습니다.

· 공황발작(Panic Attacks) – 갖가지 이유에 의해서 촉발되며, 투쟁도주반응(fight or flight)이 나타나, 갑자기 미칠 것 같다거나 혹은 죽을 것 같다고 느끼는 깜짝 놀라는 증상을 나타내는 경우에 해당합니다. 가슴에 묵직한 것이 누르는 것 같고, 호흡이 가빠지며, 어지럽고, 땀이 흐르고, 숨이 막히는 느낌이 한 시간 가까이 지속되기도 합니다. 인구의 5 %에 해당하는 사람들이 일생동안 한번은 이런 상태를 경험한다고 합니다. 그러나 어떤 사람에게는 자주 일어납니다. 공황발작은 에스트로겐 편향 때문에 일어 날 수 있으

며, 특히 PMS 또는 에스트로겐 과다가 있는 여성에게 나타나기 쉽습니다. 또한 아연(Zn) 또는 마그네슘(Mg) 같은 미네랄 부족과도 관련되어 있습니다.

· 강박신경증(Obsessive Compulsive Disorder OCD) - 뇌는 공포, 걱정, 생각, 또는 충동 등으로 머리에 쥐가 날 것처럼 바쁩니다. 어떤 사람들에게는 세균이나 신체분비물, 오물 등이 흔한 강박관념의 원인이 되며, 이들은 강박관념에 사로잡혀 손을 씻고, 집안을 완벽히 깨끗하게 청소합니다. 강박신경증을 가진 사람들은 쓸모없는 잡동사니를 간직하고 공들인 의식행사를 하기도 합니다. 만약 무의미한 충동이나 생각을 으로 많은 시간을 보낸다면, 또는 인생이 자신으로서는 어찌할 수 없는 것들에 의하여 지배당하고 있다고 느낀다면 (예를 들면, 탓으로 돌리는 일, 청소하는 일, 엄격한 자신의 명령에 의하여 준비된 자신의 소유물을 지키는 일), 강박신경증(OCD)일 가능성이 큽니다. 보통 Luvox와 SSRI 항우울제, Zoloft, Prozac, Paxil, 그리고 Celexa 등이 처방됩니다. OTC로 제품으로는 DHA어유, 세인트존스워트, 그리고 시계풀 제품 등이 도움이 됩니다. 신뢰할 수 있는 대체의학 전문가, 허브약에 능통한 사람, 자연요법을 실행하는 사람들과도 상의하여 자신에게 맞는 용법, 용량을 찾을 수 있습니다.

· 외상후 스트레스 장애 (Posttraumatic Stress Disorder, PTSD) - 스트레스(정신적 압박감)는 대부분 어린 시절에 시작됩니다만, 성인이 되어

경험한 육체적 정신적 위기를 겪은 후 부터 나타나기도 하는데, 뉴욕의 9. 11 테러참사, 태풍 카트리나가 만들었던 참상을 본 생존자들의 경우에 해당합니다. 때때로, PTSD를 가진 사람들은 과거의 성적학대, 전쟁 스트레스 또는 외상 사고 등을 다시 겪는 것처럼, 느닷없이 과거의 생생한 장면이 떠오르게 됩니다. 진정제, 신경 안정제, 그리고 몇 가지 항우울제 등이 일시적으로 도움이 됩니다만, 장기적으로는 정신상담과 최면치료가 필요합니다.

"잠이 옵니다. 잠이 옵니다... ..."

능력있는 최면술사는 현재의 불안, 공포, 발작의 원인이 되는 어린 시절의 잊을 수 없는 기억을 편안하게 회상하도록 해줍니다. 유명한 최면술사인, 정신과 의사 바이스 박사(Brian Weiss, MD)는, 우울증, 불안, 반복되는 악몽을 경험하는 캐서린이라는 환자를 치료하면서 혼란스러워졌습니다. 그는 최면술을 사용했는데, 왜냐하면 캐서린이 그가 처방하는 약을 삼키는데 공포를 가졌기 때문입니다. 최면을 걸었을 때, 캐서린은 공포의 원인이 되었던 어린 시절의 기억을 성공적으로 되살려 냈습니다. 하지만 같은 증세가 일어나서 다시 찾아온 그녀에게 최면을 걸자, 그녀는 4,000년전의 익사경험을 이야기 하는 것이었지요. 이러한 전생경험이 그녀의 현생에 영향을 미치고 있었던 것입니다. 그녀는 먼 옛날의 기억을 거슬러 올라가고 나서, 공포감을 극복할 수 있었습니다.

전생을 믿지 않는다 하더라도, 최면술은 금연이나, 폭식, 그리고 외상후스트레스장애(PTSD) 등을 치료하는데 도움이 되었던 수많은 자료를 가지고 있습니다. 불안에 대한 자연의 해독제로서, 최면은 스트레스로 가득찬 현대사회에서 안정을 찾는데 도움을 줄 수 있는 방법임에 틀림없습니다.

약물은 환각을 일으킬 수 있습니다

세상에서 가장 이성적이고 참을성이 많은 사람이라 할지라도, 아래에 적힌 약을 먹는다면, 다른 성격이 나타날 수 있습니다. 약물은 뇌에 있는 중요한 신경전달물질의 농도를 변화시켜, 불안감, 공허함, 짜증 등을 느끼게 하기 때문입니다. 약사들의 표준 교과서인, 'Clinical Pharmacology'에는 다음 약들은 인성의 변화, 심지어는 일시적인 정신착란, 또는 정신이상 등의 문제를 일으킬 가능성이 있다고 기술되어 있습니다. 복용하는 약들 중에 해당하는 약이 있는지 살펴보세요.

정신을 어지럽히는 약물들

- 위산억제제("H2" acid blockers) – 라니티딘(ranitidine), 시메티딘(cimetidine) 같은 GERD(역류성 식도염)와 속쓰림(위산과다증상) 치료제

· 항히스타민제(Antihistamines) – 알러지, 가려움 등에 사용되는 디펜히드라민(diphenhydramine) 또는 히드록시진(hydroxyzine)

· 기침/감기약(Cough/cold remedies) – 페닐에프린(phenylephrine), 슈도에페드린(pseudoephedrine)

· 항생제(Antibiotics) – 특히 사이프로(Cipro) 또는 레바퀸(Levaquin) 같은 퀴놀론계 항생제

· 발기부전 치료제 – 비아그라

· 부신피질호르몬제(corticosteroids) – 항염, 자가면역질환에 사용되는 프레드니손(prednisone), 덱사메타손(dexamethasone)

· 뇌신경자극제(Stimulants) – ADHD에 쓰이는 메칠페니데이트(methylphenidate), 덱스트로암페타민(dextro-amphetamine)

· 항바이러스제(Antiviral drugs) – 아시클로버(acyclovir), 발아시클로버(valacyclovir)와 같은 헤르페스성 바이러스 감염증 치료제

· 식욕억제제(Appetite suppressants) – 펜터민(phentermine), 디에틸프로피온(diethylpropion)과 같은 중추성 식욕억제제

의사의 상의없이 처방약을 갑자기 복용을 중지하지 마십시오. 어떤 약은 금단증상이 나타나므로 서서히 감량하여야 합니다. 대체요법을 선택하려면 의사와 약사에게 상의하십시오.

| 약국 카운터 뒤에서 약사가 들려주는 비밀 |

머리가 몽롱한 상태를 이겨내자

약은 머리를 몽롱하게 하거나 기억력을 떨어뜨릴 수 있습니다. 이러한 약들은 주로 알러지, 감기, 고혈압, 고지혈증, 부정맥, 녹내장, 우울증, 불안과 통증에 쓰이는 약물들입니다.

그러나 추천하는 보충제들은 몽롱함을 없애주고, 치매를 예방하며, 파킨슨병의 증세를 완화시키고, 다발성경화증과 루게릭병에도 도움을 줄 수 있습니다. 대표적인 영양보충제로 유명한 신경과의사며, 저자인 펄무터 박사(Dr.David Perlmutter)가 처방을 구성한 "Brain Sustain"이 있는데, 이것은 머리의 혼란을 사라지게 하는 작용이 있습니다. 이 훌륭한 제품은 뇌의 건강을 증진시키는데, 뇌세포의 에너지생산과 소통을 증진시키고 위험한 활성산소로부터 뇌를 보호하는 작용이 있습니다. 이 제품의 핵심 성분은 은행잎, acetyl-L-carnitine, CoQ10, phosphatidylserine, NAC(N-acetylcysteine)와 비타민 D 등이며 최근 세계적으로 신뢰받는 의학연구소에서 광범위하게 연구되고 있습니다.(www.brainsustain.com 참조)

감정을 만드는 물질

뇌는 신경전달물질(neurotransmitter)이란 화합물군으로 기능을 유지하는데, 한 세포에서 다른 세포로 신호를 전달합니다. 잘 알려진 물질로 serotonin, norepinephrine, GABA, dopamine과 epinephrine (adrenaline) 등인데, 이들의 농도변화가 기분, 성격, 스트레스 대처 등에 결정적으로 작용을 미칩니다. 예를 들면 도파민의 농도가 낮아지면 파킨슨병이나 주의력결핍과잉행동장애(ADHD)에 걸릴 수 있습니다. 반대로 도파민의 농도가 높아지면 강박증으로 분노, 동요, 혼란 등을 느낄 수 있습니다. 마찬가지로, 과잉의 노르에피네프린은 공격적이고 전전긍긍하게 느끼도록 합니다. 세로토닌의 농도가 낮은 경우 우울증이 걸리기 쉽고, 반대로 너무 높은 경우에는 정신병이나 강박, 진전, 불면 등을 유발시킬 수 있습니다.

따라서, 신경전달물질이 적정한 농도로 유지될 때, 적당한 감정으로 여러가지 상황을 명확하게 판단하고 대처하게 되는 것입니다. 이러한 화학물질들이 적절하게 생성되고 기능을 유지하려면 여기에 맞는 비타민과 미네랄들이 필요합니다. 예를 들면, 비타민 B_6가 부족하면 세로토닌을 만들 수 없게 되고, 이로 인해 우울하고 소극적이게 되고 단 음식을 찾게 됩니다. 따라서 불안과 걱정으로 무기력해져 있다면, 이것은 반드시 정서의 문제만은 아닙니다. 영양불균형을 해소하여야 합니다. 알아두어야 할 것은, 여러 가지 감정적 질환이 동일한 증상을 보인다는 것인데, 따라서 혼자서 해결하려고 하지 말고, 의사로부터 적절한 진단을 받는 것이 가장 중요합니다. 천연치료물질도 신경전달물질의 변화를 초래할 수 있기 때문에 자가치료에 앞서, 정확한 진단이 중요합니다.

물론 뇌의 화학물질만이 행동과 감정을 지배하는 것은 아닙니다. 몸에서 어떠한 화학적 반응이 일어나든지 간에, 스트레스에 대처하는 몇 가지 방법이 있습니다.

예를 들면 상황을 내버려 두거나, 바쁘게 움직이거나, 스트레스를 풀 시간을 갖거나, 명상하는 법을 배우던가, 마음의 긴장을 풀어주는 음악을 듣는다거나 하는 것입니다. 마음, 몸, 정신 3가지는 건강과 행복을 위하여 반드시 함께 있어야 합니다.

피로를 해소하는 마사지

스트레스를 푸는 가장 빠른 방법 중의 하나는 마사지를 받는 것입니다. 마사지는 정서적인 해소 뿐 아니라 신체적으로도 도움을 줍니다. 마사지는 질병을 야기시킬 수 있는 주요 스트레스 호르몬 중의 하나인 코티솔을 감소시킵니다. 마사지를 받는 동안은 어느 때보다 가장 긴장을 푸는 시간이기도 합니다. 놀랍게도 수십 종의 질환에 마사지치료가 효과가 있음이 수많은 연구를 통하여 밝혀졌으며, 적용 질환에는 신경통을 포함해 자폐증, 우울, 울분, 두통, 거식증, ADHD, 심지어는 척추손상 등이 포함됩니다. 예를 들면, 한 연구에서 마사지 치료후 즉시 우울증과 불안을 야기하는 스트레스 호르몬 수치가 현격하게 낮아 졌다고 보고하였습니다. 또한 10일간의 마사지 치료 후, 통증이나 불면증이 해소되는 결과도 나타난 바 있습니다.

마사지를 받아 심신을 달래주는 손길을 느껴보거나 요즈음 유행하는 뜨거운 돌(hot-stones)마사지 치료를 받아 보면 그 효과를 알게 될 것입니다. 자격있는 마사지 치료사가 집에 방문하는 것도 한 방법입니다. 집에서 허브차 한잔에 따뜻한 타올에 덮여 초와 향을 켜놓고 조용한 음악을 들으며 깊은 휴식을 취할 수 있게 하는 오감 만족의 마사지에 빠져 보십시오.

불안감을 주는 음식

- 카페인(Caffeine) – 신경질, 불면증, 또는 공포발작을 일으키는 경향이 있다면, 카페인을 섭취하지 마세요. 연구에 따르면, 하루 2잔, 약 200 mg의 카페인은 어떤 사람에게는 불안, 진전(떨림), 공포발작 등을 일으킬 수 있다고 합니다. 사실입니다. 정신이 몽롱할 때, 카페인은 일시적으로 해결해 주는 것 같지만, 잠시 뿐입니다. 다른 좋은 방법이 있습니다. 계속 읽어보세요.

- 인공감미료(artificial sweeteners) – 인공감미료는 매우 해로울 수 있으니 피하는 것이 좋습니다. FDA의 승인을 받았다 할지라도, 인공감미료는 불안증의 소인이 있는 사람에게는 위험할 수 있다고 생각합니다. 왜냐하면 이것들은 신경독으로 작용하는데, 문자 그대로, 신경세포를 자극하여 죽게 만들 수 있기 때문입니다. 어

느 임상연구에 따르면, 불안증과 공포발작은 말할 것도 없거니와, 편두통, 간질, 우울증, 피로, 난청, 이명, 기억상실 등과 인공감미료가 연관이 있다고 합니다. 특히 어린이에게 있어, FDA로부터 안전하다고 판정받은 화학물질들이 자라나는 어린 뇌에게 미칠 부정적 영향을 생각하면 걱정되지 않을 수 없습니다. 감미료는 반드시 자연에서 얻어진 것만 사용하길 추천합니다. 다음에 소개하는 천연감미료만이 몸 속에서 쉽게 흡수, 분해, 배설되기 때문입니다.

- 천연 사탕수수로 설탕이나 흑설탕을 사용하고 탈색되거나 가공된 백설탕은 먹지 마세요.

- 스테비아*(Stevia) – 남아메리카 정글이 원산지인 당류식물에서 얻어낸 천연감미료로 칼로리도 없습니다. 열에 안정하기 때문에 조리시에도 사용할 수 있고, 식음료에 첨가해도 무방합니다. 당뇨 환자에게 특히 좋은데, 인슐린 저항성 때문에 탄수화물을 제한하고, GI(Glycemic Index, 혈당지수**)수치가 낮은 식품을 섭취해야하는 제

---

* 스테비아(stevia) - 국화과의 다년생 숙근초. 잎에 감미물질인 스테비오시드(stevioside)가 들어 있는데, 감미성분은 설탕의 300배이다. 최근 건강 감미료로 주목받고 있다..

** 혈당 지수(Glycemic index) - 혈당 지수(GI)는 혈당치에 미치는 영향을 고려한 탄수화물의 등급체계이다. 이것은 각각의 음식의 g당 탄수화물의 g을 비교하고, 식후혈당증에 대한 산술적인, 근거중심지표를 제공한다. 소화되는 동안 빠르게 분해되는 탄수화물은 높은 혈당지수를 갖는다. 서서히 분해되면서 혈액내로 서서히 포도당을 내어놓는 탄수화물은 낮은 혈당지수를 갖게 된다. 낮은 혈당지수는 음식에 있는 설탕분과 전분의 소화, 흡수율이 느리다는 것을 나타내며, 탄수화물 소화의 산물이 간이나 말초에서의 추출은 높다는 것을 시사한다.

대개 혈당지수 반응이 낮으면, 인슐린 요구량이 낮아지고, 장기적인 혈당조절과 혈지방의 감소에 좋다고 생각할 수 있다. 그러나 실제로 어떤 음식은 혈당지수가 낮고 탄수

2형 당뇨 환자에게 권합니다. 스테비아도 다른 감미료처럼 백색 가루로 시판되며, 건강식품점이나, 대형 체인마트에서 휴대가 편한 소포장 형태로도 살 수 있습니다. 인공감미료 업계의 압력으로 인해 이렇게 안전하고, 좋은 감미료 승인에 긴 시간을 허비한 FDA가 놀라울 따름입니다. 현재 스테비아는 중국, 독일, 말레이시아, 이스라엘 그리고 한국 등을 포함하여 세계적으로 재배되고 있습니다.

- 아가베즙(Agave Nectar) – 식품과 음료에 첨가할 수 있는 천연감미료로, 설탕의 75배에 달하는 당도를 갖고 있습니다. 아가베(용설란) 과실로부터 얻어지며, GI 수치도 낮습니다. 보통 아가베 시럽 $\frac{1}{3}$컵은 설탕 한 컵과 당도가 같다고 합니다. 꿀 같은 시럽 형태로 판매되며, 혈당을 급격히 끌어 올리지 않기 때문에 당뇨 환자에게 추천됩니다.

- 꿀(HONEY)

- 메이플시럽(MAPLE SYRUP)

- MSG(Monosodium glutamate) – 글루타민산의 모노소디움염. 신경자극독소(excitotoxin)의 하나로 많은 캔통조림에 들어 있는데,

화물이 매우 적게 들어 있지만, 높은 인슐린 반응과 상승된 혈지방치를 나타낸다. 그래서 인슐린 지수(insulin index)가 음식에 대한 직접적인 인슐린 반응을 제공하기 때문에 유용할 수 있다. 또한 혈당지수(Glycemic Index)는 최근 다이어트와 건강을 생각하는 사람들이 음식을 선택하는데 있어 칼로리 이상으로 중요한 요소가 되고 있다. 즉 GI지수가 높은 음식일수록 급격한 혈당상승을 가져오는 것을 의미하고, 혈당이 높이지면 췌장은 인슐린을 더 많이 분비해야만 하고 인슐린은 과다하게 섭취한 포도당을 중성지방화 하여 체내에 축적하게 된다. GI지수가 높은 음식은 그만큼 살이 찐다는 것이다.

MSG가 깡통음식의 쇠 맛을 없애주기 때문이지요. MSG를 비롯한 식품 첨가제들은 우울, 신경병성 통증, 불안, 정신분열, 파킨슨병, 루게릭병, 간질, 편두통, 양극성 장애에 이르는 다양한 신경계 이상증상에 영향을 줍니다. 따라서 MSG를 비롯한 식품첨가제를 먹지 않도록 해야 합니다. MSG의 다른 사용처로 콩단백질의 인조고기(Textured protein), 가수분해된 단백(hydrolyzed protein), 칼슘 카제인 이스트음식(calcium caseinate yeast food) 그리고 젤라틴 이스트제(gelatin yeast nutrient) 등입니다.

· 알코올(Alcohol) – 불안증에 시달리는 사람들 중 많은 수가 안정을 찾으려고 술에 의존하곤 하는데, 최선의 선택은 아니지요. 한잔의 와인 정도는 하루의 피곤함을 씻어내주긴 하지만, 과량의 알코올은 몸에 해로울 뿐이니 주의하세요. 뇌세포, 간세포와 위장점막을 파괴할 뿐 아니라, 습관성이 생기고, 강박증과 공포발작을 일으키기도 합니다.

두뇌를 위한 10가지 이하 성분 법칙

Stressed(스트레스)의 스펠링을 거꾸로 쓰면 desserts(후식)가 된다는 것을 알고 있나요? 특히 후식으로 즐겨먹는 기분을 좋게 만들어주는 아이스크림 같은 것들은 절대로 고민을 해결해 주지 못합니다. 실제로, 설탕, 지방, 카페인 등은 뇌속에 들어가 스트레스 정도를 높아지게 할 뿐입니다. 해결책은 무엇일까요. 부엌으로 가서 숨겨놓은 초콜릿, 사탕, 감자튀김에 사용하는 옥수수 기름이나 홍화 기름 같은 건강에 나쁜 기름 등을 모조리 치워버리는 겁니다. 캔에 들어있는 인스턴트 식품 대신에 신선한 식품으로 채우고 정수된 물을 많이 마시기 바랍니다.

그런 다음, 식품의 라벨을 주의깊게 읽어보고, 식품 원료가 몇 가지 안되서 큰 글씨로만 쓰여진 것들로 찬장을 채우십시오. 10 가지 이상의 성분명이 적힌 식품은 먹지 마세요. 인공적으로 만들어진 모든 종류의 화학첨가물들은 뇌에 치명적이기 때문입니다. 반대로 천연재료로 만든 음식들이 뇌가 필요로 하는 것을 제공해 줍니다. 가능하다면, 한가지 재료로 만들어진 많은 식품을 먹는 것이 최선인데, 예를 들면, 사과조각으로 만든 파이(사과보다 많은 성분)를 먹기 보다는 사과조각(사과 자체)을 그대로 먹는 것이 좋다는 것입니다. 물론 가끔 끈적끈적한 초코 케익을 먹는 것 정도는 괜찮습니다. 그러나 식사시에는 선명하고, 화려한 색깔의 영양소가 풍부한 자연식품을 먹어야 신경전달 물질을 만드는데 도움이 된다는 것을 명심하세요.

토끼처럼 먹어야 좋습니다

말 그대로, 눈을 가리고 농산품 코너를 지나가면서 무작위로 식품을 골라 넣는다면, 무엇을 골랐던지 분명히 건강에 도움이 되는 것들일 것입니다. 즉 이들 모두가 단일 재료로 된 식품들일 테니까요. 특별히 건강에 도움이 되는 식품들을 추천합니다.

- 아스파라거스(asparagus) – 스트레스에 의해 체내 산도가 높아졌을 때 체내의 알카리화 반응을 촉진시켜 도움이 됩니다.

- 아보카도*(avocado) – 불안을 일으킬 수 있는 독성물질들을 간에서 해독시킬 때 도움이 되는 글루타치온(Glutathione)의 보급원입니다.

- 블루베리**(blueberries) – 암으로부터 눈과 뇌를 지킬 수 있는 항산화제가 풍부하며, 게다가 당분 또한 낮습니다.

- 감귤류(citrus fruits) – 예를 들면 오렌지 같은 신맛이 나는 과일들은 비타민 C가 풍부해서 뇌속의 노폐물을 처리해주고, 신경전달물질들 생산하도록 해줍니다.

---

* 아보카도 (avocado) - 멕시코와 남아메리카 원산이며 쌍떡잎식물로 녹나무과의 상록수이다. 열매가 악어의 등처럼 울퉁불퉁한 껍질 때문에 악어배라고도 하며 녹갈색, 자줏빛을 띤 검은색 등이고 둥글거나 타원 모양이며 10~15 cm로 매우 크다. 과육은 버터같이 부드럽고 노란색을 띠며 독특한 향기가 난다. 가장 영양가 높은 과일로 알려져 있는데, 30% 정도의 지방, 많은 탄수화물과 단백질이 들어 있고 비타민의 함량도 높다. 소스를 만들거나 샐러드 등의 요리재료로 쓰며, 빵에 발라먹거나 아보카도기름을 채취하기도 한다.

** 블루베리 (blueberry) - 북아메리카 원산으로 20여 종이 알려져 있고 한국에도 정금나무, 산앵두나무 등이 있으며 열매를 먹는다. 모양은 거의 둥글고 1개가 1~1.5 g이며 짙은 하늘색, 붉은빛을 띤 갈색, 검은색이고 겉에 흰가루가 묻어 있다. 달고 신맛이 약간 있기 때문에 날것으로 먹기도 하고 잼·주스·통조림 등을 만든다.

생각이 많은 사람은 묵상하기를 좋아합니다

걱정만 하는 사람을 만나거든 이렇게 물어보세요 "묵상 중이세요?" 물론 대답은 "아니오"라고 말할 것입니다. 바로 이때, "걱정은 부정적인 명상이에요"라고 말해 주세요. 걱정만 하는 사람들은 하루 종일 부정적인 생각에 빠지기 쉽습니다. 그러나 정말 자기가 무엇을 생각해야할지 적극적으로 선택해야 합니다.

하려는 의지만 있다면, 얼마든지 긍정적인 생각에 초점을 맞출 수 있습니다. 방법이 있습니다. 머리 속에 있는 각각의 생각들을 크게 말해보는 것입니다. 긍정적이고, 평화로우며, 생산적인 쪽으로 즉시 주의를 되돌릴 수 있게 해줍니다. 48시간 동안 쉬지않고 이 방법을 써보면 자동적으로 자신의 하루가 나쁜 쪽보다는 좋은 쪽으로 변화되는 것을 느끼게 될 것이고 스트레스가 훨씬 덜 생기게 됩니다.

10분 내에 긍정적으로 변신하기

스트레스를 줄일 수 있는 간단한 방법이 있습니다. 10분간만 조용하게 앉아서 정신을 쉬게 하는 것입니다. 이제 바쁜 하루동안 스트레스를 주었던 수 많은 생각들을 없애버리기를 원한다면 좋은 음악 CD를 구입하여 차안에서나 듣거나 MP3로 들어보세요. 또는 집에서 조용한 연주곡 CD를 들어보는 것도 좋습니다.

안정을 취하기로 결심하였다면 조용하게 묵상을 하세요. 솔직히 말해서 별로 어렵지 않습니다. 꽃의 아름다움이나 아이를 안았을 때와 같은 평온한 생각을 하면 됩니다. 초나 향도 평화로운 분위기 조성에 도움이 됩니다. 그저 앉아서 호흡에 온 마음을 쏟으며, 몸에서 느껴지는 모든 감각에 집중하세요. 분명히, 머릿속에는 부정적인 생각이 떠오르겠지만, 그저 흘러가게 내버려 두고, 즐거운 어떤 것을 생각하는 쪽으로 마음을 가다듬어 보세요. 나는 사랑받고 있고, 모든 것이 잘 될 것이라는 문구를 반복해서 떠올리는 것도 도움이 됩니다. 또는 바닷가에 있는 따뜻한 모래위에 누워 있는 생각을 하거나 무지개 속에 앉아있는 상상도 좋습니다.

국립보건원(NIH)에 따르면 명상은 코티솔(cortisol)이라고 하는 스트레스 호르몬을 줄이며 불안을 감소시킨다고 합니다. 혈압 또한 낮추어 준다고 하니, 하루 중에 반드시 10분 정도 명상을 하거나 그도 어렵다면 단 60초 만이라도 뇌를 쉬게 하세요. 눈을 감은 채로 심호흡을 다섯 번 합니다. 이때 어깨와 이마에 힘을 빼어줍니다. 간단한 동작이 우리 몸을 얼마나 새롭게 만들어 주는지 알게 되면 놀랄 것입니다.

분위기를 바꾸고 뇌에 도움을 주는 영양소

다음에 소개할 영양제들은 안정감을 찾는데 도움이 되는 것으로 약국이나 건강식품점에서 처방없이 쉽게 구입할 수 있습니다. 그러나 현재 복용중인 처방약과 같이 복용해도 되는지의 여부를 의사나 약사와 반드시 상의하도록 하십시오. 또한 복용 중인 항불안약을 중단하지 마십시오. 의사에게 어떻게 약을 줄여갈 수 있는지 물어보십시오. 여기 소개하는 건강보조식품들은 개인적으로 복용해본 순서대로 써 놓은 것인데, 의사의 양해를 받아 일주일에 한 가지씩 추가하면서 여러 가지를 복용해도 무방합니다.

- 트란코(Trancor) – 메타제닉스(Metagenics)사의 제품으로, 스스로 어쩔 수 없는 불안증이 있는 사람에게 효과적인 완벽한 복합제제입니다. 비타민 B_6, 마그네슘, 타우린, NAC(N-acetylcysteine)와 녹차추출물을 함유하고 있으며. 뇌 속의 GABA농도를 높여주고 글루타메이트(glutamate)를 억제하는 효과가 있습니다. 짜증이 잘 나거나 PMS와 연관된 불안증에 탁월한 효과가 있습니다. 하지만 테그레톨(Tegretol) carbamazepine 또는 뉴론틴(Neurontin) gabapenintin 같은 항전간제를 복용중이라면 먹어서는 안됩니다. Trancor 같은 메타제닉스사의 제품은 전문 취급처를 통해서만 공급되어 시중에서는 구할 수가 없으며, www,metagenics.com을 방문하여 문의하세요. 용법 : 1캡슐씩 1일 4회

- 오메가 3(Omega-3 fatty acids) – 일명 어유(생선기름)인데, EPA와 DHA가 함유되어 있습니다. Trancor와 함께 복용할 수 있습니다. 오메가 3(특히 DHA)는 뇌세포로 들어가 신경전달물질들끼리 소통하는 것을 도와주어 뇌기능과 정서향상을 도와줍니다. 또한 어유는 염증을 일으키는 화학물질들을 낮추어 주고, 결국 세로토닌의 농도를 높여주어 기분을 좋게 만들고 자긍심을 높여줍니다. 한편,

오메가 3는 주의력결핍과잉행동장애(ADHD), 고지혈증, 심장병, 관절염, 알츠하이머, 우울증, 그리고 자가면역질환등의 예방과 완화하도록 해줍니다. 용법 : 1일 2회 식사시 1,000~2,000 mg

· 마그네슘(Magnesium) – Trancor를 먹고 있다면, 마그네슘은 필요없습니다만, 이런 영양제들을 한꺼번에 살 때, 마그네슘이 조금만 부족해도 신경병이나 고혈압, 우울증, 편두통, PMS 등을 일으키는 원인이 된다는 것을 알아야 합니다. 탄산음료와 백색 밀가루로 만든 음식들은 마그네슘이 전혀 없기 때문에, 적어도 부분적으로는 불안증이 나타납니다. 무엇을 식단에 올릴까요? 통곡물, 녹색잎채소, 호밀, 초콜릿, 콩류, 해조류, 열매류, 그리고 호박씨 등을 섭취하세요. 또는 마그네슘 킬레이트(magnesium chelate) 또는 마그네슘 글리시네이트(magnesium glycinate) 100 mg씩 하루 3 ~ 4회 복용하세요. 마그네슘은 세로토닌의 생성을 촉진하기 때문에, 반드시 하루에 세네번으로 나누어 복용하여야만 하루 종일 좋은 기분을 일정하게 유지할 수 있습니다. 한가지만 덧붙이자면, 비타민 B복합제나 비타민 B_6를 하루에 한번 같이 복용하면 더욱 좋습니다. 만약 두드러지게 쥐가 난다면, 즉시 50 ~ 100 mg의 마그네슘을 복용하세요. 마그네슘은 매우 빠르게 효과를 나타내어 팔다리의 근육의 경련도 완화시켜줍니다.

· 카모밀차(Chamomile Tea) – 카모마일은 천연의 안정제입니다. 시계풀(passionflower), 레몬유(lemon balm), 길초근(valerian)이나 오렌지꽃

(orange blossom) 같은 약용식물이 배합된 제품이 좋고, 많은 제품들중에서, The Republic of Tea사의 Chamomile Lemon Tea를 선호하는데, 이는 여러 가지 향이 혼합된 제품입니다.

- 엘-테아닌*(L-Theanine) – 찻잔 속의 명상, L-theanine은 녹차에 있는 천연성분인데, 효과가 30~40분만에 나타나고 수시간동안 지속됩니다. L-theanine은 뇌의 알파파(명상중에 발생하는 뇌파)를 유도하여 기분을 편안하게 만들어줍니다. 또한 GABA와 같은 심신안정에 도움을 주는 신경전달물질의 생성을 촉진하여 효과를 발휘합니다. 용법 : 처음 스트레스가 생기었을 때 100~200 mg을 섭취하고, 이후 필요할 때마다 매 4~6시간 마다 복용하세요. 하루에 녹차 3~4컵을 마시기 바랍니다.

- 라벤더**(Lavender) – 라벤더는 샤워젤. 아로마오일, 차. 로션 등의

---

* L 테아닌 (L-Theanine) 차에 들어있는 아미노산 성분 중 함량이 가장 높은 성분으로 녹차에 단맛과 감칠맛을 낸다. 다이어트식품의 성분으로 착향료로 사용되며, 차에 풍미향상제로 사용된다. 테아닌은 1949년 일본의 화학자에 의해 구조가 밝혀졌는데, 긴장완화 효과가 있는 것으로 알려져 있다. 녹차에는 커피보다 훨씬 많은 카페인이 들어있는데도 커피와는 달리 흥분되지 않고 안정되는 이유는 테아닌 때문이다. 인체의 신경전달시스템은 신경세포들이 방출하는 화학물질들에 의해 신호가 전달되는데, 테아닌은 신경전달 화학물질의 방출과 신경전달시스템을 활성화함으로써 신경계 전체를 안정화시키고 활성화 시킨다. 또한 테아닌이 면역증강작용이 있다는 연구결과가 보고되었으며, 혈압강하작용, 혈중 콜레스테롤을 저하, 스트레스 해소, 수면보조, 집중력강화, 우울증치료, 알코올해독 등의 각종 연구결과가 보고되고 있다.

** 라벤더(lavender) - 꿀풀과의 여러해살이풀로 꽃과 식물체에서 향유(香油)를 채취하기 위하여 재배하고 관상용으로도 심는다. 향유는 향수와 화장품의 원료로 사용하고 요리의 향료로 사용할 뿐만 아니라 두통이나 신경안정을 치료하는 데도 쓴다.

다양한 형태의 제품으로 생활주변에서 흔하게 볼 수 있습니다. 향기가 마음과 몸을 정화시켜주고 안정되게 합니다. 우울증과 강박증, 불면증에도 효과가 있습니다. 어떤 사람들에겐 즉시 효과가 있습니다. 라벤더 오일을 구입하여 티슈에 5~10 방울 떨어뜨려 지갑속에 휴대하면서 사용하도록 하세요. 심한 교통체증에 걸렸을 때나 스트레스를 받았을 때, 이를 꺼내어 향기를 맡으면 즉각적인 안정효과를 볼 수 있을 것입니다.

Chapter 7

코골이와 그외 것들

배우자가 부비동염에 걸린 불독 같은 소리를 내나요? 또는 시동이 걸리지 않고 부릉부릉 거리는 엔진소리와 더 비슷한가요? 전반적으로 코를 고는 사람들은 남성들이 대부분이며(여성에 비해 두 배는 많습니다), 여성분들은 이 소리가 얼마나 불쾌한지 알고 있을 것입니다. 남편 분께서는 문제될 것이 없다고 말할 것입니다. 단지 코를 심하게 골아 아내가 코골이를 진정시키기 위해서 찌르고 발로 차고 쥐어박는 것을 제외하고는 말입니다. 물론 여성도 코를 곱니다. 폐경 이후에는 기도의 근육운동을 안정시키는 데 필요한 호르몬인 프로게스테론 수치가 떨어지기 때문에 더 많이 골게 됩니다.

하지만 코고는 것은 성가신 것 이상의 문제가 있습니다. 일부 코고는 사람들은 아침에 두통을 호소하고 낮 시간동안 피로를 느끼고, 동시에 그 배우자들은 낮 시간동안 졸음과 과민증에 시달립니다. 코고는 사람들은 당뇨, 고혈압, 뇌졸중, 심장질환 등의 질병에 걸릴 확률이 높아집니다. 그리고 코고는 것은 종종 심각한 질병과 연관되어 있기도 합니다.

국립수면협회(National Sleep Foundation)에 따르면, 코골이는 수면장애의 가장 주요한 원인입니다. 수면장애를 겪고있는 분들의 약 $\frac{1}{3}$ 정도는 정기적으로 고통을 겪고 있습니다. 그러니 여러분이나 배우자가 가끔 코를 고는 것에 대해서는 걱정하지 않으셔도 됩니다. 그것은 아마도 가벼운 비충혈이나 감기 또는 알레르기와 관련된 것일 수 있기 때문입니다. 심지어는 몸무게가 조금 늘어난 상태에서 똑바로 누워 잠을 잤기 때문에 나타나는 현상일 수도 있습니다. 하지만 어떤 이유에서든지 계속해서 주기적으로 밤의 코고는 음악을 연주하게 된다면, 이 글을 계속 읽어보시기 바랍니다.

결코 음악소리는 아닙니다.

잠자면서 숨을 들이마실 때, 공기는 코나 입을 통해서 들어오고 입천장의 뒤쪽을 지나 폐로 들어갑니다. 그렇게 가는 동안, 공기는 편도, 아데노이드*, 그리고 입천장 끝에 매달려 있는 작은 조

* 아데노이드(adenoid) – 인두편도는 구개편도와 마찬가지로 림프조직이 모인 것으로서, 코의 깊숙한 안쪽(상인두의 후상벽)에 있다. 이 인두편도가 지나치게 커지면 선상증식증(腺狀增殖症:인두편도비대증 또는 아데노이드증식증)이 생기는데, 보통 이것을 아데노이드라고 약칭한다. 아데노이드는 3~4세경부터 나타나서 어느 정도의 크기가 되

직인 목젖을 지나가면서 소리를 내게 됩니다. 이 통로 중 어느 한 곳이라도 막히거나 제약을 받으면, 공기의 흐름은 방해받아 목이 마르게 되어, 기도조직이 진동하면서 코고는 소리를 유발하게 됩니다. (어쩌면 배우자의 입에 하모니카를 붙여놓으면 세레나데를 들으며 잠이 들 수 있을지도 모르겠네요)

코골이의 가장 흔한 원인은 과체중입니다. 체중이 많이 나가게 되면 입, 편도, 목 등에 더 많은 조직이 붙게 하고, 기도를 막게 됩니다. 그래서 그 멋진 으르렁 소리가 나게 되는 것이지요. 따라서 과량의 지방을 제거하게 되면 코골이를 놀랄 만큼 감소시킬 수 있습니다. 사실, 코고는 사람들 중 절반은 단지 체중을 줄이는 것만으로도 스스로를 치료할 수 있습니다. 스스로 "코고는 몸무게에 도달했는지 알 수 있는 방법은 셔츠의 목 칼라 크기가 남자인 경우 17인치보다 크고 여자인 경우 16인치보다 큰 경우입니다. 체중감량이 즐겁지는 않다는 것은 잘알고 있습니다. 하지만 체중감량이 대안이 될 수 있습니다.

귀마개는 배우자의 코골이 문제의 해결책이 될 수 없는 것 같

지만 14~15세가 되면 없어진다. 구개편도비대와 함께 일어나는 경우가 많다. 증세는 코가 막혀서 입으로 호흡을 하게 되고, 말이 분명하지 못하며, 호흡이 정상이 아니므로 잠을 충분히 잘 수가 없고 코를 골기도 한다. 또 코와 귀를 연결하고 있는 이관(耳管)의 코쪽 입구가 인두편도로 막히게 되면 귀로 공기가 통하지 않으므로 잘 들리지 않고, 더욱이 중이염(中耳炎)을 일으키기 쉽다. 또 경부(頸部) 림프절이 붓거나 감기에 걸리기 쉬우며, 머리가 무겁고 주의력이 없어지는 등의 증세를 수반할 때도 있다. 치료는 수술(아데노이드 절제술)에 의한 방법이 가장 좋다. 특히, 이러한 여러 가지 증세가 나타나서 실제로 인두편도가 비대된 것이 확인되면 수술해야 한다. 수술은 취학 전에 하는 것이 좋다. 계절과는 그다지 관계가 없으나 가급적이면 감기에 걸리지 않도록 수술 후에도 주의해야 한다.

네요. 평균 코골이 소음은 60~90 데시벨 사이인 것으로 기록되어 있는 반면에, 보통의 귀마개는 30 데시벨의 소음 밖에 차단하지 못하고 결국 화나게 하는 큰 소리를 남기게 됩니다.

특히 정말 큰 소리로 가쁜 숨을 쉬는 코골이는 다양한 문제로부터 야기될 수 있지만, 보통 나이가 들면서 목 근육과 조직이 처지면서 진동하는 경우가 많습니다. 보통의 경우, 코골이는 심각한 것은 아니지만, 심한 코골이는 사실 심각한 질병을 의미하는 것일 수도 있습니다. 폐쇄성수면무호흡증(Obstructive Sleep Apnea, OSA)이라는 질병은 글자 그대로 한 번에 몇 초간, 심지어 몇 분간 숨을 멈추는 질병입니다. 그렇게 되면 숨을 들이마실 때, 마치 숨이 막히거나 헐떡거리는 것 같은 소리를 내게 됩니다. 이렇게 고요, 질식, 코골이의 순환은 밤새 계속되어 하루 밤에 30 ~ 300번까지 계속됩니다. 이것은 글자 그대로 숨이 막히기 때문에 생물학적으로 도움을 구하는 외침인 것입니다.

대략 1,800만 명 정도의 사람들이 무호흡증으로 고생하고 있고, 장기적으로 과민, 우울, 성기능장애, 기억력감퇴, 신체 통증 증가, 낮 시간 졸음 등의 영향도 나타납니다.(남자가 여자보다 두 배 더 많음) 코골이는 때때로 우스워 보일 수 있지만, 무호흡증은 절대 우스운 것이 아닙니다. 매년 약 38,000명의 사람들이 무호흡증과 관련된 합병증으로 죽습니다. 고혈압과 심장질환도 수면무호흡증과 관련되어 있고, 연구자들도 심지어 어떤 원인이 어떤 결과를 초래하는지 알지 못하고 있습니다. 한 가지 확실한 것은, 수면무호흡증을 겪는 사람들의 특징적인 증상은 지친 상태로 잠을 깨게 된다는 것입니다. 따라서 OSA를 겪는 것 같다는 생각이 든다면, 가능한 한 빨리 전문가와 상담하세요. 단지 폐에 더 많은 산소를 필요로 할 뿐이기 때문에 약물투여는 무호흡증을 개선시키지는 못할 수도 있으므로, 이 장의 마지막에 나열되어 있는 물건이나 장치를 확인하시기 바랍니다.

코골이의 다른 이유에는 다음과 같은 것들이 있습니다.

- 만성 혹은 계절적인 알레르기
- 기침감기 혹은 부비동염 등, 코의 통로를 막을 수 있는 어떤 것들
- 삐뚤어진 코의 격벽(양쪽 콧구멍을 나누는 조직)
- 커지거나 부어오른 편도
- 갑상선기능저하증, 근육 긴장도를 바꾸는 요인이 될 수 있는 상태 (갑상선기능저하증에 대한 자세한 정보는 1장 참조)

아이들도 코를 골아요

약 10 %정도의 어린이들이 습관적으로 코를 곱니다. 6세에서 7세 사이 어린이들은 편도와 인두편도가 몸의 다른 곳보다 더 빨리 자랍니다. 밤에 자는 동안, 이 조직이 이완되어 기도를 막을 수 있습니다.

아이들은 더 자라나고 있기 때문에 대부분의 어린 시절의 코골

이는 걱정할 것이 못됩니다. 그러나 2~3 %정도의 어린이들은 폐쇄성수면무호흡증(OSA)을 겪고 있습니다. 아이가 잠을 푹 자지 못한다면, 낮 시간 동안 학교 생활에 방해를 받을 수 있으므로, 의사와 함께 확인하여 OSA일 가능성 또는 수면부족증을 행동문제로 생각하고 지나치지 않도록 확인하시기 바랍니다.

밤에 코고는 사람을 위한 10가지 조언

1. 잠들기 전에 술을 마시지 마세요. 술은 근육을 이완시키고 혀가 안쪽으로 말려들게 합니다. 이렇게 되면 기도가 더 늘어져 큰 소리가 나게 됩니다.

2. 옆으로 누워서 자세요. 그렇게 하면 혀가 목 쪽으로 들어가지 않게 되고 기도가 열려있게 됩니다. 이 방법은 입으로 코를 고는 경우에 특히 도움이 됩니다. 옆으로 자는 고전적인 비결은 잠옷 뒤쪽에 작은 주머니를 만들어서 테니스공을 넣어두는 것입니다. 자다가 등을 대고 똑바로 눕게 되면, 그 즉시 옆으로 누워야 한다는 사실을 깨닫게 될 것입니다.

3. 잘 때, 각각 큰 숟갈의 하나씩의 꿀과 사과즙발효식초를 따듯한 물에 섞어서 마셔보세요. 이 오래된 민간요법이 목을 매끄럽게 해서 소리의 크기를 줄일 수 있습니다.

코골기 근육을 운동시키세요

코골이를 줄이기 위한 가장 좋은 방법 중 하나는 목, 목구멍, 혀의 근육을 강하게 하고 긴장하게 하는 것입니다. 우리가 지금껏 보아 온 것처럼, 많은 코고는 사람들은 나이를 포함한 다양한 요인들로 인해 근육긴장도가 낮아져 있습니다. 하지만 단 것을 먹지 않는 것만으로도 근육긴장도를 다시 높일 수 있습니다. 아래의 간단한 운동을 최소 하루에 한 번씩 규칙적으로 하도록 하세요. 이 운동은 잠들기 직전에도 할 수 있습니다.

1. 연필을 5분간 이 사이에 물고 있으세요. 단단히 잡되 너무 아프도록 하지는 마세요.
2. 손가락을 3분간 아래턱 끝에 대고 부드럽게 누르세요.
3. 혀를 5분간 아랫니 쪽으로 미세요.

4. 지나치게 높은 베개로 인해 목이 앞으로 꺾이게 하지 마세요. 기도를 막을 수 있습니다.

5. 침대의 머리 쪽을 4~6인치정도 높이세요.

6. 가습기를 사용하세요. 건조한 공기는 비충혈을 일으킬 수 있고 기도를 막기 쉬워서 코골이를 더 심하게 할 수 있습니다. 공기를 정화하는 이온발생기도 좋습니다.

7. 잠들기 전에는 우유 (심지어는 두유조차도) 마시지 마세요. 유제품이 나쁜 두 가지 이유가 있습니다. 우유와 같이 탁한 음료는 목의 점액 발생을 증가시키고 코골이의 발생을 증가시킵니다. 아이스크림, 치즈 등 다른 유제품들도 같은 작용을 합니다. 또한 우유는 일부 사람에게 알레르기로 발생하는 코골이의 주요 유발물질로 작용할 수 있습니다.

8. 가능하다면 항히스타민제를 피하세요. 그러한 약물은 목 근육을 이완시켜서 코골이를 유발합니다. 또한 목을 마르게 하기 때문에, 점점 목이 말라갈수록 점점 큰 소리로 코를 골게 됩니다.

9. 담배를 끊으세요. 담배는 코골이의 원인 중 하나인 점액의 생성을 증가시킵니다. 게다가 담배는 폐활량을 손상시킵니다. 이 습관을 고치는 금연보조제품을 약국에서 OTC로 구입할 수 있습니다.

10. 작은 베개를 등 아래쪽에 놓아보세요. 이렇게 하여 복부를 받쳐 주면 폐가 늘어나기가 쉬워져 기도가 열리게 됩니다.

조심스럽게 약이나 스프레이를 사용해 보세요

수면제를 복용하거나 배우자에게 수면제를 주는 방법으로 코골이 문제를 해결하려 한다면 주의하셔야 합니다. 대부분의 수면제들은 몸을 이완시키고 목과 혀의 근육을 늘어지게 하기 때문에 오히려 코골이를 악화시킵니다. 그 근육들은 탄탄해야 하므로 수면제는 좋은 방법이 아닙니다. 이유를 짐작할 수 있나요? 힌트를 드리겠습니다. 깨어있는 사람은 코를 골지 않습니다. 깨어있는 사람들의 입과 목의 근육은 탄탄하게 유지되기 때문에 공기가 막히지 않고 자유롭게 드나들 수 있게 되는 것입니다.

보조기구나 스프레이를 사용할 때에는 주의해서 사용하세요. 어떤 것들은 실제로 도움이 되기도 하지만 어떤 것들은 비쌀 뿐 아니라 쓸모도 없습니다. 연방거래위원회(Federal Trade Commission, FTC)는 이러한 품목들의 기능과 유효성에 대하여 정밀하게 조사하고 있습니다.

수면클리닉

수면클리닉은 각 지역에서 개설되어, 휴식을 취하는 것이 정상적인 생활을 하는데 건강과 생존에 필요한 것이라는 것을 보여주고 있습니다.

- 주소지와 가까운 곳의 수면센터를 찾으세요.
- 수면과 질병에 관한 일반적인 정보를 얻으려면 www.sleepclinic.co.kr을 참고하세요.

· 단체 정보와 다른 좋은 정보를 제공받으려면, www.sleepnet.or.kr을 방문하세요.

수면 도우미

여기에 소개하는 도우미 물건들을 권하고 싶습니다. 모두 자연적이고, 침이나 관을 삽입하지 않고, 효과적인 것들입니다. 하지만 모든 사람에게서 효과적이지는 않기 때문에, 어떤 것이 자신에게 잘 맞는지를 먼저 시험해 보아야 할 것입니다.

· 경추베개(PillowPositive) – 개인이 고안한 경추베개는 가벼운 코골이를 도울 수 있기 때문에 "수면무호흡" 베개로 불립니다. 따라서 중등도 또는 심각한 상태일 경우 효과를 기대하기 힘듭니다. 이 베개는 머리와 목을 심폐소생술 할 때와 같은 상태로 만들어 주어서 당신을 반듯하게 눕게 하고 기도로 더 많은 공기가 드나들도록 합니다. 베개의 내용물은 제거할 수 있어서, 높이를 다소 조절하여 편안하게 할 수 있습니다. LifeSleep Systems사에서 생산합니다. 많은 회사에서 놀랍도록 편안한 이런 식의 베개, 특히 목, 어깨, 척추를 정렬시키도록 도와주는 소재인 메모리폼으로 만든 베개를 만듭니다. 이 베개는 코골이와 근육긴장을 동시에 감소시킵니다. 메모리폼으로 만든 베개에 손자국을 내면 그것이 남아있습니다. 이런 보조베개

는 몇 년 이상 쓸 수 있기 때문에 비싸 보이더라도 그만큼의 가치를 볼 수 있을 것입니다.

· Helps Stop Snoring – 가글형 또는 스프레이형으로 판매되는 이 상품은 박하(peppermint), 회향(fennel), 멜리사(Melissa, Lemon balm), 세이지(sage, salvia), 시트로넬라(citronella), 라벤더(lavender)를 포함한 15종의 정유(essential oils)성분을 가지고 있습니다. 이것은 숙면을 유도하고, 염증을 가라앉히고 목과 기도를 매끄럽게 하며 영국에서 개발되었습니다. 어떤 사람들은 이런 제품을 사용하면 잠자는 동안 정유성분이 폐로 스며 나와 폐렴을 일으킬 가능성이 있다고 생각하기도 합니다. 다행스럽게도 이런 일은 극히 드물고, 이 스프레이를 사용하고 만족하는 사람들이 많이 있습니다. 사실 생산회사의 홈페이지는 환자들을 대상으로 이중 맹검 임상시험을 한 결과 5명 중 4명이 효과를 보았다고 주장하고 있습니다. 이 스프레이는 영국의 대부분의 약국이나 인터넷에서 구입할 수 있고 가격은 10달러 정도입니다.

· Snore Stop – 이 제품은 목스프레이, 씹어먹는 정제 처럼 또 다른 종류의 목 스프레이 형태로 약국에서나 구입할 수 있습니다. 콧구멍에 차 있던 점액을 제거하는 동시에 목의 연한 조직의 붓기를 가라앉히는 작용을 하는 종류의 자연성분들을 조합한 것으로, 20달러입니다.

- Breathe Right – 이 약물성분이 없는 비강세척제는 모든 약국에서 OTC로 판매되고 있습니다. 이것은 점착성 세척액으로 얇은 반창고와 비슷한 모양으로, 양쪽 코에서 점액물질을 부드럽게 끌어내어 콧구멍을 열어서 뚫리게 해 줍니다. 이것은 감기 또는 비충혈로 인한 코골이에 특히 탁월합니다. 같은 회사에서 목 스프레이 제제도 만드는데, 전체 코고는 사람들의 85 %에서 효과가 있다고 주장하고 있습니다. 가격은 세척액 한 팩 혹은 스프레이 하나에 15달러 미만입니다. .

- Silent Snore by Dr. Frank – 약국에서 구매 가능한 이 제품은 자연에서 발견한 물질인 MSM(methylsulfonylmethane)이라는 성분을 함유하여, 코를 골게 되는 진동을 목 뒤쪽에서 억제합니다. 30명이 참여한 한 연구에서는 90 %의 성공률을 보였습니다. 매일 밤 목 뒤쪽에 박하향 스프레이를 한두 번 뿌려만 주시고 삼켜주세요. 그리고 스프레이를 뿌린 후에 다른 것을 마시거나 먹지 마세요. 가격은 10달러 입니다..

- Anti Snor Therapeutic Ring – 의도적으로 착용하는 보석에 대하여 이야기해 봅시다. 자는 동안에 이 예쁜 순은반지를 중국 지압법에서 수면과 관련된 부위인 왼쪽 새끼손가락에 끼어 압박해 보세요. 이 부드러운 압박이 가해지면 며칠 내로 당신의 코골이는 줄어들 것이고, 그렇지 않다면 30일 이내에 이 회사에서 제공하는 환불보증제도를 활용하시면 됩니다. 4가지 사

이즈 중 한 가지를 www.antisnor.net에서 선택하세요. 가격은 50 달러입니다..

· Noiselezz – 상대적으로 최근 제품인 이 코골이방지장치는 치과용 보호기구처럼 생긴 부드러운 플라스틱 기구로 구성되어 있어서, 아래턱이 떨어지지 못하게 하여 목 뒤쪽의 연한 조직과 혀가 만나 진동하지 못하도록 합니다. 이 기구는 대부분의 입에 맞기 때문에 특별히 크기를 맞출 필요는 없습니다. 하지만 이 기구를 사용하기 전에 치과의사의 상담을 받기를 권유하는데, 이유는 악관절증(temporo-mandibular joint syndrome, TMJS)을 가지고 있는 사람들이 이 기구를 사용하면 통증이 심해질 수 있기 때문입니다. 틀니가 구강구조에 정확히 들어맞는다면 Noiselezz를 틀니에도 사용할 수 있습니다. 이 제품을 잘 알고 있는 치과의사로부터 구입하거나, 온라인 www.nosnorezone.com에서 구입하세요. 가격은 65~70 달러입니다.

· Snoreclipse – 이것은 상대적으로 저렴하고 휴대하기 편한 신제품으로, 차분하고 편안하게 코로 숨 쉴 수 있도록 재훈련시키는 기구입니다. 이것은 코의 격벽(양 쪽 콧구멍을 나누어 주는 조직)에 걸어주는 작고 투명한 플라스틱 고리입니다. 작은 고리가 코 아래쪽에 달랑달랑 매달려 있는 것처럼 보이기 때문에 상당히 조심스럽습니다. 이 고리는 격벽에 지속적이고 부드러운 압박을 가해 주어, 아마도 코 부분의 혈액순환을 높여 콧

구멍을 열어줍니다. 이는 코로 편안하게 숨 쉬는 것을 도와주어 코골이를 줄여줍니다. 이런 점을 감안하면, 코골이는 우선적으로 코가 아니라 입 안 가득한 조직들에 의하여 생기는 것이긴 하지만 여전히 시도해 볼 만한 가치는 있습니다. 이것은 CVS Pharmacy 또는 www.snoreclipse.com을 통해서 구입할 수 있습니다. 가격은 15달러입니다.

- SomnoGuard – 이것은 또 다른 부드러운 맞춤형 기구로 투명한 플라스틱 의치처럼 생겼습니다. 이것은 입을 다물고 자는 사람들에게 가장 효과가 좋습니다. 사실 이것은 Noiselezz와 상당히 유사합니다. 치과의사가 이 기구를 맞춰 주며 TMJ까지 동시에 확인할 수 있도록 하는 것이 가장 좋습니다. 그러나, 맞추는 법을 알려주는 CD-ROM이 상품과 함께 들어있습니다. www.nosnorezone.com에서 더 많은 정보를 얻으실 수 있습니다. 가격은 65~70달러입니다.

- Snore Free – 양 끝에 각각 자석이 붙어 있는 플라스틱 고리형의 기구로, 전 NASA 과학자에 의하여 개발되었습니다. 그냥 당신의 코에 붙여주기만 하면 자석이 자연스럽게 당신의 감각신경을 자극하여 콧구멍을 열어줍니다.(이것은 격벽에 걸려 코 아래 쪽에 달랑달랑 매달려 있는 고리와 조금 유사해 보입니다) 2주 이내에 효과를 볼 수 있고, 생산회사에서는 80 %의 효과가 있다고 주장합니다. 이 제품은 Magnet therapy라는 영국 회사에서 구

매 가능하고, 이 회사의 홈페이지는 www.magnetictherapy.co.uk 입니다. 가격은 20달러입니다..

- CPAP(Continuous Positive Airway Pressure) – 이것은 검정색 기구입니다. 오래 전에 사용하던 이러한 기구들은 단지 입으로 공기를 넣어주어 수면무호흡증을 겪는 사람들의 가장 흔한 문제인 잠자는 동안 상기도가 막히는 것을 막아주던 얼굴 마스크일 뿐이었습니다. CPAP는 코골이를 치료하지는 않지만, 이것을 착용하고 있는 동안 코골이를 멈추게 하거나 최소한 줄일 수는 있습니다. 이 제품이 얼굴마스크이기 때문에, 폐쇄공포증을 있는 사람들이 싫어하는 경향이 있습니다만, 새로 나온 디자인은 산뜻하고 더 편안한데, 콧구멍 아래 쪽에 착용하고 눈을 덮지 않기 때문입니다. 이 기구는 반드시 수면클리닉에서 밤샘검사를 받은 뒤 수면전문의로부터 처방을 받아야 합니다. 내가 찾을 수 있었던 가장 작고 가벼운 CPAP은 시장에 있던 GoodKnight 420G라는 제품이었는데, 소매가로 300 달러 정도였습니다. www.cpap.com에서는 더 많은 상품정보를 볼 수 있습니다.

최후의 수단들

코골이 치료는 보통 수면무호흡증이나 다른 제한된 질병으로 진단받기 전까지는 미용 목적으로 취급되기 쉽기 때문에, 일반적으로 건강보험회사나 노인의료보험제도가 보장하지 않습니다. 여기 나와 있는 "최후의" 수단들 중 필요한 것이 있다고 생각되면, 이 과정을 "내원"이라고 청구하거나 "의학적으로 필수요소"라는 서류를 작성해 줄 호의적인 의사를 찾아가보세요.

- Pllar® Procedure – 이 짧은 외래진료를 하는 동안, 3개의 작은 삽입물(18 mm 길이)이 연구개에 놓여 구조적으로 지지하면서 단단하게 고정시켜서 코골이를 유발하는 떨림과 OSA를 유발하는 붕괴를 줄여주거나 제거해 줍니다. 이 FDA의 승인을 받은 치료는 전신마취를 하지 않아도 되고, 완벽한 효과를 보려면 3달 정도 걸리긴 하지만 대부분의 환자들은 몇 주 이내로 눈에 띄게 증상이 개선됩니다. 1년에 걸친 연구에서 Pillar Procedure는 81 %의 환자에서 수면무호흡증을 감소시켰습니다. www.pillarprocedure.com에서 구할 수 있습니다. 가격은 1,500 ~ 2,500 달러입니다.

- 목젖 구개 인두성형술(UPPP, Uvulopalatopharyngoplasty) – 이것을 하려면 마취를 해야 합니다. 외과의사가 목에 있는 과량의 조직, 예를 들면 편도와 인후편도 등과 함께 연구개 뒤쪽과 목젖을 제거할 것입니다. 이것은 레이나파나 라디오파를 이용하는 시술에 비하면 구식 시술법이고, 연구개를 너무 많이 제거했을 경우에 목쉰 소리가 나고 마신 것이 코로 다시 올라가거나 심지어 토해내는 당황스러운 부작용의 위험을 안고 있

습니다. 4살난 아이에게는 저녁식탁에서의 재미있는 화젯거리가 될 지도 모르지만, 그렇지 않으면 상당히 당황스럽고 불편한 상황입니다. 하지만 여전히 일부 사람들은 당시 30~50% 성공확률을 가진 이 수술을 필요로 합니다. 가격은 5,000~7,000 달러입니다.

- 레이저 코골이 수술법(LAUP 또는 Laser Assisted Uvulopalatoplasty) – UPPP와 비슷하게, 이 접근법은 덜 침습적이고 더 편합니다. 이것은 국소마취를 사용하는 외래진료과정으로, 늘어지고 펄럭거리는 구개를 개선하기 위하여 3번에서 5번 정도 시술해야 합니다. LAUP는 레이나에 의존하는 치료법으로, 조직을 제거하는 것이 아니라 천천히 상처를 내어 단단하게 해서 공기흐름이 쉬워지도록 하는 것입니다. 일부 의사들은 이 표준 LAUP 치료법을 조직이 사실상 제거된 곳에 1번에 처리하는 방법으로 변형시켰습니다. 어떤 방법이든, 아마도 출혈은 없겠지만, 일 주일 정도 인후염에 걸릴 수 있으나 진통제인 아세트아미노펜이나 히드로코돈(Hydrocodone) 등을 사용하여 완화시킬 수 있습니다. 비록 이 방법이 매우 인기 있는 치료법이긴 하지만, 만약 수면무호흡증을 앓고 있다면 놀랄 만큼 효과적이지는 않을 것입니다. 가격은 1,500~3,000 달러입니다.

- 고주파온열치료법(Somnoplasty) – 이 외래진료과정은 LAUP와 유사하지만, 상기도의 부드러운 조직들을 줄여주고 조이는 레

이나 대신 라디오 파장의 에너지를 사용합니다. 때때로 약자로 "RPM"이라고 불리기도 하는데, 고주파구개근성형술(Radio-frequency Palatal Myoplasty)를 의미합니다. 이렇게 상기도 조직의 모양을 고쳐주면 구개의 진동을 멈출 수 있고 이후에 일어나는 코골이를 막을 수 있습니다. 3번의 치료를 받는 동안 매 번 내원하여 라디오파 치료를 받는 것은 10~15분뿐이더라도 대략 1시간 정도의 시간을 소비하게 됩니다. 매 번 치료 직후에 정상적인 활동으로 돌아갈 수 있습니다. 몇 가지 다양한 종류의 고주파온열치료법이 있으니 확인하시기 바랍니다. 가격은 1,000~2,500 달러입니다.

- 설골근절개술(Genioglossus Advancement) – 이 수술과정에서 혀는 앞쪽으로 옮겨져서 뒤쪽으로 떨어져 진동하는 것을 막아줍니다. 의사는 혀를 조금 잘라서 혀에 붙어 있는 어떤 뼈를 앞쪽으로 당겨 새 위치에서 나사로 조이게 됩니다. 이 시술은 종종 상하악전방이동술(MMA, Maxillomandibular Advancement)과 함께 시술되는데, MMA란 기본적으로 턱뼈를 몇 군데 잘라서 앞쪽으로 이동시키는 것입니다. MMA 또한 후퇴한 턱을 교정하기 위한 미용 목적으로 사용되고, 주로 상악안면외과의가 시술합니다. 가격은 8,000~10,000 달러입니다.

Chapter 8

불면증

잠을 자기위해 약이 필요하십니까?

잠들면 업어가도 모를 정도였는데, 요즘 들어 그렇게 자본 적이 없다면, 불면증이 있는 겁니다. 국립보건원에 따르면, 미국의 경우 7,000만명 이상이 수면이상에 시달리고 있다는데, 하지만 다행스럽게도 낮 시간 동안 각성시켜주는 스타벅스 커피가 있어서 그나마 위안이 됩니다.

각설하고, 너무 많은 불면증 환자들이 밤 동안 설친 잠을 보충하려고 각성제에 의존하고 있는 것이 현실입니다. 나이를 먹을수록 수면 패턴도 변하지만, 평균 성인의 수면시간은 7시간에서 9시간이 필수적입니다. 잠을 자지 못하면, 피곤해지고, 실수가 잦아지고, 신경이 곤두서고, 의욕저하와 몽롱해질 수 있습니다.

텔레비젼이 불면증 환자로 만들고 있지는 않나요?

수면제 광고에는 신경쓰지 마십시요. 제약회사들은 많은 돈을 써가면서 알약만 먹으면 쉬운 일이라고 광고하고 있습니다. 최근 한 회사의 "Indiplon"이란 제품명으로 출시될 제품은, FDA의 승인을 받아 2007년 판매될 예정입니다. 제조사에선 Lunesta, Sonata, Ambien 등이 점유하는 수면제 시장의 판도가 바뀌길 희망하고 있습니다. 이에 질세라, Ambien은 2005년에 특허기간이 만료되었고, 최근들어 Ambien CR을 새로이 홍보하고 있습니다.

수면제 복용이 필요할 수는 있지만, 다른 가능한 방법을 다 써보고 안될 경우에만 수면제를 선택하길 바랍니다. 믿을 수 없는 많은 광고들은 이런 수면제가 비마약성이므로, 안전하다고 떠들어댑니다. 그러나 마약이 아니더라도 신체적 의존성과 중독을 일으키기 때문에, 시간이 갈수록 잠들기 위해 약에 의존하게 되고, 필요한 정제의 개수가 늘어나게 됩니다.

정말 무서운 것은, 처방수면제를 끊으려고 할 때가 되어서야, 금단 증상 때문에 끊지 못하게 된다는 것을 알게 된다는 것입니다. 이러한 중독을 막기 위해선 일주일에 1~2회로 수면제 복용을 엄격히 제한해야 합니다. 그러나 이미 일주일에 3회 이상, 이를 2주 넘게 계속 복용 중이라면 다음의 내용을 잘 읽어보길 바랍니다. 아마도 처방약 없이 매일 밤 숙면을 취할 수 있도록 도움을 줄 수 있을 것입니다.

침대가 시끄러운 곳에 있나요?

불면증이 아닐지도 모릅니다. 생활패턴 자체가 문제일 수 있습니다. 주위에서 보면, 각종 TV채널의 생방송 프로그램을 보느라 잠을 못자는 경우가 많습니다. 아마도 많은 경우가 해당될 것입니다. 심야 토크쇼를 단호히 꺼버리고 컴퓨터, 숨겨둔 초콜릿, TV, 코고는 남편 등을 몰아내야 합니다. 그리고 아이들도 마찬가지인데, 핸드폰, 컴퓨터, TV, 오디오플레이어 등을 없애버려야 합니다. 특히 10대들은 문자, 대화, 홈피관리에 날이 새는 줄 모릅니다.

어떤 형태의 불면증인가요?

이를 알기 위해선 수면연구나, 또는 수면중 생체데이터를 측정하는 수면다원연구(polysomnography)를 해보아야 하는 사람들도 있습니다. 수면 클리닉에서는 전문의가 수면 패턴을 직접 관찰한 후 적절한 치료법을 알려주게 됩니다. 스스로 자신의 수면상태에 대해 알아보고 싶다면, 아래의 내용을 보고 판단하세요. 기억할 점은 불면증의 형태는 딱 한 가지 경우만이 아니라, 복합적일 수도 있다는 것입니다.

· 배회형(The Creepy Crawler) — 잠들기가 어렵진 않지만, 엉뚱하게 새벽 3~4시경에 눈이 떠져서, 무슨 수를 써도 다시 잠들기가

힘들어 하는 경우에 해당합니다. 그 시간 잠자는 대신에, 청소기를 돌리거나 찬장정리 등을 하기 때문에, 식구들이 깨어나서 침대머리에 묶어 놓으려고 할지도 모릅니다. 또는 새벽에 집안곳곳을 꿈지럭거리고 다니거나 웹서핑을 하면서 날을 새기도 합니다.(전문용어로 Sleep Latency Insomnia라고 합니다)

· 예민형(Antenna Head) – 비교적 적당한 시간(밤 10시)에 잠을 청하지만, 온 우주의 잡다한 일에 신경이 쓰여서 도저히 잠을 이루지 못하는 경우입니다. 낮에 했어야만 하는 일, 해야했던 말들, 또 해야할 것들을 되짚어 가는 형입니다. 새벽 1~2시경이 되도록 잠이 안와 거의 미쳐가다가, 선잠을 자게 됩니다.(전문용어로 Sleep Onset Insomnia라고 합니다)

· 침대형(Bed Bugger) – 잠들기 어렵지 않고, 8시간 이상 잠을 자는 경우도 있지만, 긴 밤 동안 내내 이리저리 뒤척이는 형입니다. 악몽을 꾸기도 하고, 땀을 흘리거나, 엎어지고 뒤집기를 반복합니다. 침대시트는 돌돌 말려 다리사이에 있거나, 바닥으로 떨어지기 있습니다. 위에서 내려다보면 침대위에 고치를 튼 것 같아 보입니다. (의학용어로는 Poor Sleep Quality라고 합니다) 심하게 몸부림을 치고, 상대방의 시트마저 돌돌 말아 바닥에 떨어뜨리거나, 옆의 사람마저 시트와 함께 말아 미이라처럼 만들어 버리기도 합니다. 이런 배우자라면, 시트를 개인용으로 나누어 각자 사용하기를 권합니다.

복용하는 약물로 악몽을 꾸진 않나요?

몇가지 약들은 혈액뇌관문(Blood Brain Barrier)이라고 하는 뇌를 감싸고 있는 얇은 막을 통과합니다. 약물이 뇌세포에 도달하게 되면, 기분을 변화시키는 신경전달물질과 환각, 분노, 비정상적인 행동, 생생하고 이상한 꿈과 악몽을 불러일으키는 호르몬의 분비를 촉발시켜, 이상한 행동이 일어납니다. 잠을 잘 자지 못하는데다가 아래 리스트에 적힌 약들을 복용중이라면, 의사에게 약물을 다른 것으로 바꾸어 달라고 이야기해야 합니다. 아래의 리스트는 완벽한 것은 아닙니다.

· 호흡기 치료제(Breathing medication) – AccuNeb, Ventolin 또는 Proventil(albuterol), Volmax

· 혈압 체료제(Blood Pressure Medication) – Aldomet(methyldopa), atenolol, nadolol, bisoprolol, carteolol, carvedilol, coreg, orgard, inderal(propranodol), lopressor HCT, Zeveta, Ziac

· 알츠하이머 치료제 – Aricept(Donepezil)

· 수면제 – Ambien(Zolpidem), Sonata(Zaleplon), Ativan(Lorazepam), Klonopin(Clonazepam), Clorazepate, Dalmane(Flurazepam), Halcion (Trazola), Prosom(Estazolam), Serax(Oxazepam), Valium(Diazeoam), Restorial(Temazepam). 아이러니하게도 수면제가 여기에 들어갑니다.

· 항우울제 - Cymbalta, Wellbutrin, BusPar(Busparine)

· 항생제 – Cipro(Ciprofloxacin), Biaxin, Levaquin(Levofloxacin), Trovan, Tequin

· 페노바르비탈(phenobarbital)

· 녹내장 치료 안약(Eye drop for glaucoma) – Timoptic, Timotic Xe(Timolol), Ocupress

과학자들이 50명의 불면증 환자를 대상으로 실험한 바에 따르면, 폭포같은 자연경관을 보면서 잠든 사람들이 일반적으로 잠드는 사람들보다는 20분 정도 빠르게 잠이 들었는데, 흥미로운 점은 키우는 양(羊)의 숫자를 세었던 사람들이 가장 늦게 잠이 들었다는 사실입니다.

호르몬 파괴

여성호르몬 과다(10~12장에서 보다 자세히 다룹니다), 에스트로겐 농도가 높은 경우에는 불면증을 비롯한 다양한 증상들이 나타납니다. 반면 프로게스테론은 안정과 항불안의 효과를 나타냅니다. 따라서 에스트로겐을 약화시켜서 체내의 프로게스테론과 테스토스테론이 영향력을 발휘할 수 있도록 하는 것이 불면증 치료의 핵심입니다. 에스트로겐 과다로 인한 것으로 생각한다면, 담당 의사에게 이야기 하십시오. 또한 10장에 기술한 호르몬보조제의 섭취를 고려해 보십시오. 에스트로겐만 잘 다스려도 수년간 고통받아 온 불면증에서 벗어날 수 있습니다.

천연산이라고 해도, 경솔하게 프로게스테론이나 호르몬보충제를 복용하지 마십시오. 또한 복용한다고 해도, 5장에 기술한 지시사항이나 제품설명서를 따르지 않으면, 생리주기와 건강에 대단히 나쁠 수가 있습니다.

하지불안증후군(Restless Leg Syndrome - RLS) – 피곤함 때문에 쉴 수가 없다

쉬는 동안이나 잠들려 할 때 다리가 저절로 움직거리는 느낌은 정말 이상할 것입니다. 이와 함께 대퇴나 장단지가 가렵거나, 잡아당겨지는 등의 이상한 느낌으로 인해 마치 한무리의 벌레들이 다리를 기어오르는 듯한 기분을 느낄 수도 있습니다. 때때로 서있거나, 걸어 다니는 중에 예고없이 팔다리에 쥐가 나서 어찌 할 수 없는 경우도 있습니다.

이러한 증상들이 바로 하지불안증후군(RLS)인데, 불면을 일으키는 신체 질환 중의 하나입니다. 이 질환은 보통 방치되는 경우가 많지만, 근래엔 파킨슨치료제, 신경성통증치료제, 간질치료제 등의 강력한 약물을 사용하기도 합니다. 2005년 RLS 적응증으로 최초로 승인받은 약은 레큅(Requip)인데, 아직까지 인기제품입니다. 불행하게도, 부작용이 만만치 않아서, 과도한 피로, 가슴앓이, 흉통 등이 있을 수 있습니다. 따라서 치료 효과와 부작용간의 균형을 고려해서 사용되어야 합니다.

이제 훨씬 간단한 RLS치료법을 알려 드리면 어떻겠습니까? 첫째, 주치의와 상의하여 자신의 RLS가 신장장애나 혈당문제가 아니라는 것을 확인받기 바랍니다. 그리고 다음의 조언을 고려하시기 바랍니다.

· 카페인을 줄이거나 끊으세요.

· 구세대 항히스타민제나, OTC 수면제(diphenhydramine 함유제제)는 병세를 악화시킵니다. 대신 Claritin, Alavert 등으로 바꿔보세요.

· 다음의 영양보충제들을 섭취하세요. 저용량으로 시작해서 효과를 볼 때까지 서서히 증량하세요.

· 엽산(Folic Acid) – 800 mcg씩 하루 한번 복용하세요. 개인적으로 흡수가 좋은 Thorne사의 5-MTHF 또는 Metagenic사의 FolaPro를 선호합니다. 이 특별한 제형의 엽산제품을 구하기 어렵다면, 전국의 약국에서 팔리는 OTC 보통제품을 용량을 높여 복용하세요. 800 mg씩 하루 2번.

· 칼슘–마그네슘(Calcium-Magnesium citrate or chelate) – 600 mg 칼슘 - 200 mg 마그네슘 복합제를 복용하세요. 그리고 설명서의

지시를 따르세요(선호제품 Solaray사)

· 철분(Iron) - 150 mg Nu-Iron(Iron-polysaccharide 복합제) 매일 음식과 함께 복용(대소변의 색깔이 변할 수 있지만, 걱정할 것 없습니다. 정상입니다)

· 엘카르니틴(L-carnitine) – 500~1,000 mg씩 하루 2번, 식사와 함께

· 고혈압약, 삼환계 항우울제, 당뇨약, 스타틴계 고지혈증약 등을 복용중이라면, 유일하게 Coenzyme Q10(100 mg)과 Vitamin B군 복합제(50 mg)가 함께 필요할 것입니다. 둘다 매일 아침 복용.

· 게토레이(Getorade)나 비슷한 이온음료 8컵을 매일 마셔 칼륨 농도를 높이면 근육경련을 감소시킵니다. 또한 칼륨이 풍부한 음식도 도움이 됩니다. (무화과열매, 밀기울, 살구, 건포도, 호박, 콩류, 구운 감자, 수박, 시금치 등)

약장의 약이 깨우고 있지는 않나요?

수 많은 약들이, 전기가 통하는 느낌이나, 윙윙거리는 듯한 느낌, 심신을 흥분시켜서 또는 뇌파를 깨워, 잠을 방해할 수 있습니다. 아래 리스트에 속하는 약물을 복용 중이라면, 이들로 인해 불

면이 생길 수 있으므로 의사와 대책을 상의하세요.

· 항우울제(Antidepressant) – 웰부트린(Welbutrin), 졸로푸트(Zoloft), 푸로작(Prozac), 팍실(Paxil), 렉사프로(Lexapro), 세렉사(Celexa)

· 기침/감기약(Cough/cold remedies) – 충혈제거제인 슈도에페드린 함유제제, 이것들은 흔히(항상은 아님) "졸립지 않음" 이란 라벨이 있습니다.

· 에스트로겐 함유약물 – 피임약 또는 호르몬 대체약, 패치, 주사, 크림

· 에비스타(Evista - 골다공증치료제) – raloxifene

· 구아라나(Guarana) – 천연 비만약 또는 강장제

· 스타틴계 콜레스테롤 약물 – 리피토(Lipitor), 조코(Zocor) (2장 참조)

· 주의결핍다동장애 약물(Drugs for ADHD)- Ritalin(Methylphenidate), Adderall(Amphrtamine Salts), Dexedrine(Dextroamphe- tamine)

· 항염 스테로이드 – prednisone, methylprednisone, oraprapred

· 기관지 약물(Breathing medicines) – albuterol, salmetetol, theophyline, advair, xopenex, atrovent, rhinocort 그리고 이들을 포함하는 정제, 시럽, 알약

· 갑상선 약물(Thyroid medication) – 특히 용량이 너무 많거나, 실수로 밤에 복용한 경우. 불면증을 피하려면, 모든 갑상선약물은 아침 기상시에 복용하여야 합니다.

비타민과 무기질이 수면을 돕습니다

칼슘은 안정 효과가 있고, 마그네슘은 근육을 이완시키는 작용을 합니다. 따라서 하지불안증후군(RLS)을 제외한 모든 불면증에 효과가 있습니다. 칼슘과 마그네슘 보충제 구입시, "칼슘사이트레이트(Calcium citrate)" 또는 "마그네슘 글리시네이트(Magnesium glycinate)" 또는 "글리시네이트(glycinate)"형태의 제품을 권합니다. 이들은 복합제로 먹기가 더 쉽고, 혈중으로 흡수가 좋기 때문입니다.

단지, 이 두 제제를 복용하기에 앞서 이들은 모두 심장박동과 관계가 있으므로 반드시 의사의 승인을 받도록 하세요. 하루에 칼슘은 500 ~ 1,000 mg, 마그네슘은 200 ~300 mg씩 복용합니다.

비타민 B_{12}는 시아노코발라민(cyanocobalamin)이라고도 하는데, 건강 유지와 수면에 있어 매우 중요합니다. B_{12} 결핍시에는 피로, 허약, 변비, 식욕감퇴, 무감각, 팔다리가 욱씬거리는 통증, 우울증,

착란, 기억력감퇴, 혀나 입주변 통증, 등의 증상이 흔하게 나타납니다. 특히 B_{12}가 부족하면, 수면 호르몬인 멜라토닌 합성을 하지 못하므로, 불면증이 생길 수 있고, 더 나빠지면 수면주기가 바뀌어, 낮에는 자고 밤은 지새우는 일도 생깁니다.(멜라토닌에 대한 사항은 아래에 있습니다)

B_{12}는 비교적 저렴합니다. B_{12}는 위장관에서의 흡수가 원활하지 못하므로 일반표준 용량보다 더 많이 섭취하기를 권합니다. 의사의 처방으로 주사를 맞던가, 또는 경구보충제를 하루에 500 ~ 1,000 mcg씩 복용하세요. 6개월분이 20달러 이하 입니다.

불면증약에 대해 궁금한 모든 것

처방약이나 일반의약품으로 수면보조제를 복용하고 있다면, 이런 약들은 우리 몸을 축 늘어지게 만듭니다. 수면제란 잠을 유도합니다. 자연상태로, 호흡과 맥박, 소화 등뿐아니라, 생각하는 과정까지도 늦출 수 있습니다. 따라서 아래의 주의사항을 보고 속도를 안전하게 유지하기 바랍니다.

· 처방약을 먹기 전에, 약한 효과의 OTC 제품부터 시작하세요. 이 경우에도 반드시 의사나 약사와 상의하세요.

· 어떤 약을 먹던지 간에, 가장 낮은 용량부터 시작합니다.

· 수면제를 갑자기 중단하지 마세요. 서서히 줄여나가며 의사의 지시를 따르는 것이 좋습니다. 처방수면제를 끊는 것은 수개월이 걸릴 수 있습니다.

· 수면제 복용 후 12시간 이내에는 절대로 술을 먹지 마세요. 심박동과 호흡이 느려져 사망할 수 도 있습니다.

· 불면증이 우울증이나 폐질환 같은 큰 질병으로 인한 것이라면, 함께 동시에 치료하는 것이 좋습니다.

수면제가 잠을 방해하지 않나요?

이상하게 들리지만, 이 말은 사실입니다. 수면제는 실제로 잠을 방해할 수 있습니다. 이것은 수주일 이상 수면제를 복용하는 사람은 누구에게나 해당됩니다. 왜냐하면 뇌가 정상적인 수면사이클을 따를 수 없도록 변화하기 때문입니다. 즉 거의 대부분의 수면제는 90분정도 지속되는 급속안구운동(REM)과 비급성안구운동(NREM)의 사이클을 변화시켜, 잠의 특별한 단계인, REM 수면*을

---

* 수면에는 NREM(비급속안구운동수면) 과 REM(급속안구운동수면)이 있다. 수면 단계 중 NREM수면은 1~4단계로 분류되며, 꿈을 꾸는 REM수면 단계가 별도로 존재한다. 잠이 들 땐 얕은 잠인 1단계를 거쳐 2·3·4단계로 진행되며, 4단계가 끝나면 REM수면 단계로 올라와 꿈을 꾸게 된다. REM수면이 끝나면 다시 1~4단계 중 어느 한 단계로 돌아갔다가 다시 REM수면으로 돌아오길 하룻밤에 4~6회 반복한다. 잠은 한번에 이어 자야 1~4단계와 REM 수면이 적절하게 조화되어 피로회복, 신진대사, 성장, 기억력 저장 등의 효과가 극대화된다.

변경시키거나 없애버리기조차 합니다. 이것은 잘 쉬지 못하거나 멍청이처럼 느껴지는 것이지요. 수면제는 또한 NREM 수면을 증가시키고 서파수면(slow-wave sleep)은 감소시키고, REM 수면의 밀도를 저하시킬 뿐아니라 또 다른 방법으로 정상수면의 사이클을 방해하기도 합니다. 간단하게 말하면, 잠은 자지만, 신체는 휴식을 취하지 못하게 되어, 결국 수면부족이 되는 것입니다. 그래서 깨어났을 때 상쾌하지 않고, 하루종일 피곤하고 처지는 것입니다. 더욱 놀라운 것은, 많은 전문약과 OTC 수면보조제들이 복용한 사람 중 10 %에게 오히려 역효과를 일으킨다는 점인데, 악몽을 꾸게 만들고, 수다스러움, 조병, 진전, 과잉행동과 불안 등을 유발시킵니다. 과다복용하지 마십시오. 복용량을 초과하면 호흡곤란을 일으킬 수 있습니다.

술 없이 잘 수 있습니다

술은 정상 수면패턴을 방해합니다. 소량을 마시면 잠이 들게 하지만, 과음은 밤중에 깨어나게 만드며, 깊은 수면을 방해하기도 합니다. 말할 필요도 없이 화장실을 들락거리느라 잠을 잘 수 없게 만듭니다. 잠을 쉽게 자기 어렵다면, 2주일 이상 술을 끊도록 하세요.

수면을 돕는 약초들

약초 추출물들은 전 세계적으로 수세기 동안 사용되어 왔습니다. 미국에서는, 다양한 모양과 형태로 판매 되고 있습니다. 캡슐, 차, 팅크제, 연고, 등입니다. 천연보조제에 대찬성입니다만, 기억할 점은, 아무리 천연의 물질이라도 알러지가 있을 수 있다는 것입니다. 어떠한 부작용이라도 생기면, 즉시 사용을 중지해야 합니다. 정신병이 있거나, 진통제, 근이완제, 수면제, 항우울제 등을 복용중인 경우에는 의사와 상의하세요.

대체로 수면 유도에 사용되는 허브들은 아래에 있는 식물들을 두가지 또는 세가지 이상 혼합하여 만들어진 것들입니다.

- 카모밀(Chamomile) – 예민형과 배회형에 탁월함
- 레몬유(Lemon balm) – 배회형과 침대형에 사용함
- 시계풀(Passionflower) – 배회형, 예민형과 침대형에 좋음
- 길초근(Valerian root) – 예민형과 침대형에 추천
- 라벤더(Lavender) – 예민형에 이상적임
- 복합제(Combination formula)가 광범위하게 팔리고 있습니다. Enzymatic Therapy사의 Revitalizing Sleep Formura, Metagenics사의 Benesom, 그리고 Thorne사의 SedaPlus 등의 제품을 복용해 보십시오.

기적의 멜라토닌

멜라토닌은 송과선에서 분비되는 호르몬으로 생체시계의 역할을 합니다. 멜라토닌 호르몬은 24시간 생체리듬에 따라 변동되어, 언제 자고, 얼마나 오래 자며, 언제 일어날지 등을 알려줍니다. 나이가 들수록 멜라토닌의 수치가 감소되며, 이로 인하여 노인이 되면 잠이 줄어들게 되는 것입니다. 또한, 스트레스를 받았을 때에도 멜라토닌의 농도는 줄어듭니다. 약국이나 건강식품점에서 취급하는 식사보충제로 멜라토닌 수치를 높일 수 있습니다. 복용 첫째 날에는 아무런 변화가 없겠지만, 계속 복용하면, 3주 이내에 효과를 볼 수 있습니다. 매일 아침 비타민 B군 복합제와 함께 복용해야 하는데, 왜냐하면 멜라토닌은 비타민 B군이 있어야 효과가 좋기 때문입니다. 비타민 B군은 활력을 올려주므로 아침에 복용하고, 멜라토닌은 긴장을 풀어주므로, 취침 전 1시간에 복용하시기 바랍니다.

추천 용량은 매일밤 1 mg정도로 시작하며, 3주 후에도 효과가 없다면 용량을 늘려갑니다. 3주 마다 1 mg씩 증량하되 최대용량은 3 mg입니다. 이 추천 용량은 권장량 보다 많은 양입니다. 그 이유는 멜라토닌이 체내에서 광범위하게 영향을 호르몬이기 때문인데, 멜라닌 농도를 측정하는 타액 테스트를 받는 것이 가장 좋습니다. 검사 테스트 후에, 최적의 복용량을 산출한 뒤 먹는 것이 가장 좋습니다. 보통 4주 이내에 현저한 효과가 있지만, 그렇지 않다면, 다음의 3가지 중 하나를 시도해 보세요.

1. 효과가 더 좋은 브랜드로 바꾼다.

2. 다른 수면보조제를 함께 복용한다.(예 : 시계풀(passionflower))

3. 모든 복용을 중단한다. 멜라토닌의 농도가 낮은 것이 불면증의 원인이 아닐 수도 있다.

자주 하는 말은 아니지만, 합성제품의 멜라토닌을 복용하세요. 왜냐하면 천연 멜라토닌은 보통 소로부터 추출된 것이라서 오히려 알러지반응을 일으킬 수 있기 때문입니다. 과학자들은 멜라토닌이 수면보조제로서의 용도 이외에 다음과 같은 다른 효과를 가지고 있다고 말하고 있습니다.

· 시차로 인한 피로를 감소시키거나 줄여 준다.
· 담배, 마약, 신경안정제(benzodiazepines) 등에 대한 탐닉을 줄여 준다.
· 군발성 두통(cluster headache)을 예방한다.
· 자가면역질환, 특히 다발성경화증을 완화시킨다.
· 피부암, 유방암, 전립선암 그리고 폐암 등을 예방한다.
· 이명을 완화시킨다.

멜라토닌은 부작용을 겪는 사람은 거의 없습니다. 그러나 호르몬이기 때문에 효과가 강한 약초나, 보충제 또는 대체 약물처럼, 주의해서 사용해야 하며 의사에게 복용사실을 알려야 합니다.

신비한 버섯류

수세기 동안, 중국과 일본의 약초학자들은 영지버섯(Reishi mush-room)이 간과 심장의 기능을 증진시키고, 숙면을 유도하는 것으로 인정해왔습니다. 이 버섯은 환각제 종류와는 관련이 없습니다. 사실, 오래전부터 버섯에 대한 의학기록은 '한두 달 복용하면 숙면을 증진한다'고 쓰여 있습니다. 라벨에 "영지"를 표기한 많은 좋은 제품들이 있습니다.

5-HTP, 천연 완화제

우울한 기분을 풀어주고, 기분을 좋게 하고, 쾌면을 유도하는 호르몬으로 세라토닌의 전구물질인, 5-HTP는 체내에서 자연적으로 존재하지만, 보조제로 섭취할 수 있습니다.

5-HTP*를 복용하면, 두 가지 효과를 볼 수 있는데, 왜냐하면 5-HTP는 체내에서 세로토닌과 멜라토닌으로 양쪽으로 가기 때문이지요. 세로토닌은 기분을 향상시켜주고 멜라토닌은 수면을 조절해줍니다.

---

* 5-하이드록시트립토판(5-HTP, 5-hydroxytryptophan) - 5-HTP는 뇌속의 세로토닌 합성의 전구체 역할을 하며, 트립토판이라는 아미노산으로부터 합성되는 세로토닌의 생성을 촉진한다. 우울한 기분을 풀어주고, 불안이나 슬픔을 경감해주며, 편두통을 해소 또는 예방하는 효과가 있는 보조제로 쓰인다. 아프리카에 식물의 일종으로부터 추출된 천연소재 물질로 상품화되어 있다. 뇌속의 세로토닌 생성을 촉진시켜 식욕억제로 인한 체중감소의 용도로도 쓰이고 있다.

타이밍이 중요합니다

수면에 문제가 있다면, 다른 질병 치료를 위해 복용 중인 약이 문제가 될 수 있습니다. 따라서 수면제를 찾기 전에, 복용중인 약들에 대해 약사에게 검토할 것을 요청해야 합니다. 약을 복용하는데에는 간단한 법칙이 하나 있습니다. 기운을 북돋는 약들은 아침에 복용하고 몸을 이완시키는 약들은 저녁에 복용하세요. 갑상선 호르몬이나 신종 SSRI 계열의 항우울제, 비충혈제거제, 식욕억제제 등은 에너지를 생산시키고 몸을 활발하게 만들기 때문에 아침에 복용하는 것이 원칙입니다. 또한 혈압에 사용되는 이뇨제들도 아침에 복용하는데, 그 이유는 화장실에 자주 가게 만들기 때문입니다.

마찬가지 이유로, 진통제 근이완제, 정신병치료제, 알츠하이머용약, 혈압약 등은 졸음이나 어지럼을 유발하기 때문에 밤에 복용하는 것이 원칙입니다.

잠들기 위해서는, 깊은 숨을 쉬세요. 손과 발을 따뜻하게 하세요. 혈액이 뇌에서 말단으로 흐르게 하면, 잠이 잘 옵니다.

저녁식사 쯤에 50 mg를 복용하기 시작하고, 일주일 후부터 필요한 경우에 100~150 mg 복용합니다. 일부의 경우 5-HTP에 의해 흥분되는 사람이 있을 수 있는데, 이런 경우 좀 더 일찍 복용 하도록 하십시오. 처방 항우울제와 함께 복용하지 마세요. 배회형, 예민형, 침대형에 모두 좋습니다.

정말 수면제가 필요하다면 ....

여기 추천된 '약이 아닌 모든 방법들'을 시도해도 도저히 잠을 못 이룰 수 있을 것입니다. 내 친구도 내가 알려준 방법을 아무리 동원해도 잠을 이룰 수가 없었고 밤늦게 까지 쇼핑을 하느라 돈만 많이 썼다고 불평을 했습니다. 이러한 사람들은 어쩔수 없이 수면제를 먹어야 합니다. 수면제(처방약, OTC)의 가장 좋은 점은 먹는 즉시 효과를 볼 수 있다는 점입니다.

모든 종류의 수면제를 여기에 나열하는 것은 불가능하지만, 현재 판매 중인 몇몇 유명한 약들에 대한 정보를 알려드리겠습니다. 어떤 약을 먹게 되는, 그것을 먹고 그 약효가 어떠했는지를 적는 수면일기를 써보세요. 약 복용후에 일어난 사소한 변화들을 모두 메모하는 것입니다. 예를 들면, "오늘 활력이 넘쳤다. 상쾌하게 일어났다. 업무에 열중하였다" 등입니다. 또한 특이한 사항을 메모하세요. 예를 들면, "졸려서 두 번이나 벽에 부딪칠뻔 했다, 악몽을 꾸었다, 아침 먹은 것을 토했다, 직장 상사의 이름을 잊었다" 하는 식으로 말입니다. 수면일기를 쓰다보면, 수일 내에 이 수면제를 먹을 것인가 말 것인가를 결정할 수 있게 될 것입니다.

OTC 수면보조제

OTC 수면보조제는 어디에서나, 다양한 브랜드의 수많은 제품들이 판매 되고 있는데, 보통 그 성분은 디펜히드라민(diphenhydramine)이나 독실아민(doxylamine) 중 하나이거나 이들의 복합제입니다. 둘 다 항히스타민제로써, 감기나 알러지약에 사용되는 것들과 비슷한 히스타민 약물입니다. 이 약물들은 중독성은 없지만, REM과 NREM 사이클을 교란시키기 때문에 숙면을 방해하기 쉽습니다. 또한 비교적 안전한 편이지만, 협심증, 부정맥, 녹내장, 전립선 비대증, 배뇨곤란, 호흡곤란 등이 있는 경우에는 주의하여야 합니다. 대표적인 부작용으로는 기상 후의 피로감, 낮은 신체운동성, 몽롱한 시야, 구강건조, 그리고 대낮 졸음 등입니다. 가끔 이약들은 아세트아미노펜같은 진통제와 복합되어 판매되는데, 타이레놀 PM, Excedrin PM 등이 있습니다.

제품명 중 "PM"이란 수면보조제 성분이 있다는 표식입니다.

처방 수면보조제

· 항우울제(Antidepressants) – FDA는 항우울제를 불면증의 사용하도록 승인하지는 않았지만, 이 약물들이 진정작용이 있어, 일상적으로 불면증에 처방됩니다. 대표적으로 trazodone (Deayrel) 과 amitriptyline(Elavil) 등이 있습니다.

· 벤조다이아핀계(Benzodiazepines) – 이 수면제들은 신경계를 억제하여 뇌에서 GABA라고 하는 호르몬을 분비하도록 합니다.

이 약물들은 다음 날까지 약물후유증이 있어, 낮에 졸리고, 중독성도 있습니다. 복용후 30분에서 1시간에 효과를 발휘하여 졸리기 시작하고, 약효는 오래 지속합니다. 약효가 오래 지속하는 약들은 다음날 아침까지 후유증을 남겨 몸을 힘들게 합니다. 이 약물들은 수면패턴에 영향을 미쳐 REM수면을 방해합니다. 대표적인 약들은 remazepam(Restoril), estazolam (Pro-Som), clonazepam(Klonopin),triazolam(Halcion),oxazepam(Serax),flurazepam (Dalmane), lorazepam (Atrivan) 그리고 alprazolam(Xanax) 등입니다.

· "Z" Drugs - 이 약물들은 화학명칭 속의 Z 로부터 명명되었습니다.(예외 Indiplon) 예전의 benzodiazepines 보다 향상된 것으로 선전되지만, 효과나 중독성은 거의 동등하다고 보입니다. 이 점에서 감히 말하자면, 어떤 연구보고서인가 또는 누가 돈을 투자하였는가에 좌우된다고 봅니다. 벤조다이아제핀계에 비하여 효과가 신속히, 5 ~ 10분 만에 나타나고 고유의 수면사이클을 모방하고 있다는 점입니다. "Z" 약물들은 몸에서 빠르게 배출되기 때문에 다음날까지 고생할 필요가 없는 대신에 밤새 수면 효과가 유지 되지 못하는 경우도 있습니다. 대표적인 제품은 zaleplon(Sonata), zolpidem(Ambien), eszopicolne (Lunesta) 그리고 cyclopyrrolone(Indiplon) 입니다.

· 멜라토닌 길항제(Melatonin Agonists) – 새로운 계통의 수면제로 인체의 자연호르몬인, 멜라토닌의 작용을 모방하는 전문의약품이며, 훨씬 강력한 효과를 가지고 있습니다. 인체의 24시간

생체리듬에 따라 작용하고 더 빠르게 잠이 들고 더 길게 잘 수 있도록 해줍니다. 이 계통의 최초, 그리고 최근의 약물로는 ramelteon(Rozerem)이 유일하며, 솔직하게 숨김없이 말하자면, 2006년에 이 의약품을 만든 제약회사에서 홍보를 담당하였습니다. 약물요법이 필요한 사람에게는 이 계열의 약물이 비교적 더 안전할 수 있습니다. 2006년에 실시된 임상실험에서 이 약물은 중독성과 다음날 휴유증도 없다고 밝혀졌는데, 다른 수면보조제처럼 GABA를 통하여 뇌 전체에 작용하지 않고 뇌 속의 생체시계에만 작용하기 때문입니다. 즉, GABA 대신에 멜라토닌을 분비시키기 때문에, 깊은 수면을 유도하고 다음 날의 후유증도 없습니다. 가격은 한달 분 85~100 달러.

비행기를 탈때에는 수면제나 안정제를 복용해서는 안됩니다. 왜냐하면 이러한 약들은 다리의 혈액의 흐름을 느리게 만들기 때문에 좁은 공간에서 갖혀있는 동안 쥐가 나게 할수도 있고 혈전을 만들수도 있기 때문입니다. 특히 나이가 많거나 순환기 계통에 문제가 있는 사람은 그 위험성이 높아집니다. 따라서 착륙 후에 수면제를 복용하거나 호텔방에 도착한 후에 수면제를 복용하도록 미루는게 바람직합니다.

상담 3부

허리 아래
Below the Wait

Chapter 9

비아그라

남자가 비아그라를 찾을때, 여자는 신경안정제를 원한다

이 글을 쓰기 위해 연령대별로 10명씩 여성들을 모아 조사를 하였습니다. 조사과정에서, 그들에게 "지금 섹스에 관한 가장 큰 문제는 무엇인가요?" 라고 물었습니다. 가장 대담한 친구가 웃으며 솔직하게 대답합니다. "난 언제나 피곤에 지처 있고, 남편은 시도 때도 없이 섹스를 재촉해요. 어느 바보가 그 약을 만들었대요?" 킥킥거리는 웃음 속에, 이 말은 다른 여성들에게도 같은 공감을 얻었습니다. 여성들 모두는 그들의 남성들이 전능한 "푸른 다이아몬드" 약인 비아그라(Viagra)의 덕분으로 더 정력이 강해지는 동안, 정작 무덤덤하게 느끼고 있을 뿐이라고 생각되었습니다.

사람들의 성적 욕구가 낮아지는 것은 선택에 달려있습니다. 또한 이것은 노화의 자연스러운 일부분입니다. 확언하건데, 성적 욕구는 제약회사들이 암시하는 것처럼 질병이 아니라는 것이지요. 정말로 60대나 70대의 남성들이 흥미와 환상의 대가로 약물로 성욕을 높이는 것이 필요할까요? 여성들은 남성들의 장단을 맞추기 위하여 무엇이 필요하단 말인가요?

섹스의 "질병화"

제목을 보고 무슨 생각이 드십니까? 곧 새로운 '질병'이 등장한다고 합니다. FDA(미국식약청)가 조만간 남성호르몬(testosterone)을 함유한 섹스패치 제품, 인트린사*(Intrinsa)를 허가한다는 뉴스를 듣게 되면, 무슨 말인지 이해가 될 것입니다. 이 질병은 성욕감퇴장애(HSDD : Hypoactive Sexual Desire Disorder)라 불리며, 이 약은 '성적 환상이나 성적 욕구가 감소되거나 부족한' 것을 느끼는 '위기의 주부들'(Desperate Housewives, 미국 TV 드라마 제목)의 등장인물 같은 여성들을 대상으로 합니다. 실제로 제약회사는 새로운 섹스약(sex pill)을 지금 시험하고 있는 중이며, 확실한 것은 그 약이 남자들의 비아그라 바로 옆 약국 진열대에 놓일 것이라는 점입니다.

오해하지 마십시오. 저 역시 섹스를 좋아하고 소중하게 생각하고 있습니다. 그러나 섹스를 '시시하고 바보같이' 생각되어 지는 것이 신체적 상태에서 느껴질 때, '낮은 성적 욕구'는 질병으로 간

* P&G가 개발한 인트린사 패취는 남성호르몬 함유제제로 여성 성욕저하에 사용하며, 난소와 자궁을 적출하고 여성호르몬 치료를 받는 60세 이전의 여성에게 사용된다

주되며, 이 때 생겨나는 막대한 경제적인 기회를 살펴보지 않을 수 없습니다.

성기능 장애의 원인 1 : 스트레스

많은 위기의 주부들이 모르고 있고, 받아드리기 어려운 진실이 있습니다. 인생이 끝났다고 느끼는 여성들은 남편들이 진심으로 사랑한다고 해도 보통 섹스에 흥미를 느끼지 못합니다. 부신(adrenal glands)이 바쁘고 긴장된 일상 생활로 인해 한계 기능까지 올라갔을 때, 우리 몸은 성호르몬을 만들어 내지 않고 아드레날린과 코티솔 같은 스트레스 호르몬을 만들어 내기 시작합니다.

50대 초반의 보통, 활기차고 성적으로 개방적인 친구가 두려움에 차서 왔었지요. 그녀는 "갑자기 말라버렸어"라고 말했습니다. 그 친구는 호르몬대체요법(Hormone replacement therapy : HRT) 같은 어떤 약물요법이 자신에게 필요한 가를 알고자 했습니다. 나는 그녀가 밤에 일하고 있고 하루 수면 시간이 4시간 이상이 거의 안되는 일 중독자라는 것을 알았습니다. 그래서 이렇게 말해주었습니다. "지금 필요한 것은 호르몬(HRT)약이 아니예요. 단지 휴가와 긴장을 풀어줄 영화나 음악 그리고 부드러운 사랑의 배려(tender loving care : TLC)가 필요합니다." 그녀는 휴가를 갔고, 4일째 밤에 전화를 걸어 와 말하더군요. "모든 것이 정상으로 돌아왔어요!" 물론 부작용도 없었지요.

자, 이제 이해가 되시나요? 부신을 보호하기 시작하면, 우리 몸은 다시 성호르몬을 만들기 시작합니다. 제 친구는 운이 좋았지요. 왜냐하면 때로 부신의 기능이 저하되어 성적 욕구가 저하되는데 이것을 회복되는데 몇 달이 걸릴 수 있기 때문이지요. 이런 식으로 성적으로 무기력해졌다고 느낀다면, 이 책 1장을 보시고 부신의 보호를 시작하시기 바랍니다. 여러 가지 방법으로 성적으로 더 좋아질 것이고 침실 밖의 일상생활 역시 나아질 것입니다.

성기능 장애의 원인 2 : 호르몬 불균형

명백한 또 다른 주장이 있습니다. 성적 활력, 지구력 그리고 성적 자극은 신체의 성호르몬 농도에 직접적으로 영향을 받습니다. 여성호르몬(estrogen), 남성호르몬(testosterone), 황체호르몬(progesterone) 사이에서 미세한 균형이 깨지면, 침실에서 그 대가를 치루게 됩니다. 호르몬들의 상태가 나쁘다는 징후는 탈모, 질의 건조, 불면, 피로, 근육무력 그리고 감정의 동요 등입니다. 따라서 장기간 좋은 상태를 원한다면, 일반약(OTC), 섹스약 등에 의지하지 마시고, 대신 호르몬의 불균형을 바로 잡도록 하십시오. 비아그라(Viagra), 시알리스(Cialis), 레비트라(Levitra) 등을 사용하여 성적 욕구를 돋우려는 사람들은 자기 자동차를 다른 차의 배터리에 연결하여 3 km 마다 시동을 걸려고 하는 것과 같습니다. 지금 나는 배터리를 호르몬으로 바꾸라고 말하고 있는 것입니다.

많은 의사들은 호르몬 불균형은 치료하지 않고, 오직 바로 치료하는 약을 처방합니다. 내분비과 의사, 부인과 의사, 또는 타액이나 소변으로 호르몬 테스트를 제공하는 의사를 만나는 것이 중요합니다. (어떻게 그러한 의사를 만나는지는 5부에서 설명합니다) 또한 숙련된 실험실이 필요합니다. 우연히 알게 된 연구소가 ZRT Laboratory입니다. 이 연구소는 집에서 테스트를 하고 그 결과를 실험실로 보내도록 되어 있어, 선호하고 있습니다. 연구소는 호르몬 농도를 측정할 뿐 아니라, 또한 어떤 약물이 성적 욕구를 감소시키는 지를 알아내기 위하여 약물 일람표를 검토합니다. 호르몬 불균형이 확인되면, 의사는 OTC 보조제, 처방의약품, 또는 맞춤형인 생체동일 호르몬으로 호르몬 균형을 회복하도록 도울 수 있습니다.

DHEA, 젊음의 원천인가?

핵심 성호르몬의 하나가 남성호르몬(testosterone)입니다. 남성의 성호르몬인 이 물질은 여성의 성적 충동을 위해서도 또한 결정적인 물질입니다. 그러므로 침실에서 흥미를 느끼지 못한다면, 당신의 남성호르몬 농도를 올리기를 원할 것이고, 이것은 남성호르몬의 전구물질로 알려진 DHEA의 농도를 올림으로서 쉽게 이루어질 수 있습니다.

DHEA는 본래 부신(adrenal glands), 생식선(난소와 고환), 그리고 뇌에서 만들어 집니다. DHEA는 신체에서 수십 개의 다른 호르몬들로 만들어지기 때문에, 아주 적은 양이 부족해도 건강상 극적인 결과를 야기할 수 있습니다. 질병, 만성 스트레스 그리고 노화 과정

등이 모두 DHEA 수치를 낮추는 역할을 합니다. 이러한 이유로 어느 전문가들은 DHEA 수치를 높이는 것이 젊게 느끼고 더 활기차게 할 수 있다고 생각합니다. 또한 많은 보디빌더들은 신체 내에서 근육형성 스테로이드를 높이기 위해 DHEA를 복용하기도 합니다.

DHEA는 개인적으로 가장 좋아하는 일반 보조요법제 중의 하나입니다. 이것을 젊음의 원천이라고 생각하는 사람들과 의견을 같이 합니다. 그러나, 모든 사람에게 안전하게 권할 수는 없는데, DHEA는 다른 호르몬을 만드는 전구물질이며, 몇몇 호르몬은 암의 성장을 유발하는 것으로 알려져 있어, 모든 사람에게 맞지는 않기 때문입니다. 따라서 DHEA가 부족하다는 것이 확실하지 않다면, 임의로 DHEA를 보충하는 것은 바람직하지 않습니다.

DHEA는 또 다른 문제점이 있습니다. DHEA가 남성호르몬의 전구물질이지만, 그것은 또한 여성호르몬의 전구체이기도 합니다. 호르몬 전문가들은 DHEA는 남성들이 원하는 남성호르몬 보다는 여성호르몬을 만들어내는 것 같다고 말합니다. 보디빌딩을 하는 남성들은 부디 이 문장을 다시 읽어주시기 바랍니다. 연구에 의하면 DHEA는 또한, 복용하는 사람 중 절반이하의 여성에게만 작용을 하고, 과도하게 사용하면 여성호르몬으로 유발되는 암의 위험을 증가시킬 수 있다고 하여 논쟁이 있어 왔습니다.

DHEA를 복용한다면, 안전한 복용을 위해 몇 가지 도움이 되는 방법이 있습니다. DHEA와 보조제 인돌 3 카비놀(Indole-3-Carbinol, I3C)을 함께 복용하는 것을 고려해 보세요(1일 2회 200 mg가량). I3C는 과도한 DHEA에 의해 만들어진 여성호르몬을 몸에 좋은 형태로 변하도록 해줄 것입니다. 크리신(Chrysin), Metagenics's EstroFactors 또는 Dr. Chi's Myomin을 함께 복용하는 것을 고려하세요. 이들은 보충된 DHEA로부터 만들어진 여성호르몬의 양을 조절합니다.

DHEA에 대한 이러한 모든 경고와 안전을 고려하여, DHEA를 사용해 보시기 바랍니다. DHEA를 필요로 하는 사람이라면, DHEA는 활력, 감정, 그리고 성적 욕구를 상승시켜 삶의 질을 되돌려 줄 수 있기 때문입니다. 또한 DHEA는 감염을 이겨내게 하고, 유해한 유리기(free radical, 활성산소)를 억제하고, 뼈를 강하게 하고, 기억력을 증진시키고, 인슐린에 대한 감수성(체중증가와 관련된 인슐린 저항성이 있다면, 좋은 것임)을 증가시키는데 도움이 될 수 있습니다. 이와 같이 DHEA 수치를 측정하고, 의사에게 DHEA 보충제가 나에게 적합한지 물어보시기 바랍니다.

DHEA테스트는 ZRT Laboratory, John Lee's website 또는 Genova Diagnostics에 타액시험지(타액을 이용한 진단시약)를 주문하세요. 보통 경구용 DHEA 보충제 보다는 DHEA 피부크림을 사용하도록 추천합니다. 피부용 크림은 간을 거치지 않고 혈액으로 직접 흡수되어 더욱 효과적으로 작용하기 때문입니다. 그러나 한편 우수한 연구자들이 이 점에 대해 논쟁 중에 있다는 점을 말씀드려야 하겠습니다. Life Extension 과 Life-Flo는 온라인과 건강식품점에서 판매되는 많은 DHEA 크림 상품 중의 두 가지 상품명입니다. 정제, 캡슐제 그리고 설하분무제 같은 경구용 보충제는 약국과 건강식품점에서 보실 수 있습니다.

약물은 성욕을 저하시킨다

성욕의 저하는 다음 약물의 부작용으로 나타날 수 있습니다.

- 거의 모든 혈압약물들
- 부탈비탈(butalbital)을 함유하는 진통제
- 아캄프로세이트(Campral)– 알콜중독 치료제
- 스타틴계 항콜레스테롤 약물들(콜레스테롤 저하제)
- 거의 모든 항우울제들
- 제산제(ranitidine, cimetidine)
- 간질치료 약물들(gabapentin, phenytoin)
- 피나스테리드(finasteride - Proscar), 전립선비대증치료제
- 항정신병 약물들(Risperdal, Zyprexa)

이들 약물 중 하나가 성욕을 사라지게 했다고 생각한다면, 담당 의사에게 말해야 합니다. 그러나, 의사의 허락없이 약물복용을 중단하지 마십시오. 어떤 약물들은 서서히 복용량을 줄여야할 필요가 있습니다. 갑자기 약물복용을 중단하는 것은 본래의 질병을 악화시킬 수 있습니다.

비아그라는 득이 많습니다

어떤 다른 약도 비아그라(Viagra-sildenafil)가 이룬 높은 실적에 다가갈 수 없을 것입니다. 의사들은 화이자의 사랑의 약, 비아그라가 발매된 첫 달에 터무니없이 367,857건(Levitra-vardenafil)의 처방전을 썼습니다. 이 발기부전치료 약물과 모방약물인 레비트라와 시알리스(Cialis-tadalafil)는 음경의 혈관을 이완시켜 혈액이 더 많이 흐르게 합니다. 천연 아미노산, 엘-아르기닌(L-arginine) (OTC로 판매됩니다)도 또한 음경의 혈액을 흐름을 증가시키는 작용이 있습니다.

그러나 여기서 정말로 알아야 할 것이 있습니다. 발기부전 약물들과 엘-아르기닌(L-arginine)은 발기능력을 향상시키지만, 욕정을 자극하지는 않습니다. 남자들이 발기를 시작한다면 이러한 약물들은 음경을 더 단단하게 만들 수 있습니다. 그러나 아래가 약하다면, 이들 약물들은 불을 지피지 못할 것입니다. 이것이 본래의 문제해결을 위해 핵심에서부터 성문제를 강연하는 이유이며, 부신기능 저하, 호르몬 불균형, 인간관계, 그리고 생활환경에 중점을 두어 보다 관심을 갖는 이유입니다. 또한 비아그라와 유사 약물들은 위험할 정도로 혈압을 떨어뜨릴 수 있기 때문에 흉통과 협심증에 전통적으로 오랫 동안 사용되고 있는 질산염(nitrate)약물들과 함께 복용할 수 없습니다. 이러한 발기부전 약물들은 또한 다른 약물들과 약물상호작용이 있습니다.

이제 부부가 마법같은 신비한 힘을 가지고 있지 않다면, '섹스의 즐거움(the Joy of Sex)'이란 책을 한권 사든가, 둘이 함께 마사지 수

'수퍼 X'와 함께 수퍼 섹스를

일명 '수퍼 X'는 자연의 비아그라입니다 . 이것은 동양의 약용식물들을 배합한 것인데 좋은 효과를 줍니다. 이것은 처방전 없이 판매되고 필요할 때 복용하면 됩니다. 인삼(Panax ginseng), 통카알리(Tongkat Ali-말레이지아산), 그리고 육종용(Cistanche deserticola)의 복합제는 발기유발, 정력증가와 조루에 도움을 줄 수 있습니다. 약간의 불면증을 일으킬 수 있으나 크게 걱정할 것은 아닙니다. 처방은 www.chi-health.com에 있습니다. 용법 용량- 섹스 한 시간전 2~3캡슐.

업을 듣던가, 또는 환상의 하룻밤을 그만 두던지 하십시오. 각자 휴식을 위한 "특별한 요청"을 받은 겁니다. 인간관계 문제나 또는 성적 고민을 작은 파란 약으로만 해결하려고 하지 마세요.

약물은 발기상태는 좋아지게 할 수 있지만, 약으로는 만들지 못하는 것들이 있지요. 사랑, 열정, 그리고 자기 자신의 고유한 성호르몬들은 지구상에서 가장 훌륭한 최음제들입니다. 이것들을 조화롭게 한다면 침실에서 더 좋은 힘을 가지게 될 것입니다.

남성갱년기, 여성갱년기에 남성을 포함하자

앤드로포즈(Andropause)란 남성의 폐경기란 말입니다. 보통 50세

이후의 중년 남성에게서 남성호르몬의 수치가 감소되는 것을 설명하는데 이용되는 용어입니다. 아시다시피, 남성호르몬은 열망에 불을 붙이기 위해 필요합니다. 그래서 여기에 남성폐경기가 열정을 가라앉게 하는지 여부를 알아내기 위한 몇 가지 질문들이 있습니다.

1. 세기와 지구력이 약해졌는가?
2. 배우자를 황홀하게 하려는 충동을 잃었는가?
3. 키는 줄고, 몸무게는 늘었는가?
4. 까다로워지고 우울해졌는가?

솔직히 말해서, 남성들에게서 자신들의 남성호르몬 수치가 떨어지는 것은 놀랄 만한 일이 아닙니다. 남성갱년기나 여성폐경기를 병이라고 생각하지 마십시오. 사람의 호르몬 수치는 나이가 들어감에 따라 감소합니다. 그러나 호르몬수치가 감소하지 않도록 하는 방법을 안다면, 호르몬수치가 균형을 유지하도록 할 수 있으며, 만족스러운 성생활을 즐길 수 있는 것입니다.

튼튼한 부신을 가진 건강한 남자는 호르몬이 천천히 감소한다고 생각할 수 있습니다. 그래서 어떤 남성들은 70세 까지도 그의 최고 남성호르몬 수치의 60 %를 아직도 가지고 있다고 허풍을 떨 수 있는 것입니다. 남성갱년기의 문제는 호르몬이 감소할 때, 때때로 남성호르몬–여성호르몬 불균형을 뒤엎어 여성호르몬과다증(estrogen dominance) 상태로 되는 것입니다.

기능이 나빠진 효소들을 가진 노년의 남성들과, 너무 많은 호르몬을 함유한 고기, 생선과 유제품을 섭취하는 모든 연령 대의 남자들은, 불균형의 경향이 더 심할 수 있습니다. 비타민 B군과, 특히 엽산이 부족한 남자들과 또한 업무상 또는 전쟁에서 탈산염화합물(프탈레이트) 또는 다이옥신**에 노출된 남자들은, 여성호르몬-남성호르몬 불균형 상태가 되기 쉽습니다.

남성과 여성 모두에게서 여성호르몬 과다증(estrogen dominance)의 원인으로 설명이 부족했던 부분은 복부지방입니다. 지방세포는 여성호르몬을 만듭니다. 너무 많은 여성호르몬이 있는 남자들은 토실토실하게 살찐 복부와 함께 육감적인 가슴을 가지게 됩니다. 또한 전립선이 커질 수 있습니다.(여성호르몬 과다상태의 자세한 내용은 10~12장 참조)

남성과 여성 모두에게서 남성호르몬은 아로마타제(aromatase - 방

---

* 프탈레이트(phthalate) - 탈산염이라고도 한다. 프탈레이트는 여러 화학성분으로 플라스틱류(PVC) 생산시 가소제로 쓰임. 내분비계 장애를 일으키는 환경호르몬 추정물질임. 한국에서는 식품용기에 프탈레이트의 사용이 금지되었고, 2006년부터 모든 플라스틱 재질의 완구 및 어린이용 제품, 그리고 화장품에 DEHP·DBP· BBP 등 3종의 사용이 전면 금지되었다.

** 다이옥신(dioxins) - 다이옥신은 벤젠 고리에 염소를 포함하고 있는 화합물로서 75종류의 이성체를 가진 다이옥신류(PCDD)와 135종류의 이성체를 가진 퓨란류(PCDF)로 나눌 수 있다. 화학구조는 매우 안정하여 상온에서 색깔이 없는 결정으로 존재하며 극성이 없어 물에 잘 녹지 않는다. 대신 지방에 잘 녹기 때문에 몸 속에 들어가면 오줌으로 배설되지 않고 지방조직에 축적된다. 염소를 함유하고 있는 유기화합물이 탈 때 다이옥신이 생성될 수 있다. 쓰레기를 불태울 때 주로 발생한다. 인체 흡수는 97%가 음식으로 흡수되며 3%가 호흡기를 통해 흡수된다. 흡수 경로는 쇠고기, 돼지고기나 닭고기, 우유 등의 지방과 담배연기이다. 다이옥신은 주로 체내의 여성호르몬 관련 내분비계에 작용하여 독성을 나타내기 때문에 내분비계교란물질로 분류된다.

향화효소)라고 불리는 효소의 도움으로 여성호르몬으로 변합니다. 따라서 아로마타제 억제제(aromatase blocker)로 변화의 경로를 막는 것이 여성호르몬 생성을 방지하는 것이고, 남성호르몬과 여성호르몬의 균형을 개선시키는 것입니다. 이러한 균형이 정상으로 될 때, 성욕이 돌아옵니다. 의사들은 주로 유방암의 치료를 위해 아로마타제 억제제를 여성에게만 처방합니다. 그러나 나는 두 가지 식물성으로 만들어진 아로마타제 억제제와 같은 역할을 하는 OTC 보조제를 알고 있습니다. 시계 꽃에서 유래된 크리신(chrysin)과 지 박사(Dr. Chi)의 처방의 Myomin입니다. 또한 음식에서도 콩 요리와 색깔있는 채소를 섭취함으로써 아로마타제를 막을 수 있습니다.

남성 최대의 적, 여성호르몬 과다증

최근 라이트 박사(Dr. Jonathan Wright)와 리 박사(Dr. John R. Lee)를 포함한 많은 전문가들은, 여성호르몬 과다가 남성에게서 전립선비대와 전립선암에 관여하거나 혹은 원인이 되기도 한다고 확신하고 있습니다. 그들의 가설은 전립선암이, 남성호르몬(testosterone)이 디하이드로테스토스테론(dihydrotestosterone, DHT)으로 전환되는 것에 의해 발생한다는 전통적인 이론과 다릅니다. 사실 전통적인 이론은 이러한 전환을 느리게 하는 전통적인 의약품, 프로스카(Proscar)를 개발하게 하였습니다.

프로스카는 현재 전립선비대를 가진 남성을 치료하는 표준 치

| 약국 카운터 뒤에서 약사가 들려주는 비밀 |

생선 섭취를 늘리세요

주변의 남성분들이 전립선을 걱정한다면, 깨끗한 찬물에서 사는 생선의 섭취를 늘리거나 2000 mg의 어유(fish oil)를 하루 두 번 복용할 것을 권하십시오. 유명한 영국의 의학 저널 란셋(The Lancet)은 주로 생선과 아마인(flaxseeds)에서 발견되는 오메가-3 지방산이 전립선 암세포의 성장을 멈추게 하는 효과가 있다고 보고하고 있습니다.

료법입니다. 그러나 이 약이 생명을 구할수 있을까요? 아니면 남성들을 전립선암으로 가는 높은 위험에 놔둘까요? 이제 이것은 연구에 달려있습니다. 내가 약국에서 가장 잘 팔리는 전립선 의약품인 프로스카를 면밀히 검토했을 때, 명백하게 뒤죽박죽인 것을 알게 되었습니다.

1998년, 영국 암저널(British Journal of Cancer)에 발표된 연구는 프로스카를 5년 넘게 복용한 52명의 전립선비대증 남성들을 조사하였습니다. 이중맹검 연구는 그들의 PSA(전립선암의 지표물질)가 절반 정도로 낮아져 있어 약물의 유의성을 보고하였습니다. 그러나 동시에 남성들은 진행성 전립선암의 더 높은 위험이 두드러지게 증가하는 것을 알게 되었습니다. PSA는 낮아졌지만, 그러나 암의 위험은 증가했습니다.

그래서 의문이 생깁니다. 남성호르몬이 정말로 전립선비대, 암 그리고 발기부전을 유발하는 요소라면, 왜 18세에는 이러한 상태를 겪지 않는가요? 남성호르몬 수치가 높은 그들은 인구 중 전립선암과 발기부전의 비율이 가장 높아야 합니다만, 그들의 전립선은 건강하고 대부분은 실제로 침대에서 호색한이며 흥분이나 발기에서 어떤 문제도 없습니다.

결론은 무엇일까요? 남성호르몬만이 문제가 아니라는 것입니다. 중요한 것은 여성호르몬과 남성호르몬들의 전체적인 균형입니다. 가장 높은 여성호르몬 수치를 가진 남성들이 거의 전립선 비대를 가지는 반면, 남성호르몬의 수치가 가장 높은 남성들은 전립선 비대의 비율이 제일 낮은 경향이 있다는 점에서 많은 연구들이 일치합니다. 약물들의 위험성과 유익성의 균형을 어떻게 유지할지를 아는 약사로서, 남성들이 여성호르몬이란 짐을 감소시켜야 한다고 생각하며, 이 부담을 경감시킴으로서 보다 행복한 일상을 누릴 수 있을 것입니다. 남성호르몬을 증가시키고, 성생활을 활발히 하게하고, 정력, 강도, 그리고 머리카락의 성장을 향상시키고, 심장질환의 위험을 낮출 것입니다. 그러니 의사에게 남자의 여성호르몬이란 짐을 낮출 방법에 대하여 상의하고, 경우에 따라 10장에서 제시하는 호르몬에 도움이 되는 것들 중 몇 가지를 복용해 보세요.

발기부전과 에스트로겐

발기부전으로 고생하고 있고, 이것이 과도한 여성호르몬 때문이라고 생각한다면, 다음의 내용을 잘 읽고 실천하세요.

· 체중감소 – 지방은 여성호르몬을 생산한다.

· 운동 – 활발하게 걷기 같은 중간강도의 운동을 하루 30분씩 일주일에 5회

· 술과 진통제 복용을 하지 않는다(서서히 줄인다)

· '당내성 인슐린 저항성 테스트(glucose tolerance-insulin resistance test)'를 받는다. 대게 과도한 에스트로겐을 가진 남성은 당뇨병의 공통적인 예비증상과 체중증가의 원인으로 인슐린 저항성을 함께 가진다. 남성분이 인슐린 문제를 가진다면 그는 건강에 좋은 단백질이 높고 가공된 탄수화물이 적은 식이를 필요로 할 것이다.

· 유기농 과일과 야채들을 먹는다. 더욱 색깔이 있고 더 질 좋은 것들을 선택한다. 농약은 때때로 우리 몸에서 여성호르몬과 유사한 효과를 나타내므로 유기농이 중요하다.

· 호르몬을 함유한 고기, 유제품, 조류 섭취를 피한다. 대신 유기농 매장으로 가서 풀만을 먹인 소를 먹어야한다.

· 정원의 농약, 제초제 그리고 개미용 살충제를 만지거나 흡입하지 않는다. 이것들은 제노에스트로겐(xenoestrogens)이라는 화학

물질을 함유하고 몸에서 여성호르몬과 같은 역할을 한다.

· 드라이크리닝에 사용되는 화학물질들이 또한 여성호르몬과 비슷하므로 드라이크리닝된 옷들과 접촉하는 것을 최소화하도록 노력한다.

· 다음 영양제들은 남성의 여성호르몬 부담을 감소시키고 전립선을 건강하게 하는데 도움이 된다.

  · 크리신(chrysin) : 500 mg씩 1일 3회
  · 인돌 3카비놀(Indole-3 Carbinol - I3C) 또는 디인도릴메탄(diindolylmethane, DIM) : 200 mg씩 1일 2회
  · 칼슘디글루카레이트(calcium d-glucarate) : 500 mg캡슐 1~2캡슐씩 1일 3회
  · 리코펜(lycopene) : 10 mg씩 1일 2회
  · 베타-시토스테롤(beta-sitosterol) : 50~60 mg씩 1일 2회

· 충분한 수면을 취한다. 7시간에서 10시간의 수면을 취할 것. 위에서 말한 어떤 영양제도 항상 기진맥진한 상태인 사람에게는 좋은 효과를 나타내지 않을 것이다.

지박사(Dr. Chi)가 추구하는 멋진 세상

'손톱과 혀 분석법(Chi's Enterprise, Inc. 2002)'의 저자 지 박사를 건강

엑스포에서 만나, 허브를 배합한 그의 약초처방들 중 일부를 계속하여 사용하였습니다. 이 처방은 항상 좋은 결과가 있었습니다. 성욕을 증가시키고 비대해진 전립선으로 인한 불편한 증상들을 해결하려면 Prosta Chi(1일 2회 식후 3캡슐씩)를 복용할 수 있습니다. 이것은 전립선의 DHT 수치를 낮추고 성적 기능을 개선하고 머리카락의 성장을 증진시킬 것입니다. 또한 소변의 흐름을 개선시킬 수 있으며 이것은 절박뇨 증상이 감소되는 것을 말합니다. 여성호르몬을 감소시키는 마이오민(Myomin)을 생각해 보십시오. 이것은 천연 아로마타제 억제제처럼 작용합니다. 식후 3캡슐씩 1일 2회. 이것들은 단독으로 또는 앞서 열거한 보조제들과 함께 복용할 수 있습니다. 지박사(Dr. Chi)의 제품은 www.chi- health.com에서 살펴보실 수 있습니다.

많은 연구들은 과체중인 남자들이 마른 남자들보다 발기부전의 확률이 30 % 높다는 것을 보여줍니다. 이것은 지방세포가 여성호르몬을 만들기 때문입니다. 일석이조, 돌 하나로 두 마리의 새를 잡으세요. 섹스를 하고 체중을 줄이세요. 섹스는 한 시간에 80 칼로리 이상을 태웁니다.

처방없이 남성의 기운을 높이는 다른 제품들

때때로, "키워줍니다"라거나, "밤새 야성적인 섹스를" 라고 광고하고 있는 섹스약물에 대한 광고들, 우편물, 요청하지 않은 이메

일들 때문에 무척 화가 날 때가 있습니다. 대부분의 회사들은 쓸데없거나 위험한 제품들을 팔기 위해 허위의 임상 보고서들을 내미는 믿을 수 없는 사기꾼들입니다. 남성의 입장에서 무엇이 좋고 나쁜지 알아봅시다.

좋은 것

- 프로펠 PropeL (propionyl-L-carnitine, acetyl-L-carnitine, 그리고 alpha lipoic acid) – 이 보조제는 남성의 성기능을 높이는데 남성호르몬 보다 더 우수하며, 두드러진 부작용 없이, 우울증과 피로감을 없애줍니다. 다음에 나열된 어떤 다른 보조제들과도 함께 복용할 수 있습니다. 용법, 용량 : 남성 – 3캡슐씩 아침, 저녁 1일 2회, 여성 – 2캡슐씩, 아침, 저녁 1일 2회

- 쏘팔메토 Saw palmetto (Serenoa repens) – 남성의 전립선 비대와 약한 소변줄기, 야간뇨, 잔뇨감 같은 증상에 뛰어난 약초입니다. 선호제품은 Life Extension 상표의 Natural Prostate Formula, 그리고 또한 Thorne's Basic Pygeum Herbal을 선호하는데, 이것들은 쏘팔메토와 전립선에 좋은 다른 영양성분이 있는 제품들입니다. 용법용량 : 160 mg씩 1일 2회(최저 85 % 지방산의 표준추출물)

- 한국산 인삼(Panax) – 이 약초는 처방 섹스약물들처럼 음경의 근육을 이완시키고, 게다가 부신을 강화시킵니다. "사랑하는

감정을 상실한", 심한 압박감을 겪는 남성분들에게 아주 좋습니다. 인삼은 수 세기 동안 사용되면서 매우 안전하다는 기록을 가지고 있고 과학적으로도 입증되어 있으며 비교적 저렴합니다. 인삼은 피를 묽게 하는 유익한 작용이 있습니다만, 수술 계획이 있거나 또는 쿠마딘(Coumadin - warfarin), 플라빅스(Plavix), 아스피린과 같은 항응혈제를 복용한다면, 인삼*을 먹지 말아야 합니다. 500~1000 mg씩, 1일 3회. 섹스 약물처럼 섹스 바로 전이 아니고 하루에 걸쳐 복용합니다.

· 엘-아르기닌**(L-arginine) – 성능력을 강화하는 이 아미노산은 단일 성분으로 또는 VasoRect 같은 다양한 섹스처방 제품으로 유통되고 있습니다. 이것은 심장으로 가는 혈관을 팽창시키고 동시에 심장과 음경의 혈류를 증진시킵니다. 복용하려면 먼저 의사의 허락을 받아야 합니다. 이것은 비아그라와 매우 비슷하게 작용하지만, 자연의 아미노산입니다. 750~1,000 mg을 1일 2회 복용하십시오. 나는 더욱 지속적인 효과를 내는 서방형 제

---

* 인삼 Panax Ginseng Root : 인삼은 전통적으로 전반적인 몸의 허약함을 치료하는데 쓰였으나 정력제로의 효과도 입증되어 발기부진, 불임, 조루등의 치료로 쓰입니다. 인삼은 또한 신경조직의 성장도 촉진시킵니다. 인삼의 주성분은 진세노사이드라는 물질 로 뇌와 페니스로 유입되는 혈액의 양을 조절하며 혈액과 정자 생성에 필요합니다. 러시아 과학자들은 인삼이 육체적, 정신적 활동 모두를 촉진시켜 운동 선수들의 능력을 향상시키고 성기능에도 긍정적인 효과를 미친다는 것을 입증했습니다.

** 엘-아르기닌(L-Arginine) : 체내의 나이트릭 옥사이드를 증가시켜 음경의 혈액순환량을 증가시키고 음경을 최대한으로 팽창시켜주는 역할을 합니다. 남성에게는 음경을 최대한 크게, 딱딱하게, 장시간 지속력을 갖게하며. 여성에게는 음핵에 같은 작용을 하여 음핵과 질벽을 예민하게 함으로써 오르가즘을 더 강하게 느끼게 하는 작용을 합니다.

품을 좋아합니다. CVS의 Life Fitness Arginine TR.

생식기 헤르페스나 대상포진 같은 헤르페스(herpes) 종류의 바이러스를 가지고 있다면 엘-아르기닌과 함께 1,000 mg 엘-리진(L- lysine)으로 균형을 잡을 필요가 있습니다. 그렇지 않으면 포진의 발생을 유발할 수 있습니다.

· 은행나무(Ginkgo Biloba) – 수세기 동안 사용되고 잘 연구된 이 약초는 성욕을 유발하고, 기억력을 개선합니다. 졸로푸트(Zoloft), 팍실(Paxil), 렉사푸로(Lexapro), 푸로작(Prozac)과 웰부틴(Wellbutrin)같은 항우울제에 의한 난처한 성부작용에 대한 해독제입니다. 이 항우울 약물들은 성부작용으로 오르가즘의 지연, 조루, 고통스러운 발기, 발기부전, 절정에서의 고통 또는 음경마비 등을 야기할 수 있습니다. 이것은 또한 산화질소(nitric oxide)의 생성을 개선하고 또한 피를 묽게 합니다. 그러므로 항응혈제를 먹는 중이라면 이것은 먹지 말아야 합니다. 용법, 용량 : 40 ~ 80 mg 1일 2회 24 %의 징코 헤테로사이드(Ginkgo heterosides) 표준화된 제품

그리 좋지 않은 것

· 마카뿌리 Maca root (Lepidium meyenii) – 순무나 양배추의 종류인 이 뿌리는 칼슘, 인, 철분, 그리고 자연 식이섬유가 풍부합니

다. 나는 이 뿌리가 남성의 정력을 왕성하게 할 것이라고 확신하지 않지만, 작은 연구 하나는 이 뿌리가 정자의 수를 증가시킨다는 것을 발견했습니다. 이것은 먹어도 안전한 것이 확실합니다. 토종 마카뿌리를 아침에 500~1000 mg을 먹도록 하십시요.

· 요힘베**(Yohimbe) – 상록수나무의 껍질에서 만들어지고 실제로 모든 OTC 섹스처방에 있었습니다. 이것이 정말로 효과를 나타낸다는 뚜렷한 증거는 없고 어느 보고들은 혈압을 상승시킬 뿐이라고 전하고 있습니다. 권장하지는 않지만 남성들 사이에서 인기가 있는 것 같습니다. 주의하십시오.

· 음양곽, 삼지구엽초***(Horny Goat Weed) – 이것을 말하는 것만도 웃깁니다. 농부들은 염소가 이 풀로 각성되는 것을 보았는데, 그래서 이 풀이 남성들에도 같은 작용을 할 것이라고 확신할 수 있을까요? 어떤 사람은 이것이 피로를 줄이고 원기를 돋운

---

* 마카뿌리 Maca root(Lepidium meyenii)- 남미 페루 안데스 산맥의 4,000 ~ 5,000 m 고원에서 자생하는 식물입니다.

** 요힘베(Yohimbe) - 아프리카 원주민들이 발기를 위해 캐먹던 성기능강화 야생약초입니다.

*** 음양곽, 삼지구엽초, Horny Goat Weed (뿔염소풀) - 숫놈 양(羊)이 삼지구엽초 풀을 뜯어먹은 후 하루에 백번의 교미를 하는 힘이 있는 것을 보고, 양을 키우던 칠순노인도 이 풀을 다려먹고 젊은이 못지 않는 정력으로 새장가를 들어 득남하였다고 하며, 이때부터 이풀을 삼지구엽초 또는 음양곽이라고 하였다. Horny Goat Weed 란 이름도 이러한 이야기에서 유래되었다는 견해가 많다.

다고 주장합니다. 그러나 이 보충제에 대하여는 다른 성기능 보조제들과 달리 연구된 문헌이 별로 없습니다.

코는 혈기왕성한 상태를 말한다

우리 몸의 후각은 누가 혈기왕성한지, 아닌지를 알려줍니다. 유인 호르몬인 페로몬*은 우리 각자가 만드는 독특한 냄새입니다. 킁킁거리며 페로몬의 냄새를 맡는 것은 무의식적으로 당신을 야성적으로 만들 수 있습니다. 아연(Zinc)은 우리의 후각(그리고 미각)을 향상시키고, 불안을 감소시키며 부신을 튼튼하게 합니다. 그래서 남자들은 샤프심을 샤프에 넣을 때, 아연이 없으면 잘 할 수 없는 겁니다. 여성의 경우도 마찬가지로 아연이 많아지면, 열정도 증가되는 것을 알게 됩니다. 식사에서 섭취하는 것이 더 좋다고 생각합니다. 대합조개들, 굴들, 갑각류, 칠면조, 알팔파의 싹, 맥아(밀의 싹), 그리고 호박, 참깨, 해바라기 그리고 양귀비 등의 씨들을 더 많이 섭취하십시오. 보조제를 원한다면 징크 피코리네이트(zinc picolinate)

* 페로몬 pheromone, 유인호르몬이라고 불리는 동물이 분비하는 내인성 화학물질이다.같은 종(種)에 속하는 한 개체가 다른 개체로부터 독특한 반응을 이끌어내기 위해 아주 소량 분비하며 곤충과 척추동물 전반에 걸쳐 분비되지만 조류(鳥類)에서의 분비 여부는 알려져 있지 않다. 페로몬은 사람의 성적 반응에도 관여한다. 과학자들은 사람의 질 분비물을 분석하여 다른 영장류에서 성 페로몬으로 작용하는 것으로 추측되는 몇 가지 물질들과 같은 지방산이 있음을 확인했다. 여성은 배란기에 사향냄새 같은 것에 가장 민감해지는데 몇몇 학자들은 그것이 옛날에는 남성에게도 사향 페로몬이 있었음을 증명하는 것이라고 해석하고 있다.

| 약국 카운터 뒤에서 약사가 들려주는 비밀 |

촉감에 안절부절

빠르게 저렴한 비용으로 성적흥분을 느끼기 위해서는, 박하비누, 목욕젤 또는 샴푸로 샤워하세요. 이것은 자신이 위기에 직면한 것처럼 안절부절 못하도록 하고 감응도를 높일 것입니다.

를 저녁식사와 함께 하루 한번 25 mg씩 복용하십시오.

즐거움을 더 연장하려면

상대 남자가 결승선에 너무 빨리 도착한다면, 감각을 무디게 하는 크림을 사용할 수 있는데, 이것은 마취제 성분인 벤조카인(benzo-caine)을 함유하고 있습니다. 메인테인(Maintain), 맨덜레이(Mandelay), 그리고 스테이하드(StayHard)는 몇 가지 믿을 수 있는 제품 이름 입니다. 이것들은 콘돔을 사용하여야 합니다. 또는 아무 것도 사용하지 않으려면, '사정 시점'을 알아채 오르가즘 전에 반복해서 빼내는 훈련으로 스스로 단련시킬 수 있습니다. 남자는 즐기면서 이렇게 연습할 수 있으며, 이러한 새로운 '간격 연습'을 충분히 시험하도록 하십시요.

조루에 대한 심각한 문제점을 위해 의사는 SSRI계 항우울약물인, 프로작(Prozac), 졸로푸트(Zoloft), 또는 팍실(Paxil)과 같은 약물을 처방할지도 모릅니다. 그러나 이러한 약물들은 많은 부작용들을 가지고 있는데, 종종 전반적인 성적 욕구를 감소시킵니다.

여성을 위한 제품

여성들에게 섹스약물을 권하지 않습니다. 대신 호르몬들의 균형을 유지하는 것을 많은 관심을 가질 것을 권합니다. 그러나 사실상 국소적 젤과 크림들은 다른 각도의 이야기입니다. 나는 이런 제품들을 '튜브안의 섹스'라고 부릅니다. 각 브랜드들은 다른 혼합물을 함유하고 몇몇은 하부의 혈류를 증가시키기 위해 엘-아르기닌(L-arginine)을 함유하기도 합니다. 여성들은 민감도가 증가하기 때문에 그것을 좋아하기도 하고 싫어하기도 합니다. 많은 섹스 젤들은 또한 멘톨(methanol) 또는 박하(peppermint)추출물을 함유하는데, 이것들은 더 짜릿하게 하고 큰 오르가즘을 더 빠르게 하도록 합니다. 섹스 바로 전에 당신의 클리토리스나 질 부위에 이들 크림 중 하나를 바르면 몇 분 이내에 활력을 느낄 수 있습니다. 그래도 직접 사용하여 보는 것이 좋겠습니다. 몇몇 제품은 여성에게는 멋지게 효과를 발휘하지만, 남성에게는 심한 자극을 주기 때문입니다. 약국에서, 이런 즐거움을 주는 제품들을 사용해 보시기 바랍니다.

· 비거렐(Vigorelle) - 식물성 제품으로 킹코빌로바(Ginkgo biloba), 박하엽(peppermint leaf), 다미아나엽(damiana leaf)을 함유. 30~40회 분량에 60달러(www.vigorelle.com)

· 제스트라(Zestra) – 음부의 각성과 혈류를 증가시킨다. 때로 자극을 주는 엘-아르기닌(L-arginine)과 멘톨(menthol)이 없고 자연의 식물성 오일을 함유하고 있다. 거의 모든 체인 약국에서 판매 : 9~12회 분량에 20~25달러

· Emerita's Response Cream – 멘톨, 나이아신, 로즈메리 등을 함유한다. 많은 건강식품 상점에서 판매되고 있다 : 25회 사용분이 20달러

케겔 운동

케겔운동(괄약근 운동)은 골반하부 근육을 강하게 하여 쉽게 클라이맥스에 달하도록 해줍니다. 아무도 우리가 케겔운동을 하는 것을 볼 수 없고 땀 한방울도 흘리지 않습니다. 질 근육을 조이고 3초를 세고 나서 푸십시요. 이것을 10번 반복하십시요. 하루에 3회씩 하십시요. 서서히 조이는 것을 더 길게 하도록 하십시요.

예전엔 처방에 의해 판매되던 'Myself'라는 생체자기제어 장치(biofeedback machine)가 지금은 OTC로 판매되고 있습니다. 'Myself' 는 여성들이 골반하부 근육의 지구력과 강도를 강화하는 것을 가르치는 트레이닝 기구입니다. 어느 소규모 임상시험에서 이 제품은 상당한 유용성이 있었는데, 50 %의 여성에게서 여러 요실금 증상이 사라졌습니다. 대부분의 체인 약국에서 판매됩니다.

부드러운 섹스의 즐거움

고통스러운 성교는 갱년기 여성들의 공통적인 불만이며, 종종 질 건조 때문에 생깁니다. 윤활이 불가능한 것은 삼환계 항우울제, 항히스타민제, 흡연, 비행기여행, 또는 스트레스 등의 영향일 수 있습니다. 빠른 해결방법은 윤활제이며, OTC로 살 수 있습니다. 어떤 제품은 바르면 흥분하게 하기도 합니다.

어느 여성들은 비타민 E 캡슐(400 IU) 전체를 질 안으로 밀어 넣어 윤활하게 합니다. 또는 비타민 E 좌제를 살 수 있습니다. 선호하는 제품은 Wise Woman 브랜드입니다. 2주일 동안 매일 밤마다 1개씩 넣으십시요. 그 후 1주일에 2회씩 사용하십시오.

또한 순수 오메가-3 생선유(pure omega-3 fish oil)를 하루 2회 1000 mg씩 복용하면 질의 점액을 증강시킬 것입니다. 몇 연구에서 인삼을 복용하면 질 점막이 두꺼워 진다고 하며, 이것은 또한 정력에 좋습니다. 매일 아침 400 mg의 인삼을 복용해 보십시오. 그러면 몇 주 지나지 않아 효과를 보실 것입니다.

의사는 호르몬 크림이나 동일한 대체품을 고려하여야만 하며, 특히 천연황체호르몬은 자궁내막증을 완화시키는데, 자궁내막증은 매우 흔한 또 다른 섹스 통증의 원인입니다. 더 자세한 내용은, 이후 내용을 보시기 바랍니다.

Chapter 10

콘돔

피임 – 사전, 도중, 사후

무드가 조성된 뒤, 달콤한 음악이 흐르고, 열정은 전혀 감당할 수 없게 되고, 어머, 콘돔이 찢어졌거나 벗겨졌다는 것을 알게 되고, 초조해집니다. 이런 상황은 대부분 여성에게 일어납니다.

피임약을 복용하거나 또는 피임패치를 붙이는 것을 잊었다는 것을 뒤늦게 알게 되면서, 열정적인 즐거움은 잘못되어 가는 겁니다. 또 질내 피임기구가 제거되거나 날짜를 잘못 계산했다면 어떤가요? 동료 친구 중 하나는 4번 만에 임신을 했는데요. 그의 남자가 "제 시간에 빼지를 않았기"때문이었습니다.

어떻게 이런 우왕좌왕하는 행동에 대처하고 완벽하게 예방할 수 있을까요? 많은 선택 방안이 있으며, 가장 좋은 것부터 그리고 가장 나쁜 것까지 두루두루 살펴보겠습니다.

사전 피임

· 금욕 – 아무 일도 없다면 어떨까요? 어떤 형태의 섹스도 하지 않는 것을 금욕이라고 하는데 물론 100 % 임신효과가 있습니다. 이것이 임신을 피하는'가장 좋은' 방법일지라도 이 방법을 성인에게 권할 수는 없지요.

· 점액관찰법, 일명 월경주기법* – 인체가 나타내는 특정한 징후를 근거로 매달 최적의 가임날짜를 확인하여, 그 기간동안 섹스를 피하는 방법입니다. 빌링스 점액관찰법**(Billings Ovulation

---

* 월경주기법(rhythm control) - 배출된 난자의 수정능력은 24시간 이내이고, 정자의 수정능력은 4일을 넘지 않는다. 배란은 항상 다음 번 월경이 시작될 예정일로부터 14±1일 전에 일어나기 때문에 월경주기가 규칙적인 여성은, 이 예측되는 배란일을 전후로 2~3일간만 성교를 하지 않으면 임신을 피할 수가 있으므로 이러한 수정 가능한 시기를 미리 계산한 후, 전후 며칠씩 여유를 두어 성교를 조절함으로써 피임을 하는 방법을 월경조절법 혹은 리듬조절법(rhythm method)이라고 한다. 월경주기법의 장점은 부작용이 없는 가장 자연스러운 피임법이다. 그러나, 개인에 따라 월경주기가 다르고, 스트레스, 여행, 과로, 혹은 주어진 다른 환경의 변화로 인하여 월경주기가 변할 수 있기 때문에 다음 월경 주기를 정확히 예측하기가 어렵다는 것이다. 따라서 이 방법은 월경주기가 규칙적인 여성에게는 효과가 있으나, 월경주기가 불규칙한 여성에게는 사용하기가 어렵다는 단점이 있으므로, 월경주기를 6개월에서 1년 정도 꾸준하게 관찰한 다음 사용해야 한다.

** 빌링스 점액관찰법 (Billings Ovulation Method) - 자궁경부에서 분비되는 점액의 점도와 탁도를 관찰하여 배란일을 측정하는 방법으로 점액관찰법 혹은 경부점액법(cervical-mucus method 혹은 ovulation method)이라고 부르며, 1974년 호주 의사인 빌링스(J. Billings)에 의하여 알려졌으므로 빌링스법(Billings method)이라고도 한다. 이 피임방법을 이용하고자 할 경우에는 점액의 변화를 확인하기 위하여 질세척을 절대로 금지해야 하고, 소변을 보기 전에 질을 통해 손가락을 자궁경부에 넣어 여기서 분비되는 점액의 상태를 조사해야 한다.

모든 정상적인 여성은 월경이 끝나고 며칠 동안은 점액이 분비되지 않아 비교적 질

Method)을 선호합니다. 자세한 사항을 원하면 www.billings-ovulation-method.org를 방문하세요. 그러나 주의하세요. 웹사이트에 있는 통계는 99 % 유효율을 자랑하지만, 이 방법을 사용한 여성에게 물어보니 그들은 모두 90일 이내에 임신하였습니다.

- "경구 피임약"과 다른 호르몬 피임제들 – 경구 피임약은 대표적인 피임방법으로 임신을 방지하는데 약 92 %의 효과가 있고 약 50개의 브랜드 제품과 또 일반 제품들이 있습니다. 또는 피부에 붙이는 패치, 피임링, 또는 분기용주사 등이 있습니다. 이것들은 모두 합성여성호르몬으로 작용하고, 가장 대중적인 방법입니다. 질병관리본부(CDC)의 최근의 추정에 의하면, 15~ 44세 여성들의 약 80 %가 피임약를 복용한다고 합니다. 사실, 호르몬 피임약은 편리하고 효과적이고 많은 여성에게 편안합니다. 그러나 몇 가지 단점을 알게되면 놀라게 됩니다.

내부가 건조한 상태를 유지한다. 배란 수일 전부터는 점액을 분비하기 시작하는데, 이 점액의 초기에는 흰색을 띄어 탁하고 끈끈한 느낌을 주나, 배란이 가까워짐에 따라 점점 점액의 색깔이 엷어지다가 배란 24시간 전에는 맑고 깨끗해지며, 미끈미끈한 점액으로 변하게 된다. 배란 후에는 점액이 다시 흰색으로 돌아가거나 또는 점액이 더 이상 분비되지 않는다. 따라서 점액이 분비되기 시작하는 날부터 맑고 투명한 점액이 분비되는 날 다음의 3일 정도만 성교를 하지 않으면 피임을 할 수 있다. 이 방법의 가장 큰 문제점은 여성의 1/3이 전형적인 점액 양상을 보이지 않으므로 점액의 특징을 정확하게 아는 데에는 많은 경험이 필요하다. 최근에는 점액관찰법의 이러한 단점을 보완하기 위해서, 경부 점액에 포함되어 있는 효소나 타액속에 포함되어 있는 나트륨(Na), 칼륨(K)의 이온 농도를 측정하는 제품이 판매되고 있는데, 아무튼 이 피임방법은 월경주기법이나 기초체온이용법을 함께 병용하는 것이 더욱 바람직하다고 볼 수 있다.

1. 충격 – 제품을 바꾸거나 알약을 틀리게 복용하면 임신할 수 있습니다

대부분의 피임약은 28정 짜리 편리한 문자판 포장으로 되어 있습니다. 여기에는 복합 피임약(combination pill)과 단일성분 피임약(mini pill), 두 가지 형태의 피임약이 있습니다.

복합 피임약은 여성호르몬(estrogen)과 합성여성호르몬(progestine)의 배합에서 유래한 이름을 가지며 요즘 가장 흔한 경구 피임방식입니다. 많이 팔리는 브랜드는 Alesse, Aviane, Demulen, Estrostep, Loestrin, Lo/Ovral, Mircette, Nordette, Ortho-Cept, OrthoTri -Cyclen, Ortho-Novum, Tri-Levlen, Triphasil, Yasmin, Zovia, 피부패치제 OrthoEvra, 주사제 Lunelle, 그리고 탐폰처럼 삽입할 수 있는 투명하고 구부러지는 작은 링 NuvaRing이 있습니다.

단일성분의 피임약에는 프로게스틴(progestin - 황체호르몬)만 들어있습니다. 여성호르몬은 없지요. 인기있는 제품으로는 Micronor, Nor-QD, Ovrette 등이 있습니다.(프로게스틴은 - 유일한 주사제로 Depo-Provera가 있습니다. 매일 피임약을 먹는 대신, 매 3개월 마다 한 번씩 의사가 주사합니다)

복합 피임약의 포장에서 마지막 7개의 알약은 일반적으로 그냥 채워 넣은 것입니다. 설탕약 또는 때때로 철분보충제들입니다. 원래 이것들은 잊지 않고 매일 피임약을 복용하도록 하기 위한 것입니다. 그러므로 마지막 7개의 약을 버려도 되고 먹지 않아도 임신을 하지 않습니다.

그러나 여기에 문제가 있습니다. 단일성분 피임약의 포장은 복합 피임약의 포장과 똑같은데, 그 이유를 알아낼 수 없었습니다. 이것은 단일성분 피임약의 포장이 복합제 피임약의 포장과 똑같이 28정이라는 것을 뜻합니다. 그러나 결정적인 차이점은 28개의 모든 정제가 약성분을 가진다는 것입니다. 그러므로 한 알이라도 먹지 않는다면, 무의식중에 예비엄마가 될 수 있습니다.

'피임약'이 문제가 있거나 부작용이 생긴다면, 의사는 복합성분 피임약을 단일성분 피임약으로 바꿀 수 있습니다. 그러나 복합성분 피임약 포장에서 마지막 7개의 약을 버려왔고, 의사가 당신의 처방을 단일성분 피임약으로 바꾸었다면, 당신은 잊고 7개의 약을 버릴지도 모릅니다. 그리고 무슨일이 일어날지 짐작하십니까? 약사로서의 충고는 피임약을 한 알도 빠짐없이 복용하는 습관을 가지라는 것입니다. 이 방법이, 약을 바꾼다 해도 안전한 방향으로 갈 수 있는 것입니다.

2. 충격 – 피임약 때문에 아프고 피곤할 수 있습니다

독자적인 연구와 제약업체의 팜플렛들은 모두 같은 의견입니다. 우리가 먹는 피임약, 호르몬대체요법(HRT), 또는 다른 호르몬치료 등 호르몬 약물을 복용 중이라면, 100가지 정도의 많은 부작용의 위험을 무릅쓰고 있는 것입니다. 대부분의 여성들은 피임약(그리고 호르몬 대체요법)에 잘 적응합니다. 그러나 두려운 부작용에 대해서는 알고 있어야 합니다. 가장 흔한 부작용은 복통, 불안, 유방압통, 구역, 구토, 곰팡이감염, 치은염, 우울, 편두통, 담낭 질환, 뇌졸중, 간염, 췌장염, 성욕감퇴, 수분저류와 체중증가 등입니다.

여성호르몬 함유 약물들은 또한 피부에 장난질을 할 수 있습니다. 햇볕에 예민해지고, 얼굴을 변색시키고, 뺨이 검게 타거나 갈색 부분들이 됩니다(기미로 알려진 상태). 합성 여성호르몬이나 황체호르몬(progestin)을 복용하면 갑상선 호르몬들을 낮추어, 대단히 피곤하게 할 수 있습니다. 그리고 수 많은 연구들은 여성들이 합성호르몬을 복용하면 자궁, 자궁경부 또는 유방암에 대한 여성의 위험이 높아지는 것을 보여주고 있습니다.

이제 성욕감퇴에 대해 이야기해 보십시다. 피임약을 먹는 여성들이 종종 "섹스"를 느끼지 못한다는 것을 알고 있었나요? 합성호르몬의 피임약은 남성호르몬(T)의 생산을 억제합니다. T 생산이 없으면 성욕이 없고 그리고 침대에서 당신이 원하는 유일한 것은 밤에 잘 자는 것이 됩니다. 낮은 남성호르몬은 또한 성욕을 자극하지 않습니다. 침대 밖에서 일어나는 남성호르몬의 결핍증상은 극도의 피로, 기억장애, 질건조, 때때로 소변누출 또는 실금, 뼈의 손실, 눈물과다와 우울증 등이 있습니다. 만약 내가 여성들한테 한 가지만 말하여야 한다면, 사실상 모든 피임약과 HRT 약물들은 생명에 절대 필요한 우리 자신의 호르몬들을 고갈시킬 것이고, 이것은 오랜 스트레스와 슬픔이 우리의 필수 호르몬을 고갈시키는 것과 같다는 사실입니다. 여러분들 중 일부는 이미 주요한 경험을 했을 것이고 무엇이 이런 이상한 증상을 일으키는 지를 이해했을 것을 확신합니다.

이러한 종류의 약물들을 복용 중이고 또 증상들을 겪고 있다면,

해결하는 건 그리 어렵진 않습니다.

첫째, 타액실험으로 남성호르몬과 여성호르몬의 수치를 측정하여, 처방받은 약물을 복용하며 호르몬의 불균형을 바로잡을 수 있습니다. 타액실험을 받으려면, 의사가 그의 면허를 제노바 연구소(Genova Labs)에 팩스로 보내어 실험세트를 주문하도록 하거나 또는 당신이 직접 입수하여 ZRT Labs나 John Lee's lab에 테스트키드를 주문할 수 있습니다.두 회사는 모두 타액실험 키드(saliva test kits)를 소비자에게 직접 판매합니다. 호르몬의 균형을 바로 잡는 것은 매우 쉽습니다. 의사는 남성호르몬이나 남성호르몬의 전구물질인, DHEA를 함유하는 크림이나 캡슐을 처방할 수 있습니다. 또한 처방없이 DHEA를 함유하는 OTC 보충제를 살 수 있지만, 실험결과에 따라 담당의사가 호르몬제제의 복용량을 계산하도록 할 것을 권유합니다. 절대로 호르몬들을 가볍게 보지 마십시오.

피임약의 다른 부작용은 복통과 구토인데, 이것들은 빠르게 나타납니다. 더 심한 부작용들은, 예를 들면 우울증과 혈액응고상태의 변화인데, 몇 달 또는 몇 년 후에 나타날 수 있습니다. 이것들은 우리도 모르는 사이에 조용히 일어나며, 우리 몸과 마음의 건강을 해치는 건강상태를 약물과 연관지어 생각할 수 없을 지도 모릅니다. 왜냐하면 "난 수년간 먹어왔는데 괜찮았어요!" 이런 말을 자주 들어 왔습니다.

이제 여기 다른 비밀이 있습니다. 피임약의 많은 부작용은 피임약이 약물 강탈자라는 사실 때문입니다. 피임약은 생명을 유지시키는 영양소들을 빼앗아 가는데, 마그네슘, 타이로신, 비타민 C, 아연, 그리고 비타민 B류, 특히 B_6 등 입니다.

이러한 필수 영양소 공급이 낮아질 때, 갖가지 형태로 병이 나게 됩니다. 한 가지 예를 들면, 더 이상 적당한 양의 신경전달물질을 만들 수 없는데, 이 신경전달물질은 기분, 에너지, 그리고 활력들을 유지하는데 필요한 우리 몸의 행복감을 느끼게 해주는 화합물입니다. 그러므로 몸을 보호하는데 필요한 영양소들을 보충하도록 하십시오. 결과적으로 피임약을 먹는 여성들은 우울, 심장질환, 뇌졸중과 감염 등에 걸릴 위험이 높습니다. 이런 일은 누구에게나 일어날 수 있습니다.

피임약을 복용하고자 한다면(고백하자면 난 20년 동안 복용했습니다), 또는 여성호르몬요법(HRT)을 받으려 결정했다면, 좋은 소식이 있습니다. 쉽게 구입할 수 있는 많은 OTC 비타민들이 이러한 전체 상황을 바꾸도록 도울 수 있습니다. 나는 모든 호르몬류를 처방하는 모든 부인과 의사들이 여성들에게 약물강탈을 피할 수 있는 이 방법을 말해주기를 바랍니다. 다행이 여러분들에겐 내가 있습니다. 다음에 설명하는 호르몬을 돕는 보조제(Hormone Helpers)를 확인하세요.

호르몬을 돕는 보조제

사람마다 신체의 불가사의한 작용은 각기 다르게 나타납니다. 그러니 다음에 기술한 내용과 목록을 명심하시기 바랍니다. 조사한 연구결과에 의하면, 어떤 영양소들은 여성들에게, 특히 생물학적으로 동등하거나 또는 합성이거나, 모든 형태의 호르몬을 복용해오고 있는 사람에게 도움이 되는 것이 명백합니다. 따라서 생리전 증후(PMS)와 폐경기 여성들의 증상을 경감시킬 수 있는 보조제 목록을 함께 정리했습니다. 나는 이것들을 호르몬 보조제(Hormone Helper)라고 부르는데, 호르몬 보조제가 호르몬들을 더욱 안전한 부산물로 대사하는 것을 도울 수 있다고 생각하기 때문입니다. 따라서, 불편을 느끼고 있는 많은 증상들을 완화시킬 수 있고 심지어 유방, 자궁, 자궁경부와 자궁내막, 여성호르몬에 기인되는 암의 발생 위험을 감소시킬 수조차 있는 것입니다. 다음의 모든 보조제들은 비교적 안전하다는 사용기록이 있으며 많은 연구가 뒷받침하고 있습니다.

· 디인돌리멘탄 복합제(DIM Complex, Metabolic Maintenance 제조) – 1캡슐씩, 하루 1 ~ 2회 복용. 여성들이 피임이나 호르몬대체요법(HRT)으로 여성호르몬함유 약물을 복용할 때마다, 암이 생길 가능성이 있습니다. 자주는 아니지만, 정말로 일어나며, 부분적으로는 사람이 만든 여성호르몬(그리고 황체호르몬)이 체내에서 분해되고 배설되는 경로 때문입니다. 우리는 적당한 영양소들로 우리의 몸을 보충시켜야 할 필요가 있으며, 그래서 우리는 여성호르몬 함유약물(그리고 우리 몸이 자체적으로 생성한 여성호르몬)을 쉽게 배설될 수 있는 안전한 부산물로 쉽게 바꾸도록 할 수 있는 것입니다. Metabolic Maintenance사의 디인돌리멘탄

복합제는 목록 제일 위에 있는데, 왜냐하면 이 제품은 다양한 목적의 처방으로 여성호르몬의 대사에 도움이 되도록 하는 여러 종류의 성분들을 함유하고 있기 때문입니다. 이것은 모든 생리전증상과 폐경기증상을 완화시키는데 도움을 줄 수 있습니다. 이것은 항산화 처방으로 비타민 B류, 비타민 C와 시트러스 바이오후라보노이드(citrus bio -flavonoids)를 함유하고 있고, 특히 호모시스테인*(homocysteine)을 낮추고, 활성산소(유리기**-

* 호모시스테인(homocysteine) - 호모시스테인은 메치오닌(Methionine)이란 아미노산의 대사과정에서 생기는 불완전한 대사물질(Metabolite)이며 유해한 물질이다. 이들은 아주 강한 유리기(Free Radicals - 활성산소)성능을 지니고 있으며, 특히 동맥내피(endothelium)에 큰 상처를 일으켜, 혈전을 만들고 동맥경화를 일으키는 직접적인 요인이 된다. 호모시스테인이 발생하는 이유는 엽산(수용성 비타민), 비타민B가 부족하기 때문이다. 지금까지 심장병과 뇌졸중등 혈관질환을 유발하는 요인으로 흡연, 고혈압, 콜레스테롤, 비만등이라고 알려져 왔으나 이들이 모두 정상이라도 호모시스테인이 높으면 혈관질환이 잘 생긴다. 수치는 혈액검사를 통해 간단히 알 수 있으며 10마이크로몰 이하면 정상이다. 가능하면 7마이크로몰 이하를 유지하는 것이 좋다. 호모시스테인을 1 마이크로몰을 줄이면 심장병 발생율을 10% 줄일 수 있다. 호모시스테인 수치를 낮추려면 엽산과 비타민B를 많이 섭취하여야 한다. 음식으로는 오렌지, 현미, 말린 콩, 녹황색채소, 계란, 감자, 바나나, 우유, 참치, 김치 등이다. 우리나라 사람들이 삼겹살등 육식을 먹을 때, 꼭 채소, 마늘, 파로 쌈을 싸 먹는 것은 지혜로운 식이요법이다. 매일 신선한 채소만으로 충분하지 못함을 고려하여 정제된 복합 비타민을 보조식품(Supplement)으로 늘 함께 복용하는 것이 현실적인 식이방법이다.

** 유리기(free radical) - 활성산소를 말하며 프리라디칼(free radical) 혹은 자유기(自由基) 라고 불린다. 활성산소는 동식물의 체내 세포들의 대사과정에서 생성되는 산소화합물로 노화나 동맥경화, 암 등의 원인과 관계가 있는 것으로 알려지고 있다. 활성산소란 우리가 호흡한 산소가 에너지를 만들고 물로 환원되는 과정에서 나타나는 수천배 산화력이 높은 산소찌꺼기이다. 몸속에서 발생되거나 스트레스, 자외선, 세균침투에 의해서도 나타난다. 활성산소는 적당량이 있으면 세균이나 이물질로부터 몸을 지키지만 너무 많이 발생하면 정상세포까지 무차별 공격, 각종 질병과 노화의 주범이 된다. 즉, 환경오염과 화학물질, 자외선, 혈액순환장애, 스트레스 등으로 과잉 생산된 활성산소는 인체의 정상적인 DNA와 세포, 조직을 공격한다. 활성산소는 DNA의 유전정보를 파괴하고 세포막을 붕괴하며 비정상적인 세포단백질을 형성한다. 현대병의 90% 이상이 활성산

free radicals)를 없애고, 그리고 가장 중요한 것으로 암의 위험을 감소시키는 것입니다.

이 특별한 처방은 브로콜리, 양배추, 케일 등의 채소류를 씹고 소화되는 과정에서 나오는 디인돌리멘탄(diindolylmethane; DIM) 성분을 함유하는데, 채소에 자연적으로 함유되어 있는 인돌-3-카비놀(indole-3-carbinol, I3C)와 친척뻘이고, 브로콜리, 양배추 등 십자화과 야채에서 추출합니다. 인돌-3-카비놀은 인체 내에서, 디인돌리멘탄으로 전환되어 강력한 항암물질이 됩니다. 그러므로 인돌-3-카비놀과 디인돌리멘탄은 여성에게 여성호르몬을 더 안전한 부산물로 만드는 과정에 관여하여, 모든 종류의 여성암 발생 위험을 낮춰 줍니다. 그리고 이 물질은 단지 여성만을 위한 것은 아닙니다. 전립선 문제가 있는 남성분들도 이 제품을 안전하게 복용할 수 있고 더 건강한 전립선을 기대할 수 있습니다. 인돌-3-카비놀과 디인돌리멘탄 중 어느 것이 더 좋은 지에 대한 논쟁이 있지요. 똑같이 좋다고 생각하지만, 디인돌리멘탄이 위산억제제(프릴로섹, 넥시움, 펩시드, 잔탁 등)를 복용하는 사람들에게 더 좋다고 생각하는 연구자들과 생각이 같습니다. 디인돌리멘탄(DIM)은 또한 위산이 많지 않은 노인이나 유방암 병력을 가진 여성들에게 더 좋습니다. DIM 복합제는 또한 N-아세틸시스테인(N-acetylcysteine,

---

소가 원인이며, 노화의 원인설로 가장 강력하게 대두되고 있는 것 또한 활성산소이론이다. 몸 속에서 자체적으로 생기는 항산화효소 외에 외부의 식물에서도 항산화물질을 얻을 수 있다. 비타민C(각종 식물), 비타민E(아먼드등), 베타카로틴(당근 등), 셀레늄(해산물) 등이 그것이다.

NAC)를 함유하는데, 체내에서 전환되는 물질로, 글루타치온(glutathione)이란 강력한 항산화 및 해독제를 만들도록 해줍니다. 글루타치온은 강력한 항암물질로 알려져 있고 N-아세틸시스테인는 보충제로서 가장 좋은 수단입니다. 왜냐하면 N-아세틸시스테인은 세포에 더 잘 침투되기 때문입니다.

DIM 복합제는 또한 자연적으로 생기는 칼슘-디-글루카레이트(calcium D-glucarate)라는 미네랄을 함유하고 있는데, 이것은 실제로 내장 바로 밖에 있는 해로운 형태의 여성호르몬을 포획하여 암을 일으킬 수 있는 생식조직에 침투하는 것을 예방합니다. 연구보고서들은 칼슘-디-글루카레이트가 모든 종류의 암에 어느 단계에서나 도움이 된다고 말하고 있습니다. DIM 복합제는 캡슐당 칼슘-디-글루카레이트 100 mg을 함유합니다. 암 예방을 강화하려면, 추가로 칼슘-디-글루카레이트를 복용할 수 있으며 이것은 건강식품 상점에서 판매됩니다.(500 ~ 1000 mg씩 1일 2 ~ 3회 복용) 그러면, 어떻게 DIM 복합제를 구할까요? 현재 미국에는 같은 이름을 가진 유사 처방의 제품들이 있습니다. 그러나 Metabolic Maintenance사에서 만든 DIM은 의사 독점처방 제품입니다.

· 코큐10 (CoQ10) – 매일 아침 100 mg씩 복용. CoQ10은 심장, 동맥 그리고 혈액순환을 도와 기분을 좋게 해줍니다.

· 아마씨 (Flaxseed) – 매일 아침 1~2 테이블스푼의 양을 샐러드,

씨리얼, 요거트 또는 다른 음식에 뿌려 먹습니다. 아마씨는 염증을 가라앉히고, 기분을 좋게하고, 여성호르몬이 안전하게 작용하도록 도와줍니다.

· 새미 (SAMe) – 약 200 mg을 하루 한번 복용. 장에서 용해되도록 된 LifeExtension 제품, Nature Made's 제품, 또는 다른 회사의 제품을 복용합니다. SAMe는 신체를 해독하는데 필요한 암 유발 물질을 제거하고 관절통을 완화시키고 우울증을 경감시킬 수 있다고 합니다. 그러나 항우울제를 복용중이거나 상반의 장애를 가지고 있다면, 피해야 합니라.

· 비타민 D – 1일 1,000 ~ 2,000 IU로 호르몬 관련 부작용을 50 %까지 줄일 수 있습니다. 매일 15분 동안 햇볕을 쬐는 것도 좋습니다.

· 프로바이오틱(Probiotic 장내유익균) – 어떤 표준 프로바이오틱이든 포장의 용법, 용량을 따르면 됩니다. *Lactobacillus acidophilus, B. bifidum,* 또는 *Lactobacillus sporogenes*. 이들 모두는 장에 세균을 공급함으로써, 소화상태를 유지하고, 암을 포함한 모든 질환의 위험을 간접적으로 감소시킨다.

· 마이오민(Myomin) – 식후 3캡슐씩 1일 2회, 6~12개월 동안 복용. 한방 의사인 지 박사(Dr.Chi)에 의해 만들어진 이 처방은,

호르몬 균형을 증진시키는 4가지의 약초가 들어있습니다. 자세히 말하면, 마이오민은 여성호르몬 과다증을 개선하는 성분을 함유합니다. 게다가 나쁜 여성호르몬의 양은 낮추고 안전한 형태의 여성호르몬을 만들어 줍니다. 이 제품은 많은 임상시험자료를 가지고 있진 않지만, 개인적으로 생리전증후군(PMS)으로 나타나는 생리통, 요통, 그리고 월경 과다를 경감하기 위하여 복용하였을 때, 탁월한 효과를 보았습니다. 두 번째 주기에서도 효과를 보았으며, 아직까지도 그 효과는 계속되고 있습니다. 마이오민은 유방, 자궁과 난소의 섬유낭종을 감소시키는 것으로 보고 되었는데, 이것은 마이오민이 과잉의 여성호르몬을 조절하도록 하기 때문입니다.

· 운동 – 몸무게가 감소할수록 몸 속 에스트로겐 생산이 감소하므로, 적어도 주 2회가 좋습니다.

3. 충격 – 피임약을 복용중 평소 먹는 것을 주시해야 합니다

· 대부분의 항생제들 – 피임약의 효과를 감소시킵니다. 따라서 항생제를 먹는 동안은 다른 방법으로 보완할 피임방법을 사용하고, 7일 이후 약 227 g의 요구르트를 매일 먹는 등(항생제가 죽는)의 방법으로 장내세균을 공급하는 것이 필요합니다. 유제품을 먹지 않는다면 프로바이오틱(probiotic) 보충제를 복용하는 것이 좋습니다(호르몬 보조제 참조). 특히 프로바이오틱은 만성설사,

생리통, 구토에 도움이 됩니다.

· 특정 HIV 약물 – 다른 약물(노르비어(Norvir) 같은)이 피임제의 효과를 무효로 하는데 비해, 피임제를 먹는 동안 효과가 낮아지게 하는 것도 있습니다.(예 - Agenerase와 Lexiva)

· 특정 항경련 약물들 – 유의하게 피임제의 효과를 감소시킵니다. 페니토인(phenytoin), 카바마제핀(carbamazepine), 트리렙탈(Trileptal), 또는 펠바톨(Felbatol)을 복용 중이라면, 콘돔이나 다른 보완되는 형태의 피임방법을 사용해야 합니다.

· 당뇨약물 – 에스트로겐(estrogen)에 의해 효과가 낮아질 수 있습니다. 그러므로 의사는 약물의 양을 조절해야할 필요가 있습니다.

· 세인트 존스 워트(St. John's wort) – 피임제의 효과를 약하게 합니다. 다른 보완방법을 찾는 것이 좋습니다.

· 카페인 – 카페인과 관련된 두근거림과 불안은 에스트로겐으로 인하여 증상이 강해지므로, 커피, 차, 초콜릿과 카페인을 함유한 청량음료는 줄일 필요가 있습니다.

· 자몽주스 – 일부 여성의 경우 약물 흡수를 많게는 30 %까지

증가시킵니다. 이는 피임약의 에스트로겐과 관련된 부작용을 높이게 됩니다. 따라서 피임약 복용과 주스의 섭취 간격을 1시간에서 2시간까지 두는 것이 좋습니다.

· 비타민 C – 피임약 흡수를 증가시키고 피임약의 에스트로겐 관련 부작용을 증가시킬 것입니다. 이들 복용 간격을 1시간에서 2시간 간격으로 두어야 합니다.

· 미네랄 오일(Mineral oil) – 피임약의 효과를 감소시킵니다. 변비이거나 장의 윤활을 위해 미네랄 오일 경구 보충제를 복용 중이라면, 피임약의 흡수를 방해할 수 있습니다. 이들 역시 복용간격을 1~ 2시간 두어야 합니다.

자궁경부 이형성증* – 암의 전구증상

때로 여성들은 약간 비정상의 자궁경부암검사(pap smear)결과를 받는데, 이것은 암의 전구증상일 수 있는 자궁경부 이형성증을 나타내는 것일 수 있습니다. 피임약을 먹고 있고 비타민 B종류(B vitamins)가 부족하다면, 자궁경부이형성증에 노출될 수 있습니다.

많은 연구 결과, 고용량의 엽산이 암을 되돌리거나 억제할 수 있

* 자궁경부 이형성증(Cervical Dysplasia) - 자궁 경부에 세포변형이 서서히 진행되어 암으로 발전하는 전 단계

다고 보고하였습니다. Thorne사의 5-메틸 테트라히드로 엽산(5-MTHF, 5-Methyltetrahydrofolate) 또는 Metagenics사의 FolaPro를 하루 800 ㎍정 2정씩 2개월간 복용한 다음 하루 1정씩으로 무기한으로 복용하세요. 추가로 셀레늄(1일 2회 100-200 ㎍씩)과 액체아연(하루 10~15 mg씩 쓴맛이 날 때까지 먹고 복용 중단 : 쓴맛은 충분한 수준이라는 의미)을 복용합니다.

또한 좋은 방법이 있는데요. 요오드(iodine)입니다. 특히 피임약과 여성호르몬대체요법(HRT)을 복용중인 경우, 자궁, 유방, 자궁내막과 자궁경부 같은 생식기 조직은 여성호르몬(estrogen)을 대사하기 위해 자연형태의 요오드(iodine, 요오드화물)를 필요로 합니다. 식탁용소금 속의 요오드는 안되고, 고품질의 보충제가 좋습니다 ; 몇 가지가 건강식품 상점에서 판매되기도 합니다. 아마 의사로부터 뭐라고 한마디 들을지도 모릅니다. 왜냐하면 요오드는 심하게 잘못 이해되고 있고, 어떤 불충분한 연구에서는 모두를 겁먹게 하기도 했기 때문입니다. 그러나 이것은 자연적으로 생긴 미량원소로서 안전하고, 우리에게 최적의 건강을 위해 필요로 합니다. 일본의 여성은 매일 평균 14 mg의 요오드를 먹는데 반해, 미국의 1일 허용권장량은 겨우 150 ㎍입니다!

실제로 요오드 보충제가 필요한지 확실히 하고 싶다면, 병원에서 요오드 수치를 검사할 수 있습니다. 특히나 갑상선의 기능이 저하되었다면, 도움이 될 것입니다. 1장을 참조하세요. 갑상선의 건강상태와 요오드에 대한 정보가 언급되어 있습니다. 미량의 요오드는 다양한 제품명으로 건강식품점에서 판매되고 있습니다. 현재 미국에서 가장 인기있는 제품은 Atomidine이라는 액체 제품입니다. 주의할 점은, 이것은 강한 향을 가지므로, 주스나 기타 단 음료에 섞어야 합니다. 다시마는 또 다른 선택이지만, 바다의 불순물이 있을 수 있습니다.

개인적으로는 'Iodoral'로 판매되는 복합제 iodine-iodideV를 선호하며, 일부 약국, 건강식품상점과 www.illnessisoptional.com에서 구매할 수 있습니다. 정제는 12.5 mg이지만, 용량은 개인의 필요량에 달려있기 때문에, 뇨검사로 개인의 필요량을 쉽게 알 수 있습니다. 의사와 상담하셔도 좋습니다. 대부분의 사람은 하루 1정이 적당하지만, 일부는 더 많게, 일부는 더 적게 필요하기도 합니다. 확실하게 하기 위해, 의사와 항상 상의하여 요오드 보충제의 허용량을 확실히 정하십시오. 그런데, 이 장에서 추천한 영양제들이 때때로 상피세포암(epithelial cancer)과 관련되는 부족증을 조절해주는 효과가 있을 수 있습니다.

메인 이벤트 중의 피임법

- 콘돔 – 배우자가 콘돔을 사용하는 100명의 여성 중 일반적으로 사용하는 방법으로는 약 15명이 첫 해에 임신을 하게 됩니다. 그러나 콘돔을 지속적으로 올바로 사용하게 된다면, 그 수치는 겨우 3명으로 낮아집니다. 잘 알려진 콘돔은 음경을 덮어 씌우지만, 그러나 질 안쪽으로 들어가는 여성용 콘돔도 있습

니다. 여성용 라텍스 콘돔의 앞쪽 끝은 들어올 남자를 위해 열려있습니다. 뒤쪽은 정액이 자궁경부와 자궁으로 도달하는 것을 막기 위해 막혀있습니다. 여성용 콘돔은 적어도 20 %의 실패율이 있습니다

보통의 콘돔과 살정제는 거의 먹는 피임약과 동등한 효과를 보입니다. 이 보통의 콘돔은 모두 모양, 크기, 향기가 있습니다.(초콜릿향도 있지요) 상상이 되나요? 상대방이 어떤 종류이든 초콜릿을 가지고 내 침실로 걸어들어 온다면, 난 고디바 초코렛(Godiva)을 상상하며 "감사합니다" 할 것 같습니다. 어쨌든 인체면역바이러스/후천성면역결핍증(HIV/AIDS)을 포함하는 여러가지 성매개 질환(STDs)으로부터 보호하기 위해 라텍스 콘돔을 사용해야 합니다.

· 살정제(Spermicide) – 질 안에 정자를 죽이는 크림, 발포제(foam) 또는 젤리를 삽입할 수 있습니다. 가족계획부에 따르면, 다른 피임법(피임용 격막이나 콘돔)은 사용하지 않고 피임용 거품(foam), 크림, 젤리, 필름(film) 또는 좌제를 사용하는 100명의 여성에서 29명은 첫해 동안에 임신을 한다고 합니다. 가장 많이 사용되는 살정제는 Nonoxynol-9입니다. 성병(sexually trans-mitted disease, STDs)을 예방하려고 살정제를 사용하지는 말아야 하는데, 살정제는 성병 예방효과가 없습니다(그러나 대부분의 경우, 콘돔은 예방합니다).

· 중단(Withdrawal), 또는 빼내기(pulling out) – 구식 피임법으로, 남자가 사정하기 바로 전에 질에서 성기를 빼내는 것입니다. 아무것도 안하는 것 보다는 낫지만, 피임법 중에서는 가장 나쁜 방법입니다. 전문가에 의하면, 겨우 70 % 효과가 있을 뿐입니다. 쉽게 말하면 이 방법을 사용하는 100명의 여성 중 30명이 첫해 동안 임신하게 된다는 것이지요. 무엇보다 남성이 언제 정확히 빼내야하는지 판단하는 것이 힘들기 때문이고, 또 다른 이유로는 정자가 들어있는 정액은 절정에 이르기 전에도 역시 분비되기 때문입니다. 정액은 임신을 성공시키기 위한 한 마라톤 수영선수(정자)를 가지고 있는 셈입니다.

과학자들이 밝혀낸 놀라운 사실

콘돔은 수 천년간 도처에 있어 왔습니다. 수 천년이라니, 무슨 말이냐 하면, 어느 과학자들이 확대경을 사용하여 석기시대의 동굴벽화를 연구하였는데 거기에 섹스 중 콘돔과 비슷한 장애물을 사용하는 것이 묘사되었기 때문입니다. 이집트에서는 죽은 자와 함께 매장된 질용 장애물에 대한 묘사가 발견되었는데, 사후세계에서 원하지 않는 임신을 예방하기 위한 것이었습니다. 그리고 고대 그리스에서는 석류잎을 피임 기구(diaphragm)로 사용했다고 합니다.

논옥시놀-9(Nonoxynol-9)은 가급적 자제해야

수년간 질병관리본부는 살정제(nonoxynol-9 (N9) 포함)를 HIV 감염을 막는 방법으로 장려했지만, 2000년 이를 180도 뒤집어, N9를 자주 사용하는 것이 사실상 HIV에 걸리는 위험을 증가시킬지도 모른다는 수정된 가이드라인을 발표하였습니다. 유엔 에이즈((UN AIDS United Nations Program on AIDS)가 후원한 한 연구는 1996년부터 2000년까지, 1,000명의 건강한 미감염 아프리카의 매춘부들에게, 한 그룹은 콘돔과 N9을 같이 사용하게 하고, 다른 그룹은 콘돔만을 사용하도록 하고, 추적하였습니다. 그 결과, N9 사용자들은 단지 콘돔만을 사용했던 여성들에 비해 50 % 가까이 높은 빈도로 HIV에 감염되었지요. 우리는 이 결과로 어떤 결론을 내릴 수 있을까요? 아마도 N9는 질벽을 자극하여 위험을 증가시킵니다. 결과적으로 N9같은 살정제를 사용하는 것은 뜨거운 논쟁거리가 되었습니다. 일부 사람들은 N9가 성병(STDs)의 위험을 감소시킨다고 강하게 생각하는 반면 나머지 사람들은 의심합니다. 선택은 자유지만, 개인적으로는, 살정제가 없는 콘돔을 사용할 것을 제안합니다. N9는 합성이물질(11장 참조)로 몸 안에서 여성호르몬의 효과를 흉내내고, 따라서 여성호르몬이란 유해물질을 높이고 호르몬 불균형(11~13장 참조)의 위험에 처하게 하기 때문입니다.

살정제가 없는 좋은 콘돔으로는 미국에서 Durex(SSL International)와 Kimono(Mayer Labs)등이 판매되고 있으며, 콘돔과 함께 윤활제를 찾는다면, K-Y가 N9없는 제품을 생산하고 있습니다.

사후 피임법

콘돔이 찢어지거나 벗겨졌다면, 또는 피임기구(diaphragm)를 넣는 것을 잊었다면, 프랜 비(Plan B 프랜비)라고 불리는 응급피임약이 피임할 수 있는 기회를 한 번 더 제공합니다. 응급시에는 사후 피임약(morning after)을 복용하세요. 하지만"사전"과 "도중"의 피임법을 대체하는 것은 아니므로, 반복하여 복용하지는 마십시오.

사후 피임약에는 보통 사용량보다 훨씬 많은 호르몬 양이 함유되어 있습니다. 모든 약국이 사후피임약을 비치하고 있지는 않기 때문에 약국에 먼저 전화를 하시는 것이 좋습니다.

프랜 비(Plan B)– 18세 이상의 여성 사용, 2006년 FDA는 OTC로 승인함. 레보노게스트렐(levonorgestrel)로 알려진 황체호르몬(progestin)을 함유하며 이는 또한 많은 피임약의 성분입니다.(더 많은 정보는 www.go2planB.com에서 확인할 수 있습니다.) 사후 피임약은 다음과 같은 3가지 방법으로 임신을 예방합니다.

1. 여성의 난소에서 난자가 나오는 것을 방해한다.
2. 이것이 실패하면 난자가 움직이는 정자와 수정하는 것을 방해한다.
3. 드문 경우엔, 이미 수정되었더라도 난자가 자궁벽에 착상하여 태아로 자라는 것을 방해한다. 이것은 임신중절 합법화에 반대하는 집단들 사이에 쟁점이 되어왔다. 그러므로 수정란이 자궁벽에 착상되는 가를 아는 것이 중요하다. 프랜 비가 낙태시키지는 못한다.

미래의 피임법

좋은 소식이 있습니다. 최근 연구자들은 임상적으로 남성 피임약을 개발하려고 연구하고 있습니다. 이 연구는 정자의 생산을 중지시키는 호르몬 주사 또는 인체이식(임플란트 implants)입니다. 솔직히 그들이 기분좋은 임상실험을 하는 것에 동의하는 많은 남성을 모았다는 것이 놀랍습니다만, 그들은 해냈고, 약물허가가 매우 가까이에 와 있습니다. 약물을 개발하는 것은 예상보다 오래 걸리는데, 하나의 작은 난자보다 수백만의 성미가 급한 정자를 억제하는 것이 더 어렵기 때문이라 생각됩니다.

이것의 실현성에 대해 남성들을 조사하였을 때, 그들은 놀랄만하게도 약물을 받아들이고 있었습니다. 그들은 그들의 남성적인 것에 대하여, 혹은 원격 제어권을 잃는 것에 대하여, 전혀 염려를 하지 않는 것으로 보였습니다. 그러나 그들은 성병(STDs)에 관하여 걱정하고 있었으며, 콘돔을 쓸 것 같다고 얘기했습니다. 정자를 억제하는 피임약의 부작용은 체중 증가와 고콜레스테롤입니다. 수 백개의 잠재적인 부작용을 수반하는 여성들의 피임약과 비교해 보십시오. 여성들이여, 이 연구개발을 위해 건투를 빌어줍시다.

어머! 이제 어떻해야 하지?

다음과 같은 문제가 생겼다면 사후 피임약을 시도합니다.

- 무방비로 섹스한 경우
- 콘돔이 찢어지거나 벗겨진 경우
- 피임기구(diaphragm)의 사용을 잊었거나 제거된 경우
- 안전한 날을 잘못 계산한 경우
- 제때에 빼내지 못한 경우

다음의 경우에는 보완하는 콘돔 그리고/또는 살정제를 7일간 사용합니다.

- 피임약 복용, 패치 붙이기, 누바링*(NuvaRing) 삽입을 잊은 경우
- 또는 피임약, 패치 또는 주사와 함께 항생제를 복용하는 경우

피임약을 먹지 않고 2일 이상 지난 경우에 드릴 수 있는 전문적인 조언은, 복용하는 것을 멈추고 생리 기간이 시작되도록 하라는 것입니다. 그런 다음 생리 기간이 끝날 때, 새로운 포장을 시작하세요. 그러나 의사와 상의가 필요한 경우, 상담하세요. 경우에 따라 다른 지시가 있을 수도 있습니다.

---

* 누바링 (호르몬 함유 피임링, 수입품) - 질내 삽입하는 링형식의 피임약으로 피임률은 98 %임. 사용방법은 생리시작 5일이내 질내 삽입하고 21일을 유지한 후 제거. 7일 휴약한 후 8일째 다시 삽입. 병원에서 처방받아 약국에서 구입

호르몬은 상처를 줄 수 있습니다

합성 여성호르몬들은 고통스러운 효모균 감염의 원인이 될 수 있습니다. 호르몬들이 장의 내용물을 변화시키기 때문입니다. 처음에 감염은, 특히 소변시, 통증으로 나타나나, 그 다음엔 고통스러운 질소양증, 민감한 발진, 그리고 진한 흰색의 분비물(대하)가 있게 됩니다. (남성의 경우, 효모균에 감염되면 완선(jock itch)이라고 한다)

일부 여성들은 면역저하, 장내의 건강한 세균총의 부족, 습기, 조이는 청바지와 합성 호르몬의 사용 때문에 항상 효모균감염으로 고생을 합니다. 설탕은 효모같은 것들을 키워, 자주 효모균 감염을 일으킵니다. 그러므로 설탕을 제거하면, 효모는 스스로 죽어 없어지기 시작할 것입니다.

몸속 장내에 건강한 세균총을 가지고 있지 않다면, 유방암의 위험이 커질 수 있습니다. 이유는 건강한 장이 여성호르몬을 쉽게 분해시켜 몸에서 배설될 수 있게 하기 때문입니다. 손상된 장과 건강한 세균총이 부족한 것은, 여성호르몬이 혈관으로 다시 흡수되는 것을 의미하는데, 이것은 어쩌면 암에 대한 위험을 증가시키는 것입니다. 부디 가능한 많은 양의 나쁜 것들을 청소하도록 도와주는 건강에 좋은 생균제제를 복용하십시오. 좋은 생균제품을 고르는 방법은 16장에서 배울 수 있습니다. 또한 이 장에서 앞서 나열된 호르몬 보조제를 고려하는 것도 좋습니다.

스스로 약물을 선택할 수 있다면, 약국이나 수퍼마켓에서 판매되는 OTC 질크림 또는 좌제들 중 하나를 선택하시면 됩니다.(예 :

호모균 감염시의 응급처치

새벽 2시, 또는 여행 중과 같은 응급상황에서 효모균 감염 치료제를 구할 수 없다면, 남편이 사용하고 있는 완선이나 무좀을 위한 항진균 크림을 찾으세요. 이 제품들은 여성들을 위한 제품들과 같은 주성분을 함유하므로, 염증이 생긴 아픈 질부위에 그것들을 바를 수 있습니다. 제품설명서를 읽을 필요가 있습니다. 톨나프테이트(tolna-ftate), 미코나졸(miconazole), 티모나졸(tioconazole), 크로트리마졸(clo-trimazole) 또는 부토코나졸(butoconazole) 같은 주성분을 찾아보세요. 이러한 항진균 성분들 중 한 가지와 함께 통증을 감소시키는 하이드로코티손이 있다면, 더욱 좋습니다.

Monistat, Gyne-Lotrimin, Vagistat-1) 좀더 자연친화적인 것을 원한다면, Wise Woman Hervals(www.wisewomanherbals.com)사는 천연 티트리오일(tea tree oil)을 함유한 좋은 좌제가 있습니다.

그런데 기억해야할 것은 질의 효모균 감염은 전염이 된다는 사실입니다. 따라서 감염균이 완전히 없어질 때 까지 섹스할 때 콘돔을 사용하여 배우자에게 전염되지 않도록 하세요. 재발성 질 효모균 감염을 방법에 대한 도움말은 17장을 보시면 참조하실 수 있습니다.

Chapter 11

생리통

생리통, 불쾌감 그리고 호르몬 변화

다음 내용 중, 해당되는 내용이 있는지요?

- 청바지가 갑자기 어제보다 더 조이고, 그리고 지퍼를 올리려면 숨을 참아야 합니다. 아랫배의 팽창은 어쩔 수가 없습니다.
- 남편이 저녁식사가 뭐냐고 묻는데 눈물이 터져 나옵니다.
- 방으로 갔습니다. 무엇을 하러 거기에 갔는지 잊어버렸습니다. 지금이 두 번째입니다.
- 유방이 매우 예민해져 있기 때문에 브래지어 착용시 조심스럽게 해야 합니다.

· 동료가 제 캔디와 또 과자에 손을 댄다면, 정말이지 때려눕히고 싶습니다. 정말이지 제 신경을 건드리고 있습니다.

마치 스토킹한 것처럼 들리겠지만, 팽만, 기분의 변화, 두중, 유방민감, 적개심과 같은 생리전증후군은 매년 4천만명 이상의 여성에게 영향을 줍니다. 이렇듯 발광하는 호르몬에 대해 자세히 살펴봅시다.

호르몬의 성격을 파악하자

우선 첫째로 에스트로겐이 있습니다. 에스트로겐(estrogen)은 물론 여성호르몬이지만, 에스트로겐은 뇌를 흥분시키는 경향이 있고, 명확하게 생각하고 기억할 수 있도록 도와줍니다. 에스트로겐은 또한 방광에 작용하고, 음식으로부터 지방을 저장하게 하고, 체온을 조절하고, 에너지를 만듭니다.

에스트로겐은 위압적인 경향이 있어, 단지 적은 양으로만 복용이 가능합니다. 그리고 과도한 에스트로겐은 종종 여성호르몬 과다증(estrogen dominance)으로 알려진 일종의 불균형을 만들고, 생리전증후군, 폐경기증후군, 혈관손상과 암의 위험성을 갖게 합니다.

이제 황체호르몬(progesterone)에 대해 알아보도록 하겠습니다. 프로게스테론은 조용하고 부드러운 호르몬입니다. 사실상, 프로게스테론이 우리 몸에서 에스트로겐과 균형을 이루어 보완합니다.

또한 에스트로겐은 프로게스테론과 균형을 유지해야 합니다. 이것은 여성이 지방을 태우고, 충분한 머리카락을 갖고, 에너지를 내기 위해 갑상선 호르몬을 만들고, 강한 뼈를 유지하고, 성호르몬을 만들어 내기 위한 것입니다. 프로게스테론은 몸을 진정시켜 잠자는 것까지 도와줍니다.

40세가 되고 나면 얼마 후, 여러분의 프로게스테론의 수치는 급격하게 떨어지기 시작합니다. 에스트로겐 수치도 마찬가지이지만 프로게스테론이 더 빨리 떨어지게 됩니다. 에스트로겐을 진정시키는 프로게스테론이 충분하지 않으면, 폐경 증상들과 그 밖에 심각한 생리전 증후군을 갖게 됩니다. 그러나 프로게스테론 보충제가 도움이 될 수 있습니다. 처방전을 필요로 하는 경구용의 몇 가지 프로게스테론 보충제를 살 수 있으며, 또한 프로게스테론 크림을 OTC로 구매할 수 있습니다.

테스토스테론은 남성 호르몬으로 얼굴에 안면에 털이 나도록 하고, 기분, 열정, 기억과 성욕을 조절하는 것을 돕습니다. 에스트로겐과 함께 근육형성과 성욕을 일으키는 것뿐 아니라 콜레스테롤, 혈압, 심장리듬과 인슐린 수치를 유지하도록 합니다. 물론 여성에게 테스토스테론이 너무 많으면 목소리를 굵게 하고, 여드름이 생기게 하고, 적극적인 행동을 하도록 하고, 생기지 않아야 할 장소에(가슴 같은) 털이 나게 하고 여러분이 원하는 곳(머리 같은)의 털을 탈락시킬 수 있습니다. 호르몬 유사물질을 함유하는 일부 처방된 약물을 복용하여, 과도한 테스토스테론을 없앨 수 있습니다. 난소낭종(종종 인슐린 저항성과 관련되는) 질환이 있는 경우, 스스로 많은 양의 테스토스테론을 만들 가능성도 있습니다. 과도한 테스토스테론의 어떠한 증후를 보이고 있다면, 의사와 상담하는 것이 좋습니다.

이들 호르몬이 적절한 균형을 이룬 완벽하게 조화를 이룰 경우, 우리 몸은 "호메오스타시스" 즉 항상성이라고 알려진 것과 같은 모든 호르몬들이 적절한 균형을 이룬 상태를 보여줍니다.

여성호르몬 과다증, 호르몬의 높고 낮음

"꽃"이라는 식물이 실제로는 없는 것과 같이 "에스트로겐"이라는 호르몬은 없습니다. 우리 몸에서 만들어지는 에스트로겐의 주요한 3가지 형태는 에스트론(estrone), 에스트리올(estriol) 그리고 에스트라디올(estradiol) 입니다. 3가지 모두는 매우 강력해서, 사춘기 이전의 9세 소녀를 생리하는 성숙된 여성으로 전환하기 위해서 눈 한송이의 무게보다도 적은 양의 에스트라디올이 필요할 뿐입니다. 그러나 이것이 다는 아닙니다. 우리가 알아야할 3가지 다른 종류가 있습니다.

- 합성 여성호르몬(Synthetic Estrogens) – 예를 들면 에치닐 에스트라디올(ethinyl estradiol)과 실험실에서 만들어진 에스트라디올(estradiol)이 있습니다. 이것들은 우리의 자연적인 에스트로겐

과 유사한 효과를 나타내도록 실험실에서 만들어졌고, 그 후 피임약과 같은 의약품으로 사용되고 있습니다. 합성 에스트로겐은 우리의 것보다 더 강하고 간을 포함한 우리의 모든 세포에 몰려듭니다. 보통 우리 간의 역할은 약물을 여과하는 것이지만, 합성 에스트로겐은 깨끗하게 여과하기가 어려울 수 있습니다. 결과적으로 너무 오래 우리 몸을 배회하게 되어 여성호르몬과다(estrogen dominance) 같은 광범위하고 다양한 문제들을 야기합니다. 합성 에스트로겐은 가슴, 자궁내막, 자궁, 그리고 자궁경부에 있는 에스트로겐 감수성 조직을 키우고, 많은 연구들은 조절이 불가능한 조직성장이 암의 위험을 증가시킬 수 있다는 것을 보여주고 있습니다.

- 식물 여성호르몬(피토에스트로겐 - Phytoestrogens) – 이것은 식물에서 유래하고 우리의 자연스런 호르몬들과 매우 밀접하게 공통점이 있습니다. 피토에스트로겐은 대부분 대두 이소플라본* (isoflavones)으로, 이것들은 대두 제품(두부와 이다마메 콩) 등에서 쉽게 발견됩니다. 다른 이소플라본의 재료를 원한다면, 콩, 이집트콩(chickpeas), 그리고 다른 콩과식물(legumes)이 좋습니다. 여러분이 생리전증후군(PMS)과 폐경증후군으로 고생하고 있

---

* 이소플라본 (isoflavones) - 이소플라본은 여성호르몬인 에스트로겐과 유사하여 에스트로겐 분비를 유도하는 물질로 '식물성 에스트로겐(phytoestrogen)'이라고도 불린다. 식물계에는 약 1000종 이상의 다양한 이소플라본이 존재하는 것으로 알려져 있다. 특히 공과식물에 많이 함유되어 있으며, 최근 이소플라본이 암, 폐경기 증후군, 심혈관계질환과 골다공증을 포함하는 호르몬 의존성 질병에 대하여 잠재적인 대체요법을 제공할 수 있는 것으로 밝혀졌다.

는 중이라면,이소플라본과 식이섬유가 좋은 효과를 나타낼 것입니다. 이집트콩(chickpea)을 조금 샐러드에 첨가하거나, 후머스(hummus - 이집트 콩을 삶아 양념한 중동음식)를 먹거나, 야식으로 야채들과 함께 두부를 먹어 보시기 바랍니다. 얼마나 큰 차이가 있는지 알게 되면 놀랄 것입니다.

· 제노에스트로젠(Xenoestrogen), 일명 제노바이오틱(xenobiotics - 생체이물) – 이것은 몸에 좋지 않은 것들입니다. 석유화학 산업의 실험실에서 만들어진 화학물질들로 절대로 약물치료목적이 아닙니다. (플라스틱, 농약, 첨가제, 보존제와 기타 불쾌한 장소에서 발견할 수 있습니다) 몸속 세포에 침입해서, 위험한 방향으로 에스트로겐의 효과를 모방합니다. 그래서 많은 사람들이 에스트로겐 과다와 싸우게 되는 일이 많습니다. 우리 몸은 에스트로겐이 다른 호르몬들과 건강하게 균형을 이루고 있는 상태를 유지하기 보다는 몸 전체의 에스트로겐 부담을 증가시키는 환경호르몬에 지속적으로 노출되고 있습니다. (자세한 내용은 5부에서 확인할 수 있습니다.)

이처럼 우리 몸은 과도한 에스트로겐으로 부담을 갖게 되기 쉽습니다. 따라서 복용중인 피임약, 호르몬대체요법제(HRT) 또는 다른 모든 에스트로겐 약물들에 대해 잘 알아야 합니다. 일부 여성들에게는 아주 작은 여분의 에스트로겐일지라도 엄청난 효과를 나타낼 수 있기 때문입니다.

에스트로젠 과다(Estrogen dominance)는 고통스런 섬유 낭포성 유방, 체액저류, 편두통, 정맥류, 골다공증, 안면홍조, 관절통증, 건조하고 주름진 피부, 우울감과 과체중 등의 원인이 될 수 있습니다. 또한 혈당불균형, 성욕감퇴, 정신혼미, 자궁내막증, 자궁근종, 갑상선 기능장애, 불임, 뇌졸중과 유방암(또는 어떤 "여성 암") 등은 또 다른 에스트로젠 우세의 잠재적인 신호입니다.

이로운 것, 해로운 것, 위험한 것

몸 전체에서 세포들은 에스트로겐을 파괴하고 있습니다. 가슴과 간에서 그리고 남자는 전립선에서도 에스트로겐이 파괴되어 그 결과로 세 가지 주요 산물이 만들어집니다.

이로운 것은 2-하이드록시에스트론(2-Hydroxyestrone) 또는 줄여서 "2", 이것은 암을 예방하도록 돕습니다.

해로운 것은 16 alpha-Hydroxyestrone, 또는 "16"이 있습니다. 이 대사물은 해로운 것만은 아닙니다. 왜냐하면 그것은 골다공증으로부터 보호하도록 돕기 때문입니다. 하지만 동시에 발암 위험을 높이고 자가 면역질환을 유발할 수도 있습니다.

마지막으로 위험한 것은 4 하이드록시에스트론 또는 짧게 "4"입니다. 이로운 것과 해로운 것은 간단한 뇨검사로 측정이 쉽지만, 위험한 에스트로겐은 발암 위험을 나타내는 가장 좋은 지표인데 추적이 어렵습니다. 일부 연구들이 높은 2 : 16의 비율을 가진 여성들이 낮은 2:16 비율을 가진 여성보다 유방암에 대한 위험이 낮다고 주장합니다. 다행히 이 비율은 비교적 의사가 추적하기 쉽습니다. 높은 2:16 비율이 또한 골다공증의 위험을 높이는 것과 연관되므로 균형이 중요합니다. 그러므로 여러분이 에스트로겐을 너무 많이 만들거나, 너무 많은 에스트로겐을 복용하거나, 너무 많은 환경 에스트로겐에 노출되어 있다면, 10장에서 제안한 호르몬 보조제를 복용하는 것이 좋다고 생각합니다.

이상한 행동을 하고 있다면, 호르몬의 영향

생리전증후군(PMS)일 때, 누군가를 때려주고 싶다거나 또는 나가라고 소리치고 싶은 이유는 어쩌면 높아진 에스트로겐이 여러분의 구리(copper)의 수치를 높이고 아연(zinc)을 낮춘 것 때문인지도 모릅니다. 만약 어떤 종류의 호르몬 피임제(정제를 포함한)나 호르몬 대체요법제(HRT)를 복용중이라면 훨씬 더 이 구리-아연 불균형의 영향을 받게되며, 마그네슘과 B6 수치를 낮춰 여러분의 기분을 더 많이 손상시킵니다. 이상할 것 없이 호르몬을 복용중인 많은 여성들이 평상시와 다른 적개심, 불안, 급한 성미와 또 현실과 분리된 느낌을 겪고 있습니다.

다른 생리전증후군(PMS)의 이상감정의 원인은 불충분한 프로게스테론 때문입니다. 뇌는 몸의 다른 부분보다 약 20배 이상의 프로게스테론을 저장합니다. 그러므로 프로게스테론 수치가 낮다면 여러분의 에스트로겐 목소리는 상대적으로 "너무 시끄럽게" 될 것이고 그것 때문에 여러분은 성미가 까다로워 질 것입니다. 프로게스테론은 여러분의 에스트로겐을 유순하게 합니다. 혼미한 머리를 맑게 하고, 사소한 걱정거리를 고요하게 하고, 흥분을 줄이고, 우울증을 완화하고, 편두통을 예방합니다. 2006년 연구에 의하면, 천연 프로게스테론이 자동차 충돌, 총기와 추락 등으로 인한 불구의 외상성 뇌손상 환자들에게 도움이 될 수 있다는 것을 증명한 바 있습니다.

전통적인 약물로, 보통 생리기간 2주전에 처방되는 프로작(Prozac) 또는 사라펨(Sarafem) 같은 항우울제들은 세로토닌(serotonin) 수치를 높여 생리전증후군(PMS)의 증상을 완화시킵니다. 그러나 우선 미네랄 불균형을 일치시키는 것이 훨씬 더 결정적이라고 생각하기 때문에, 어떻게 해야 하는지를 이야기 하겠습니다.

호르몬으로 인한 느슨함, 적개심, 두통

약사인 동시에 여성으로서의 경험에 의해, 호르몬과 생리전 변화에 좋은 효과를 주는 많은 영양제가 있다는 것을 알고 있습니다. 다음에 소개하는 영양제들은 거의 대부분의 약국과 건강식품점에서 판매되고 있으며, 또한 좋은 효과를 나타낼 것입니다. 이들 중 하나를 고려하거나, 필요에 따라 골라 조합하여 드세요.

- N-아세틸시스테인(NAC, N-acetylcysteine) – 300~500 mg씩, 1일 2회
- 세레늄(selenium) – 200 mg, 1일 1~2회
- 비타민 B6 – 50 mg, 1일 1회(또는 20~30 mg P5P, 활성형B6). 그러나 나쁜 꿈을 꾸게 되면 복용을 중지하세요.
- 서방형 비타민 C – 500 mg 1일 2회
- 마그네슘킬레이트(magnesium chelate) 또는 글리시네이트(glycinate) – 200~300 mg, 1일 1~2회. 단, 설사를 하면 줄이세요.
- SAMe(S-adenosylmethionine) – 기상시 공복에 400 mg 1일 1회
- zinc(아연) – 5~10 mg, 1일 1회 저녁식사시. 액체 아연을 사용하도록 하고 쓴 맛이 나기 시작하면 복용을 중지하세요.
- 천연 비타민 E – 500~1000 IU, 혼합토코페롤
- 녹차 – 1일 2~3잔. 모든 향이 다 좋습니다.
- 홍경천(rhodiola rosea) – 50~100 mg 1일 2회
- 순수 USP 프로게스테론 크림 – 건강식품점에서 피부크림을 살 수 있지만, 실험실 검사를 하여 프로게스테론 수치를 판정하고 난 후에 사용하라고 강권합니다. 자가치료를 하려면, 5부에서 이 크림 사용법을 확인하십시오.

가슴은 휴식을 필요로 합니다

이런 이야기를 하면 놀라시겠습니까? 민감한 유방은 다른 많은 생리전증후군의 증상들과 더불어 스트레스와 과로에 의해 악화됩니다. 많은 사람들이 적절한 휴식 없이 지속적으로 억눌려서 바쁘고 소모적인 삶을 살고 있습니다. 이런 경우, 곡예형 피로라는 말을 합니다. 이런 피로감을 느끼는 사람은 자신을 회복시키려고, 하루 종일 몸속 부신(adrenal glands)이 스트레스 호르몬을 퍼내는 "훈련"을 한다고 말할 수 있습니다. 우리 몸은 이러한 상태를 극복할 수 있도록 돕는 충분한 스트레스 호르몬이 없으면, 피곤해지고, 신경과민이 되고, 우울하게 되고, 침울하게 되고, 신경이 곤두서게 되고, 그리고 섹스에 흥미가 없어지게 됩니다.

생리전증후군(PMS)이나 폐경기증후군(menopause)처럼 들리지 않나요? 그리고 DHEA가 다 소모되면, 우리 몸은 위험한 에스트로

| 약국 카운터 뒤에서 약사가 들려주는 비밀 |

생리전 두통의 완화

생리전 편두통을 없애려면, 생리전 10일 동안, OTC 프로게스테론 크림 1/8 티스푼 분량을 하루 2번 사용해 보세요.(자세한 크림사용법은 5부에 나와 있습니다)

또한 두통이 시작하려는 것을 느끼면(전구증상이 오면), **소량의 크림을 15분~20분 마다 적용부위를 바꿔가며 바릅니다. 단지 2~3회만 바르면 두통이 없어지거나 경감됩니다.**

겐 대사물을 만들어 내고, 자동적으로 2 : 16 비율을 낮추어, 유방암의 위험을 증가시키게 됩니다. 몸속 부신이 더 소모될수록, 생리전증후군과 폐경기증상들은 더 나빠질 것입니다.

그러니 어떻게 우리가 민감해진 가슴을 정상으로 하고 나머지 우리의 증상들도 또한 경감시킬 수 있을까요? 대부분의 경우, 치료법은 간단합니다. 속도를 늦추세요. 당장 마사지나 얼굴 마사지를 예약하고, 그 후 피로와 불안에 대해 인생의 긴장을 감소시키고, 부신을 아껴야 합니다. 생활을 개선하는 방법을 소개한 1장과 6장을 읽어보세요.

생리전 증후군의 완화

지금까지 수년동안 어떤 OTC 치료제들이 생리전증후군(PMS)와 관계된 증상들을 완화하는데 도움이 될 수 있는지에 대하여 많은 질문을 받아왔습니다. 여기 관련된 연구 논문들과 내게 감사의 표시를 한 많은 여성들의 사례를 들어 그 방법을 소개합니다.

부종과 생리통

- 시트르산 칼슘(calcium citrate) – 500~600 mg씩 1일 2회
- 마그네슘 킬레이트(magnesium chelate 또는 glycinate) – 200 ~ 300 mg 1일 1~2회. 칼슘– 마그네슘 복합제도 좋습니다.

- 오메가-3 EPA / DHA 어유(fish oils) - 1000 mg 1일 2회, 그리고 하루에 아마인가루 1~2 테이블스푼 분량을 음식에 뿌려서 섭취합니다.

- 나프록센(naproxen, Aleve로 판매됨) - 200 mg, 1일 2~3회 복용하거나 이브프로펜(ibuprofen, Advil 또는 Motrin)을 200 mg, 1일 4회 복용합니다. 두 방법 모두 위장 장애가 나지 않도록 음식과 함께 복용합니다.

갈망(욕구불만)

- 오메가-3 EPA/DHA 어유와 아마씨*유 - 어유 1000 mg을 하루 두 번 복용하고 아마씨유를 샐러드와 오트밀, 그리고 스무디와 구운 음식에 뿌려서 복용합니다.

- 5-하이드록시트립토판(5-hydroxytryptophan, 5-HTP) - 50 mg을 하루 한번 또는 두번 복용하면, 세로토닌 즉 "기분을 좋게 하는" 뇌내 화학물질이 증가할 것입니다. 5-HTP는 또한 "포만감"식욕 호르몬 렙틴(leptin)의 분비를 증진합니다. 처방약 항우울제

---

* 아마씨 (flaxseed, Linum usitatissimum의 씨) : 최근 건강식품에 대한 수요가 급속히 증가하면서 아마씨 성분의 생물학적 활성에 대한 연구가 활발히 이루어지고 있다. 아마씨는 지방(41%), 단백질(20 %) 및 섬유소(28 %)의 함량이 높고 특히 오메가-3계열의 필수지방산인 알파리놀렌산, 식물성에스트로젠의 일종인 리그난, 수용성 섬유소의 좋은 급원으로 알려져 있다. 아마씨는 암세포의 성장을 억제할 수 있는 생리활성성분을 함유하고 있으며 다수의 동물실험과 초기 임상시험을 통해 그 효능과 관련기전이 입증되고 있다.

를 복용한다면, 이것은 먹지 마세요.

슬픔

- 5-HTP - 취침시 50 mg (다시 한번, 항우울제를 복용한다면 이것을 피하세요)
- 마그네슘 킬레이트(magnesium chelate) 또는 글리시네이트(glycinate) - 하루 200~300 mg, 그러나 설사 증상이 나타난다면 중단 하세요.
- 세인트 존스 워트(St.John's wort) - 300 mg 하루 두 번 또는 세 번(0.3% hypericin으로 표준화된 것)

정신혼미

- 레시틴(lecithin) - 매일 몇 테이블스푼의 과립을 여러분의 음식 또는 주스에 뿌려서 드세요. 성욕을 증가시킵니다.
- 바코파(bacopa) - 100 mg씩 1일 3회 복용(표준화된 bacosides 55% 추출물). 이것은 천연의 "스마트 필(smart pill)-머리 좋아지는 약"으로, 긴장 완화를 유도하고 기억력을 향상시킵니다.

유방의 예민

- Natural 비타민 E - 매일 600 ~ 800 IU

- 피리독신(pyridoxine)/비타민 B_6 – 하루 50 ~ 100 mg(또는 P5P - 하루 20 mg)

- 순수 프로게스테론(progesterone) 크림 – 1/8 티스푼을 하루 두 번 유방, 가슴, 또는 팔 안쪽에 바릅니다. 매번 크림을 바를 때 마다 다른 부위에 적용하세요. 증상이 나빠지면 중지하세요.

- 요오드–요오드화물(iodine-iodide) – www.illnessisoptional.com에서 Iodoral이라는 제품이 OTC로 판매됩니다. 용법용량은 매일 아침 12.5 mg입니다. 그러나 불쾌한 놋쇠맛, 콧물 또는 여드름 같은 피부 발진 등이 생기면 중지하세요. iodine 복용 중 균형을 유지하기 위해 어유(fish oil) 약 500~1000 mg을 매일 복용하는 것은 좋습니다.

| 약국 카운터 뒤에서 약사가 들려주는 비밀 |

속지 않는 비결

가슴의 어느 부위에 통증이 있느냐 하는 문제입니다. 옆구리와 겨드랑이 주변이 아프면, 배란이 방금 일어났다는 신호일 것입니다. 유방 전체 또는 단지 유두 부근에 통증이 있다면, 호르몬 상태가 에스트로겐이 높고, 프로게스테론이 낮은 것을 의미합니다. 프로게스테론 크림을 사용해보세요(자세한 사용은 5부 참조). Myomin을 매일 3캡슐씩 복용할 수도 있습니다.

체내 이물질은 유방에 해롭습니다

앞서 알고 있는 것처럼, 생체이물질(xenobiotics - 환경호르몬)은 몸을 속이는 화학물질로 정상적인 에스트로겐이 작용하는 모든 세포에 침투합니다. 그 결과, 여성은 유방, 자궁, 자궁내막에 암의 위험에 놓이게 되고, 남자라면 전립선암의 위험에 놓이게 됩니다.

생체이물질(xenobiotics)은 요즘 모든 곳에 있습니다. 따라서 피하겠다는 어리석은 생각은 하지 마세요. 음식 속에까지 있다는 것을 알아야만 합니다. 세제 같은 일상의 살정제(Nonoxynol-9), 그리고 많은 약물들. 또한 대마초에도 있습니다.

진짜 에스트로겐과 달리, 생체이물질은 분해되지 않습니다. 그것들은 다른 노폐물들과 함께 배설될 때까지 여러분 몸에 남아있게 됩니다. 또한 우리가 먹는 호르몬 처리된 고기에도 남아있습니다. 가축업자들은 가축을 살찌게 하기 위해 Xenobiotics을 사용합니다. 과거 40년 동안 정자의 생산이 50% 감소되어 왔고 에스트로젠과 관련한 암의 위험이 증가하는 것은 Xenobiotics 때문이 아닐까요? 확실히 산업 쓰레기와 여러 종류의 오염물로부터 나오는 Xenobiotics 때문에 요즘 일부 해양 동물들이 암컷과 수컷의 성기관을 가지고 있습니다. 심각합니다. 임산부가 Xenobiotics에 노출되면, 태아는 심각하게 타격을 받습니다. 왜냐하면 태아의 생식선이 소리없이 성장하고 있기 때문입니다. 이것에 대한 나의 제안은 다음과 같습니다.

· 수도꼭지에 필터를 달거나 "역삼투압"이라 불리는 특별한 여

과시스템을 설치하세요. 설마라고 생각할지 모르지만, 오염물은 먹는 물에 침투할 수 있습니다. 오염물은 지하수와 비를 통해 들어 옵니다.

- 잔디에 천연살충제를 사용하세요. 지역의 해충방제기관이나 상공회의소에 알아보면, 어떤 회사들이 제품을 판매하는지 알 수 있습니다.
- "인증된 유기농" 식품들을 구매하세요. 유해한 화학물질과 살충제가 들어있지 않습니다.
- 드라이크리닝(건조세탁)을 되도록 적게 하세요 – 화학물질이 Xenobiotics일 수 있습니다.

호르몬들의 균형을 잡아주는 항암식

- 신선한 로즈마리, 마늘, 그리고 울금 등의 향신료로 요리하세요. 이들은 모두 암을 억제하는 특성이 있습니다.
- 매일 녹색 야채를 살짝 튀기거나 증기로 데쳐서 요리하세요 – 무청, 갓잎, 케일, 근대, 또는 시금치 등
- 기름지거나 또는 튀긴 모든 음식을 피하세요.
- 호르몬 없는 고기, 조류, 유제품과 계란을 고르세요. 임상실

험에서 유방암이 동물성 지방의 섭취와 관련 있다는 것을 증명했습니다. 생선, 두부와 야채 단백질을 많이 먹고, 동물성 식품들을 줄이세요.

- 마른 자두(prunes)는 여러분의 2 : 16 비율을 증가시킬 수 있습니다.

- 어느 색깔의 딸기류도 항암 영양소들을 함유합니다.

- 또한 신선한 양파와 마늘을 드세요. 분말 조미료가 아닌 생것을 말합니다.

- 십자화과 야채를 드세요. 이것은 여성의 유방과 남성의 전립선에 가장 좋습니다. 양배추, 싹양배추, 브로콜리와 꽃양배추 등은 천연의 인돌-3-카비놀(Indole-3-carbinol, I3C)이 풍부합니다. I3C는 인체에서 디인돌리메탄(diindolylmethane) 또는 DIM으로 전환되어 이로운 에스트로겐을 더 많이 만들고, 나쁜 에스트로겐을 적게 만들게 합니다. 어느 화합물에 대해서이건 자료들은 항상 긍정적이진 않습니다. 그렇지만 상당히 많은 연구들이 I3C가 암의 위험을 방지할 수 있다는 것을 증명하고 있습니다. DIM에 대한 연구에서, DIM은 여성들과 제산제를 복용하는 사람들에게 흔한 상태인 낮은 산도에서도 작용을 발휘하기 때문에 DIM이 I3C 보다도 좋을 수 있다고 합니다.

가슴 운동을 하세요

가슴에 멍울이 있고 아프다면, 림프액이 적절히 배출되지 않는 것일 수 있습니다. 림프액은 몸 전체를 순환하며, 모든 조직의 독소와 불순물들을 제거하는 맑은 액체입니다. 깨끗한 림프액은 동맥을 따라 흐르며, "더러운" 림프액은 여과장치로 작용하는 림프절에 의해 림프계로부터 배출된다고 알려져 있습니다.

많은 사람들이 모르고 지나치는 것이 있습니다. 동맥을 흐르는 모든 액체는 심장의 박동에 의해 뿜어져 나옵니다. 그러나 림프액이 적절히 배출되려면 이동이 필요합니다. 그러므로 앉아서 일하는 시간이 긴 사람은 그 흐림이 느린 림프액을 가지고 있게 됩니다. 이것은 필요한 만큼 빠르게 배출되지 않고 림프계에 모여 있는 림프액입니다. 림프액은 죽은 세포 또는 암세포들, 노폐물들, 지방, 바이러

| 약국 카운터 뒤에서 약사가 들려주는 비밀 |

생리통 감소를 위한 척추지압 교정

척추지압사인 남편에게서 배운 요령을 소개하겠습니다. 지압교정은 생리 첫날 또는 둘째 날에 척추를 지압하여, 주기를 수일 단축시키고, 통증과 생리통의 감소시키도록 도와줍니다. 여기에는 과하지 않게 부드러운 압력을 주는 소형 기구를 사용합니다. 연구 결과, 척추지압 교정요법이 통증과 염증을 유발하는 화학물질인 프로스타그란딘(prostaglandins)을 감소할 수 있다고 밝히고 있습니다.

스들과 중금속들 같은 독소들을 함유하기 때문에, 그것들은 몸의 의도대로 신속하게 배출되어야 하는 것입니다.

림프액을 다시 움직이게 하려면 어떻게 해야할까요?

우선, 꽉 조이거나, 철사가 있는 모든 브래지어를 버리세요. 실제로 꽉 조이는 브래지어는 림프계를 방해하여 정체를 일으키기 때문입니다. 1995년 한 연구 결과, 하루 중 브래지어를 착용을 비교하였는데, 많은 시간동안 브래지어를 착용한 여성이 얼마동안 브래지어 없이 산책을 했던 여성들에 비하여 유방암에 대한 위험성이 상당히 높은 것으로 나타났습니다. 100 % 면의 브래지어나 캐미솔을 사용하고, 두꺼운 폴리에스테르 패드로 만들어진 브래지어는 버리세요. 그리고 가능하다면 브래지어 없이 생활하세요. 모든 림프액을 적절히 배출하면, 여러분의 유방통증을 완화할 뿐만 아니라 여러분의 건강을 전체적으로 향상시킬 수 있기 때문입니다.(그러나 특별한 날을 위해 필요한 보정용 브래지어까지 모두 버리지는 마세요)

버리지 말고 해야할 것이 있습니다. 가슴을 운동하는 것입니다. 특히 유방이 커서 브래지어를 하지 않는 분이나, 단지 편안하지 않아 브래지어를 착용하지 않는 분들에게 좋습니다. 실제 운동하려면, 좋은 스포츠 브래지어를 착용하고, 헬스클럽에 등록하거나 작은 개인용 트램폴린(trampolines - 스프링이 달린 캔버스로 된 도약용 운동 용구)을 하나 사서 하루에 10분 동안 정체된 림프를 배출하도록 점프하세요. 유방을 튕기는 것은 면역기능을 개선하고, 상처입은 세포들을 회복시키고 더 많은 산소를 공급하여 순환을 돕습니다. 또한 혈압을 낮추고 특정한 두통을 경감시킵니다. 어떤 사람들은 가슴을 운동시키는 것이 행복감을 유도한다고 합니다.

이 밖에 가슴 마사지도 좋은 방법입니다. 하루 단 30초의 마사지가 림프액의 흐름을 좋게 할 것입니다. 일주일이면 차이를 느끼실 겁니다. 마사지 방법은 정체된 림프액이 몰려있는 겨드랑이 아래와 주변을 마사지 하는 것입니다. 림프액은 근육의 움직임에 의해서만 배출됩니다. 계속 앉아있는 사람은 림프액이 느리게 움직이거나 또는 전혀 움직이지 않습니다. 예를들면 샤워하는 동안 빠르게 가슴 마시지를 하는 것은 좋은 방법이 될 것입니다.

호르몬의 공포

자궁내막증은 자궁내막에 염증이 생기고 과도하게 출혈되어 생리기간에 심한 통증을 야기하는 고통스러운 상태를 말합니다. 이것은 요오드(iodine) 결핍 또는 인슐린감수성 등 여러 요인들과 관련이 있습니다. 여러분은 에스트로겐과 프로게스테론의 균형을 통해 "해롭고 위험한" 대사물의 분비를 낮추어 이러한 상태를 경감시킬 수 있고 예방도 할 수 있을 것입니다.

수술까지 고려하고 있다면, 호르몬 보조제(10장 참조)를 먼저 고려해보는 것이 어떻습니까? 이것들을 한 달간 복용하고 도움이 되는지 볼 수 있습니다. 나는 여러분이 한 가지를 조절하기를 바랍니다. 3캡슐의 Myomin을 하루 세 번씩 매 식후에 복용하고, 그리고 아마인을 모든 음식에 뿌려서 드세요. 다음 생리주기에는 조금 개선되는 것을 느껴야 합니다. 그 후 3번째 달까지 여러분의 Myomin 복용량을 3캡슐 하루 2번으로 줄이고 다음 9개월간 지속하세요. 만일 인슐린과 관련이 있다면 과자와 전분뿐만 아니라 빵, 케익, 파스타 등 모든 종류의 백색 밀가루 제품을 차단하여야 합니다.

또한 요오드-요오드화물(iodine-iodide)이 도움이 됩니다(제품명은 Iodoral). 요오드는 더 안전한 에스트로겐 대사물을 만듭니다. 이러한 이유로, 과학자들은 유방에서 있어서 요오드의 역할을 연구해 왔습니다. 그리고, 요오드는 암의 위험을 감소시키는 것으로 나타났습니다. 일부 제품을 건강식품점에서 살 수 있습니다만, 요오드는 잘못 인식되어 일부 의사들은 그것을 권고하지 않습니다. 요오드는 건강에 특히 유방의 건강 유지에 결정적인 역할을 하기 때문에, 안심하고 드실 것을 권합니다. 보충제로는 요오드 단일제보다는 요오드(iodine)와 요오드화물(iodide) 두 가지를 모두 함유하는 복합제를 사용하는 것이 가장 좋습니다.

요오드화물은 www.illnessisoptional.com의 다양한 웹사이트에서 판매되는 제품명입니다. 또한 의사가 여러분을 위해 Lugol액을 조금 처방하는 것을 볼 수 있습니다. 그렇지 않으면, OTC 형태의 해조류에서 요오드 섭취가 가능합니다. 해조류는 다시마 정제로 판매되기도 합니다.

그러므로 의사의 허락 하에, Iodoral 12.5 mg을 매일 아침 복용하세요. 복용후 3번째 생리주기에 현저한 효과를 보지 못한다면, 순수 프로게스테론 크림을 다시 선택할 수 있습니다. Myomin은 그대로 복용하세요 ; 생리기간 첫날을 1일로 하고 5일 부터 1/2 티스

픈 분량의 순수 프로게스테론 크림을 26일 까지 매일 밤 부위를 바꿔가면서 바르세요.(5부 참조) 이 과정을 매 주기마다 반복하세요. 그러면 여러분은 아마도 두 세달 안에 증상이 경감되는 것을 알게 될 것입니다. 또한 Nu-Iron을 복용할 수 있습니다. 위장에서 안정한 형태의 철분이 OTC로 판매되고 있으며, 이 철분제제는 출혈량이 많을 때 생기는 철결핍성 빈혈을 막아줄 것입니다. 철분을 60일간 복용하세요.

섬유종은 또 다른 호르몬의 공포입니다 . 자궁안에 생긴 단단하고, 둥근, 양성의 덩어리. 그것들은 고통스러운 섹스, 견디기 어려운 생리와 불규칙적인 출혈을 일으킬 수 있습니다. 전통적 치료법은 종종 수술입니다. 몇 년간의 합성 호르몬대체요법(HRT)을 먹어야 하는 자궁적출술입니다. 그러나 적어도 호르몬 보조제(10장 참조)을 시도하기 전까지는 어떤 것도 여러분 몸에서 제거하지 마세요. 그러나 다시 조절을 해야 합니다. Myomin을 하루 세번 3캡슐씩 매식 후 복용하세요. 여러분은 다음 주기 후에 개선을 보게 될 겁니다. 여전히 매우 불편하다면 프로게스테론 크림을 적용하세요. 대부분의 여성들은 크림을 필요로 하지 않습니다. 필요하다면, 12일에 시작하세요.(생리 주기의 첫날을 1일로 계산하세요.) 위에서 권장한 요오드-요오드화(iodine-iodide)를 복용하세요.

Chapter 12

폐경기 안면홍조

몇 분가량 진땀이 나고 등골이 오싹해집니다. 몇 달간이나 잠을 잘 못자고, 이따금 소변이 자주 마렵고, 사람들에게 쌀쌀맞게 대하고, 몸이 말라 들어가는 것처럼 느껴집니다. 폐경기에 들어선 것입니다.

18년 전의 일이지만, 지금도 잊을 수 없는 일이 있습니다. 케시(Kathy)라는 여성분이 약국 판매대에 초조한 표정으로 기대어 서서, 자신의 안면홍조와 전신성 열감을 없애달라고 호소하였습니다. 그 분은 계속해서 밤을 지새웠고, 남편과 이것 때문에 자주 다투었습니다.(남편은 이러한 상태를 충분히 이해하지 못했습니다) 그리고 먹는 약들이 도움이 되지 않는다며 어렵게 말을 꺼내었습니다.

그때 나는 졸업한지 얼마되지 않은 약사로서, 대학에서 최신 약물들과 유용성에 대하여 배웠지만, 백과사전 처럼 알고 있을 뿐이었습니다. 증상을 완화할 수 있는 최신의 에스트로겐 약물들과, 사용할 수 있는 가장 강력한 수면제에 대한 정보 등을 장황하게 말했습니다. 그 환자는 의사에게 처방을 의뢰하기 위하여, 많은 제품의 이름을 적어들고 병원으로 갔고, 나는 많은 임상적 평가에 의한 완벽한 약물 상담을 해줬다는 것에 만족스러워 했습니다.

세월이 흘렀지만 가끔 그 일을 떠올립니다. 그러한 경우가 다시 있다면, 많은 부분에서 대화는 매우 다르게 진행될 것이기 때문입니다. 지금은 처방전 없이 구매할 수 있는 천연의 인체친화형(bioidentical) 호르몬들이 있기 때문에 케시와 같은 환자분들께 합성 호르몬들을 복용하지 않도록 말할 것입니다. 그리고 보충제가 있는 진열대로 안내하고, 처방전이 필요없는, 몇 가지 천연의 안전한 방법으로 진정시키며 편안히 잠들 수 있게 해주는 제품들을 소개할 것입니다. 시간을 되돌릴 수 있다면 말입니다.

폐경기에 대한 상식

1. 안면홍조와 여러 가지 불편한 폐경기 증상들은 정상적인 노화의 부분입니다. 에스트로겐(estrogen)은 50세를 기점으로 거의 없어지는 상태가 되기 때문입니다

2. 폐경기 증상들을 위한 최선의 치료는 호르몬 대체 요법제(HRT)

를 처방받는 것입니다.

3. 안면홍조의 치료에 선전되고 있는 대부분의 자연 보충제들은 효과가 입증되지 않았습니다.

어떤 생각이 드나요? "대부분의 사람들이 알고있다"고 생각하는 것들이 틀렸습니다. 제대로 아는 것이 중요합니다.

더운가요? 아니면 나만 더운가요?

대부분의 여성들에게, 안면홍조 증상은 가슴이 두근두근거리는 어떤 전조증상, 또는 느낌이 급박하게 몰려올 것이라는 신호와 함께 시작됩니다. 그런 다음 급격한 열감을 느끼게되고, 얼굴이 홍당무 처럼 변하거나, 심장박동이 빨라짐에 따라 땀을 흘리게 됩니다. 아마도 불안해지고, 한기를 느끼며 가슴은 답답해집니다.

또는 어느 운 좋은 여성은 안면홍조를 한 번도 겪지 않고 쉽게 폐경기를 지나기도 합니다. 여기에 해당한다면, 정말 다행스러운 일입니다. 다른 여성들이 하루에도 열 번, 스무 번씩 얼굴에 열감이 나타나거나 밤중에 진땀이 나는 것을 겪기 때문입니다.

그럼, 피부아래에서 어떤 일이 벌어지는지 알아보겠습니다. 매운 살사소스, 뜨거운 음료를 먹거나 운동으로 체온이 올라갈 때 뇌는 온도조절 장치를 조절하며 이렇게 이야기 합니다. "온도가 올라가고 있어. 몸에서 화학물질을 분비하여 혈관을 넓혀주어야 운동중에 폭발하지 않을꺼야."

보통, 이런 체온조절은 몇 년이고 하루에도 여러 번 중단없이 진행되는데, 이것은 몸이 큰 온도의 변화도 견뎌낼 수 있기 때문입니다. 에스트로겐 수치는 수십년간 안정되어 있다가, 폐경기가 되면 갑자기 높아지다가 낮아지다가 합니다. 이러한 상태는 2년에서 5년을 지속하며, 그 후 안면홍조는 결국은 사라지게 됩니다. 즉, 폐경기 동안에 뇌의 온도조절기능은 이러한 에스트로겐의 높낮이와는 달리 매우 까다롭게 변합니다. 갑자기 체온이 1도 미만으로 약간만 상승해도 안면홍조를 느끼게 합니다. 그런데 그것은 여성들만의 문제가 아닙니다. 남자들도, 예를 들어 특히, 루프론(Lupron)같은 전립선 약물을 복용하고 있다면, 안면홍조를 겪게 됩니다.

그러니 이러한 상태가 정상적인 노화증상이라는 잘못된 통념을 생각해 보십시오. 폐경기 이후라도 에스트로겐 수치는 항상 완전히 없어지는 것이 아닙니다. 사실은 많은 폐경기 여성들은 어느 정도 수준의 에스트로겐을 유지할 수 있습니다. 이것은 좋은 면이 있고 동시에 나쁜 면이 있습니다. 폐경기 이후에도 특히 과체중이라면 에스트로겐 우세(estrogen dominance - progesterone에 비해 상대적으로 estrogen이 과도하게 많은 상태)를 겪을 수 있다는 것을 의미합니다.

폐경기 동안 변하기 쉬운 에스트로겐 수치는 뇌의 체온조절기능에 부담으로 작용하며 다른 하나는 부신의 고갈입니다. 만성적인 스트레스 속에 산다면, 누구나 부신이 고갈될 것입니다. 이러한 상태는 부신이 스트레스 호르몬들을 분비하라고 계속 요구하는 것이며, 결국 부신이 탈진되어 뇌의 온도조절장치에 손상을 주게 되는 것이며, 그리고 과도한 안면홍조 증상으로 나타나게 되는 것입니다.

따라서 잘 알려지지는 않았지만, 안면홍조를 감소시키기 위한 핵심은 부신에 영양을 주고 탈진된 부신을 재생시키는 것입니다. 스트레스 호르몬이 부신을 소모하게 하여 프로게스테론의 생산을 감소시키기 때문에, 에스트로겐 – 프로게스테론 비가 커지게 하여 에스트로겐 우세를 일으키게 됩니다. 그렇다면 에스트로겐 우세의 증상은 무엇일까요? 불면과 불안이 있는데, 이들이 스트레스를 높이고, 부신을 혹사시키고, 프로게스테론 수치를 떨어뜨립니다. 그렇습니다. 이것이 악순환이라고 하는 것입니다. 그리고 약물로는 고칠 수가 없습니다.

안면홍조는 몸이 "마지막 양초가 타고 있으니 그것을 꺼주세요" 라고 울부짖으며 말하는 것입니다. 부신을 혹사시킬수록, 안면홍조를 더 심하고 만드는 것입니다. 그런데, 부신의 피로가 더 커지게 되면, 테스토스테론(testosterone) 결핍도 더 겪게 될 수 있으며, 이것은 많은 문제를 일으키기도 합니다.

이것은 안면홍조를 가진 여성에게 중요한 이야기이니 다시 말하겠습니다. 안면홍조를 경감시키거나 예방하고자 한다면, 스스로 자신의 몸을 추스르기 바랍니다. 휴식을 취할 수 있도록 여유 시간을 가지며, 작은 잡다한 일들에게 혹사되지 마세요. 그리고 일이 힘들었던 다음 날은 반드시 긴장을 풀 수 있도록 하시기 바랍니다.(부신에 영양을 주는 방법 1장 참조)

약물도 땀을 흘리게 하는 원인

70개 이상의 약물이 남성과 여성 모두에게 안면홍조를 유발할 수 있다는 것을 알고 있나요? 상습범은 Effexor, Cymbalta, Prozac, Sarafem 같은 항우울제, Maxalt 같은 triptan계열 편두통약, Aromasin, Arimidex, Femara 같은 aromatase inhibitors, Evista, tamoxifen 같은 SERM 계열 약물들 그리고 골다공증치료제인 Boniva 등이 있습니다. 이들 또는 다른 약물들로 인해 안면홍조를 겪고 있다고 생각한다면 용량을 줄이거나 다른 대체약물로 변경할 것을 의사에게 요청하세요.

의사와 상의 없이 처방약물의 복용을 중단하면 안됩니다.
일부 약물들은 서서히 복용량을 감소해야 합니다.

안면홍조 발현

대부분의 전통적인 교과서는 안면홍조가 낮은 에스트로겐과 관련이 있다고 가르칩니다만, 그러한 경우가 아닐 수도 있습니다. 이러한 경우를 생각해 보세요. 안면홍조가 낮은 에스트로겐에만 원인이 된다면, 여성들은 폐경기 이후 계속하여 안면홍조 증상을 가지고 있어야 합니다. 그러나 몇 년이 지나면 약물을 복용하든 안하든 안면홍조는 사라집니다. 그것은 에스트로겐만이 원인이 아니기 때문입니다. 다른 원인들로 생활방식, 식이습관, 대처요령들, 휴식과 생활을 유지하는 방식등과 그리고 큰 원인으로는 프로게스테론의 레벨이 있습니다.

호르몬 대체요법만이 유일한 해결책이며 보충제는 효과가 입증되지 않았다는 통념에 대해 생각해보겠습니다. 호르몬대체요법(HRT)만이 효과가 있고 자연 대체요법들은 효과가 없다고 이야기하는 분들이 있습니다. 사람들은 이러한 통상적인 이야기를 믿습니다. 일류 제약회사들이 투자한 연구들에 대해서만 듣기 때문이지요. 그러나 일부 자연요법제들도 효과를 뒷받침하는 증거들이 있습니다. 여기에 안면홍조의 고통을 없애주는 데 도움이 되는, 처방이 필요없는, 몇 가지 방법들을 소개합니다.

· 승마(Black Cohosh, Cimicufuga racemosa) – 미나리아재비과(buttercup)에 속합니다. 2001년 미국 산부인과 협회는 승마(black cohosh)가 6개월 또는 그 이하의 기간동안 복용한다면 안면홍조에 도움이 될 수 있다는 의견에 동의하였습니다. 승마는 또한 부종과 질 건조증에도 도움이 되는 것으로 생각됩니다. 이러한 일치된 의견은 승마가 위험한 부작용 없이 에스트로겐과 같은 작용을 한다는 것이지요. 일부 연구에서 승마가 또한 항우울 효과를 가질 수도 있다고 합니다. 승마는 민감한 여성에게서 위장장애와 두통을 야기할 수 있기 때문에 주의해서 사용하여야 합니다. 평판이 좋은 OTC 제품 레미페민(Remifemin)을 하루 두 번 20 mg 정제로 복용하거나, Triple Whammy사의 Menopause Transition with Black Cohosh 제품을 하루 두 번 1정씩 복용해

보십시오. 다양한 함량의 많은 좋은 제품들이 건강식품점에서 판매되고 있습니다. 그러나 개인적으로는 2.5 % 미만의 triterpene glycosides를 함유한 제품은 복용하지 않습니다.

임산부는 승마함유 제품으로 자가치료를 해서는 안됩니다. 그러나 일부 여성들은 의사의 감독하에 복용하기도 합니다.

· 아마인(Flaxseed) – 이 특별한 작은 씨는 모든 사람의 식단에 기본 재료가 되어야 하는데, 이것은 또한 폐경기 증상을 감소시키는데 도움이 되는 것으로 증명되었습니다. 아마씨는 다른 식품들보다 약 100 배 이상의 리그난(lignan)을 함유하며, 장에 많은 정상 세균총을 있으면 특정 리그난이 강력한 항암물질로 전환될 수 있습니다. 지상에서 자라는 아마인은 단백질, 미네랄, 식이섬유가 풍부하고, 안면홍조, 유방통, 불규칙한 주기와 기타의 생리전증후군이나 폐경기의 증상들을 경감시키는 굉장한 천연적인 수단입니다. 리그난은 머릿결을 좋게 하고, 여드름을 감소시키며, 남성에게서는 전립선을 건강하게 해주는 데에 도움을 줍니다. 아마씨는 어유에서 발견되는 것과 비슷하게 필수지방산이 풍부하여, 심장과 건강한 콜레스테롤 비율의 유지에 좋습니다.

아마씨를 사서 스스로 가루로 만들 수 있습니다. 가장 신선함을 유지할 수 있기 때문에, 가장 선호하는 방법입니다. 가루로 만들어 봉지에 넣은 아마가루를 구입할 수도 있습니다. 반면에, 아마인 오일은 별로 좋아하지 않는데, 폐경증상을 완화하기 위한 제형으로는 좋지 않습니다. 쉽게 고약한 냄새를 풍기게 되며, 리그난을 거의 함유하지 않습니다. 사실, 씨도 햇빛을 피하고 차광용기에 담아 냉장고에 적절하게 보관하지 않는다면, 고약한 냄새가 나게 될 수 있습니다. 개인적으로 이 놀라운 씨앗을 하루 1~2 테이블 스푼 정도 모든 음식에 뿌려서 먹습니다. 아마는 식이 섬유가 많으므로, 물을 많이 마시는 것이 좋습니다.

· 비타민 E, 시트러스 바이오후라보노이드(Citrus Bioflavonoids) – 어떤 사람들은 이것을 안면홍조증을 없애주는 대단히 효과좋은 복합제라고 생각합니다. 바이오플라보노이드*는 과일과 야채에서 얻어지며, 비타민 C와 비타민 E와 결합되어, 안면홍조 뿐만 아니라 불안, 짜증, 질의 건조와 기분의 변화(mood swing)를 경감시킬 수 있습니다. 1,000 mg의 바이오플라보노이드와 500 ~ 1,000 IU의 비타민 E가 혼합된 제품을 하루에 두 번 복용해 보세요. 또한 당근, 호박, 토마토, 딸기, 브로콜리와 녹색채소 등 다양한 색상을 가진 과일과 야채들을 섭취하여 체내의 바이오플라보노이드를 높일 수 있으며, 또는 약국이나 건강식품점에서 보충제를 구입할 수 있습니다. 가장 중요한 바이오플라보

* 바이오플라보노이드(Bioflavonoids) - 식물에 존재하는 성분으로 생물학적 활성을 갖고 있으며, 최근에는 바이오플라보노이드가 갖는 항산화 활성 때문에 주목 받고 있는 영양소입니다. 체내에서는 합성되지 않기 때문에 식품을 통해서 섭취해야만 합니다.

노이드는 헤스페리딘*(hesperidin)라고 지칭되니, 이것이 함유된 보충제인지를 확인하세요. Thorne사는 흥미를 끄는 다양한 형태의 헤스페리딘 제품을 생산합니다. HMC hesperidin란 제품은 이용하기 쉽도록 한 제품입니다.

- 프로게스테론(Progesterone) – 이것은 안면홍조를 최소로 경감시키는 강력한 호르몬입니다. 역시 많은 연구에서 증명되어 왔는데, 프로게스테론은 뇌가 에스트로겐의 변덕스런 작용에 예민하게 반응하지 않도록 작용하는 것으로, 이것은 레일을 길게 깔아 궤도열차가 부드럽게 가게 하는 상태와 비슷한 것입니다. 30대 후반에서 40대 초반의 폐경전후에서 프로게스테론 부족이나 에스트로겐 과다증이 있는 여성은 또한 프로게스테론을 사용할 수 있습니다.

  천연의 프로게스테론 제품들은 우리 고유의 프로게스테론과 아주 유사하게 보이며, 제품으로 OTC로 판매되는 것이 사실입니다. 그러나 의사들은 가장 좋은 폐경기 증상을 완화시키는 치료방법은 프로베라(Provera, medroxyprogesterone) 같은 호르몬 대체요법(HRT)을 처방하는 것이라는 통념을 계속 지속시켜 왔습니다. 프로베라와 HRT 약물들은 자연적인 것이 아

* 헤스페리딘(Hesperidin)은 감귤류의 과피에 비교적 다량으로 함유되어 있으며, 비타민 P라고 불린다. 헤스페리딘은 aglycone과 hesperetin 또는 methyl reiodictyol과 disaccharide, rutinose로 구성된 flavanone 배당체이다. 헤스페리딘은 알코올에는 깨끗하게 용해되지만, 메탄올과 빙초산에는 미량 용해되며, 아세톤, 벤젠,클로로폼에는 거의 용해되지 않는다. 또한 무미, 무취하다. 기능으로 혈압 강하 작용, 항염증 작용, 콜레스테롤 개선 작용, 중성 지방 저하 작용, 발암 억제 작용, 비타민 C의 산화 억제 등이 있다.

닙니다. 실험실에서 만들어진 약물들이고, 안면홍조를 경감시킨다 하더라도 최선의 치료법이 될 수는 없습니다. 예를 들어, 프로베라는 100가지 이상의 다른 부작용들을 가지고 있지만, 이러한 거대한 위험성은 언급되지 않습니다. 죽음까지도 있는데 말입니다. 그러니 암을 유발하는 대신에 암에 저항하는 천연의 프로게스테론을 복용하는 것이 어떻습니까? 호르몬대체요법을 논의할 때 약물에 예외가 있다는 것을 이해하는 것이 중요합니다. 모든 처방되는 호르몬제가 합성된 것은 아닙니다. 예를 들면, 프로메트리움(Prometrium)이 있습니다. 이 약은 천연의 프로게스테론 형태로 땅콩에서 유래됩니다.(견과류에 알러지가 있으면 복용할 수 없습니다.) 프로메트리움 캡슐은 자연적인 원료에서 유래한 "경구용 micronized progesterone"이고 프로베라(메드록시프로게스테론 medroxyprogesterone)는 실험실에서 만든 합성 프로게스테론 입니다.

의사는 합성 호르몬들과 인체친화형 제품들을 비교하는 약물비교 연구가 없다고 말하며 HRT 약물을 복용하는 여러분들을 겁을 주려 할지도 모릅니다. 그런데, 이런 합성약물 뒤에는 수십억달러를 사용하는 힘있는 회사들이 있으며, 식물 제품들은 그렇지 않습니다. 약물간의 비교연구를 하지 않았다는 것이 식물들이 연구되지 않았다는 것은 아닙니다. 사용해온 것처럼 일부 식물제품들은 정말로 효과가 좋다는 것이 증명되고 있습니다.

천연제품의 프로게스테론을 어느 제형이던 처방이나 또는

OTC로 복용하고 있다면 용법용량이 중요합니다. 그래서 인체친화형(bioidentical) 제품을 이해하고, 필요로 하는 정확한 양을 복용하는 지를 반드시 확인할 수 있는 경험이 많은 의사와 약사에게 상담하도록 강조합니다. OTC 크림들을 많이 사용하지 마세요. 크림제품도 효과를 나타낼 수 있는 가장 낮은 용량에서 많지 않게 사용해야 합니다.

자가 치료를 원한다면, 증상에 대해 매주, 매 주기마다 어떻게 달라지는지 계속 기록하여 용량을 조절할 수 있습니다. 지금으로서는, 5장의 가이드라인을 따를 수 있지만, 자신에게 맞는 의사에게 오늘 예약을 하세요.

· 체이스트 트리* 추출물 (Chaste Tree Extract, 순비기나무, Vitex agnus-castus) – 여기 또 다른 증명된 식물 추출물이 있습니다. 이 물질은 뇌가 배란을 유발시키는 호르몬을 만들도록 자극합니다. (그래서 불임에 또한 사용됩니다) 배란기에는, 에스트로겐과 프로게스테론이 더 많이 분비되어 몸이 더 좋은 균형상태를 유지하도록 하게 되어, 얼굴에 땀이 덜나게 됩니다. 난소가 수술로 제거되었다면, 배란도 없으니 분명히 작용을 하지 않을 것입니다. 주의사항 또 한 가지는 여러분이 자궁내막증, 자궁섬유종이나 유방, 난소, 자궁에 암이 있다면, 체이스트 트리 추출물은 호르몬 작용의 특성 때문에 질병의 증상을 악화시킬

---

* 체이스트 트리 - 이탈리아 목형 Vitexagnus-castus: 유럽 남부산(産)의 마편초속(屬)의 관목; 잎은 털 모양으로 무성하게 나고, 향기 나는 엷은 청자색 꽃이 핀다.

수 있습니다.

체이스트 트리는 보통 다양한 효능의 구성제품에 들어 있습니다. Enzymatic Therapy사의 AM/PM Menopause Formula 또는 Life Extension사의 Meno-Relief 1650 같은 것들이 있으니 제품 설명서를 읽어 보세요. 체이스트트 트리가 복합제 처방이면 더 좋겠지만 체이스트 트리 단일제를 구입한다면 직접 복용량을 설정해야 합니다. 적당한 복용범위는 100 mg씩 1일 2 ~ 4회입니다.

안면홍조증을 없애는 다른 방법

- 밝은 색 옷을 입고 주무세요. 밤에 땀을 흘리고 싶지 않는다면 말입니다.

- 이마, 목 또는 가슴에 시원하게 해주는 젤 패치를 붙이세요. BeKooool사의 Hot Flash 젤 시트는 여러분이 필요할 때 사용하도록 지갑에 넣어 가지고 다닐 수 있습니다. 수시간 지속되는 갑작스런 열감을 완화시키도록 젤 시트를 열감을 느끼는 곳이면 어디든 붙이십시오. Rite Aid, Walgreens 등의 체인점이나, Drugstore.com에서 구입할 수 있는 Head Spa Massager는 통증을 완화시켜줄 수 있는 색다른 제품입니다. 이것은 천개의 손가락이 두피를 마사지하는 것과 같은 느낌을 줍니다.

- 격한 감정을 유발할 수 있는 사람들이나 상황에 가까지 가지 마십시오. 또는 그러한 감정을 별도로 다룰 수 있는 방법을 찾아야 합니다.

- 뜨겁고 매운 음식, 카페인과 니코틴을 제한하거나 줄이세요.

- 요가나 명상을 하거나 또는 정기적인 마사지를 받으세요. 스트레스를 완화하여 코티솔과 다른 스트레스 호르몬을 줄여주고, 몸의 온도조절기능이 스스로 치유되도록 도울 것입니다.

- 안면홍조 증상을 바로 완화시키려면 눈을 감고 호흡을 크게 세 번하는 것입니다. 이러한 행동은 즉각적으로 뇌파를 느리게 작용하도록 하여, 긴장이 더욱 완화되도록 해줍니다. 효과가 빠르며 마음이 편안해집니다.

- 에스트로겐은 난소에서 폐경이 될 때까지 생산합니다. 그 이후엔 지방세포나 부신에서 만들어집니다. 따라서 폐경 이후의 비만여성은 마르고 폐경 전의 여성 보다 에스트로겐 우세와 에스트로겐에 의한 암의 위험이 더 큽니다.

콩, 도움이 되는가, 안되는가?

아시아 지역에서는 안면 홍조 증상이 미국에 비해 드물게 나타납니다. 이러한 이유에 대해서는 아시아 여성들이 붉은 고기를 많이 먹지 않아 서구의 육식을 하는 사람들이 노출되어 있는 많은 호르몬을 회피한다는 이론을 포함하여 여러가지 학설이 있습니다. 그러나 다른 원인으로 거의 확실한 것은 아시아 여성들이 유의하게 더 많은 콩요리를 먹는다는 것입니다.

콩은 식물 에스트로겐 또는 피토에스트로겐(phytoestrogen)으로도 알려진 천연 에스트로겐의 원료입니다. 피토에스트로겐은 실제로 자연산입니다만, 인체친화형(bioidentical)은 아닙니다. 인체의 호르몬을 완전하게 복제한 것이 아닙니다. 그러나 아시아 여성들의 콩 복용 결과는 아시아 여성들이 서구여성들의 에스트로겐 상태로 고통을 받을 필요가 없다는 것을 의미합니다. 콩은 에스트로겐 수치를 더 안정적으로 유지하게 하여, 안면홍조 증상이 적게 나타나게 합니다.

이러한 비교가 알려졌을때, 콩 산업체에서는 작은 콩이 여성의 모든 폐경기 증상을 되돌릴 수 있다고 주장을 하였지만, 반드시 그렇지만은 않았습니다. 최근의 한 연구에서 콩 보충제를 복용하는 여성에게서 안면홍조의 심각성이 50 % 경감된 것으로 보고했지만, 그러나 위약군에서도 35 %의 감소가 있었고, 안면홍조의 발현빈도는 같았습니다.

확실히 콩은 여러분의 건강에 좋을 수 있습니다.(에스트로겐에 의해 유발된 암을 겪지 않는 경우라면, 그러나 암이라면 의견이 분분합니다) 그러나 안면홍조를 경감시키는 완화제로서 기대할 수는 없습니다.

그래도 콩을 섭취하고자 한다면, 하루 50 ~100 mg의 이소플라본(isoflavones)을 보충하십시오. 설명서에는 콩의 주성분들인 제니스틴

(genistein), 다이드제인(daidzein)으로 표기되어 있을 것입니다. 과도하게 복용하지 마십시오. 그것은 혼란이나 망각을 유발할 수 있습니다. 또는 진짜 콩 요리를 드세요. 된장국(Miso soup)은 맛도 좋으며 암을 예방합니다. 나토(Natto)는 일본인들이 좋아하는 또 다른 콩 요리로 끈끈한 으깨진 감자 같은 발효된 것이지만 맛은 꽤 강렬합니다. 한 번 진짜로 맛을 보아야 합니다. 에다마메콩(Edamame beans, 껍질채 찐 녹색 콩요리), 템페(tempeh, 콩을 발효시켜 만든 인도네시아 음식), 간장(낮은 나트륨의 제품을 시식하세요)과 두부는 또한 콩을 섭취할 수 있는 좋은 요리입니다. 몸에 좋은 이소플라본들은 이집트콩, 건조된 콩, 완두콩과 다른 콩과 식물들에도 들어 있습니다.

건강에 좋은 콩이라도 과하게 드시진 마세요. 콩은 다른 약물 강도들처럼 작용할 수 있어서, 몸에서 아연과 마그네슘을 빼앗아 갑니다. 식단에서 적당히 섭취하는 콩 요리의 효과는 임상적으로 크게 문제되지 않습니다. 그러나 반대로 너무 많이 섭취하는 경우에는 갑상선의 생산을 감소시켜 피로해지거나 다른 갑상선저하의 증상을 유발할 수 있습니다.

요실금 증상

미국의학협회지(JAMA)에 여성 건강에 대한 연구(WHI, Women's Health Initiative)가 실렸는데, 161,800명의 여성들을 대상으로 15년 이상 진행해온 이 연구는 아직도 진행 중 입니다. 확실한 것은, 프레마린

(Premarin)과 프렘프로(Prempro)의 호르몬 제품을 사용했던 여성들이 요실금 증상을 경험했습니다. 주로 기침, 재채기를 하거나 웃거나 무거운 것을 들 때 일어납니다. 사실, 연구에서 호르몬을 복용하기 전에는 증상이 없었던 여성들이 더 요실금증상이 생기는 경향이 있고, 반면에 요실금 증상이 있던 여성들은 1년 이상 증상이 악화되는 것으로 나타났습니다.

인체친화형(Bioidentical) 호르몬

인체친화형(bioidentical)호르몬은 식물에서 유래되어 정확히 인체 호르몬과 비슷해 보이게 실험실에서 변형됩니다. 결과적으로 그것들은 더 사용하기에 안전해지고 합성 에스트로겐/프로게스틴보다 부작용이 더 적습니다. 그러나 전혀 위험하지 않다는 뜻은 아닙니다.

안전성과 유효성을 확실하게 확보하려면 더 많은 임상자료를 필요로 합니다만, 그러나 상식적으로 그것들은 몸 고유의 호르몬과 매우 흡사하게 닮아있기 때문에 인체친화형 호르몬이 최선의 선택이라고 믿지 않을 수 없습니다.

Bioidentical 호르몬은 모든 많은 규격과 복합제들이 있습니다. 일부는 경구로 복용되고, 질에도 바르고, 일부는 피부에 바르는 크림으로 OTC 제품도 있습니다. 크림이 좋은 점은 더 많은 프로게스테론이 효과를 발휘하게 하면서 프로게스테론의 대사물질을 더 적게 만들어내어, 졸음(불면증을 가진 여성에는 좋을 수 있습니다) 또는 부종과 같은 부작용이 적다는 것입니다.

처방받은 호르몬제를 bioidentical 제품으로 대체하고 싶다면 이론적으로는 스스로 할 수 있습니다.(OTC 제품이 있기 때문입니다.) 그러나 그렇게 하지 않기를 강력하게 조언합니다. 호르몬은 강력합니다. 안면홍조 증상이 효력을 말해줍니다. 그리고 적절한 용법, 용량과 적합한 관찰이 필요합니다. 다른 여지가 없습니다. 그러므로 그렇게 하기 위해서 가장 좋은 것은 bioidentical 제품에 대해 이해하는 이상형의 의사를 찾아, 먼저 시작용량을 결정하기 위해 테스트를 하도록 하고 여러분의 호르몬이 건강한 범위에 확실히 유지되도록 하는 것입니다.?

타액, 혈액, 혈반 또는 뇨 등 어떤 테스트가 가장 좋은지에 대해서는 여러 의견이 있습니다. 다음과 같이 요약해 보았습니다.

- 타액 테스트 – 호르몬을 피부에 적용하려는 사람에게 좋습니다. 적용하는 시간 중간에 타액을 채취해야 합니다. 예를 들면, 프로게스테론 크림을 매일 밤 약 10시에 침대에 들기 전에 (긴장을 풀기 위해) 바르게 되면, 밤 10시에서 오전 9시 사이 또는 10시 사이에 타액 테스트를 하세요. 수치가 매우 높다면 아마도 너무 많은 양을 사용하고 있는 것이거나 잘못된 시간에 테스트를 한 것입니다.(왜 의사에게 상의하여야 하는지 이해되십니까?)

- 모세혈관의 혈반 (Capillary blood spot) – 이것도 피부크림제를 사용할 때 좋은 테스트입니다. 단지 통증없이 손가락을 찔러 세

포 안에서 무슨 일이 일어나는지를 정확하게 볼 수 있는 방법입니다. 이 방법은 전통적인 혈액 테스트보다 훨씬 좋은 방법인데, 혈액테스트에서는 인위적으로 낮은 호르몬 수치를 보질 수 있어, 의사가 너무 많은 양을 처방하게 됩니다.

- 혈액 테스트 – 일부 의사들은 이 방법을 이용하지만 국소적인 호르몬 크림을 사용하는 사람들에게 좋지 않습니다. 수치가 비교적 낮게 나오기 때문입니다. 이것은 크림에 있는 호르몬들이 피부에서 혈액으로 가고, 혈액에서 빠르게 목적하는 세포로 가기 때문입니다. 결과적으로 전통적인 혈액 테스트는 다른 방법만큼 정확하지 않습니다.

- 뇨 테스트 – 24시간 뇨를 측정하는 것은 세포 안에서 일어나는 변화를 아주 근접하게 반영해주기 때문에 개인적으로는 뇨 테스트를 좋아합니다. 그러나 이 특별한 테스트는 경구용 호르몬제를 복용 중일 때 더 좋습니다. 호르몬 크림을 사용한다면 정확하지 않습니다.

호르몬 제품 선택

호르몬 농도를 테스트하는 의사들은 더 나아가 여러분의 특별한 필요에 맞춘 고객맞춤 약물로 bioidentical을 선택할 수 있습니다. 예를 들어 일부 에스트로겐 크림은 부신을 활성화하는 적은 양의 DHEA를 함유하고 있습니다. 이 제품은 낮 동안 너무 빈번한 안면홍조증상으로 지쳐, 부신이 소모된 폐경기여성에게 사용할 수 있는 완벽한 처방입니다. 다른 특별한 조합으로 의사의 특별한 맞춤형 처방에 따라 약사가 조제하는 테스토스테론에 에스트로겐이 포함되는 크림으로 질 건조를 완화시켜줄 뿐만 아니라, 또한 침실의 즐거움을 줍니다.

아시다시피, 한 동안 심한 증상을 겪고 있다고 해도 희망은 있습니다. 인근의 조제약국에 가서, bioidentical 호르몬제를 처방하는 의사를 확인해보세요.

간을 챙기세요

손상된 간은 에스트로겐을 적절하게 분해할 수 없고, 따라서 에스트로겐은 위험할 정도로 높아져 암에 대한 위험이 증가할 수 있습니다. 스스로 체크해 보세요. 혀의 아래에 가지가 있는 정맥이 보인다면, 또는 숨쉬기가 나쁘거나, 피로를 느끼거나, 복부에 작은 붉은 반점이 보이면, 간이 과로한 것일 수 있습니다. 의사와 상의하여 10장의 호르몬 보충제를 복용하세요. 간을 건강하게 해주는 보충제들은 다음과 같습니다.

- 엉겅퀴 (Milk thistle) 추출물은, 실리마린(silymarin)으로도 알려져 있으며, 간의 여과 능력을 개선합니다. 80 % 실리마린으로 표

준화된 것으로 150 mg 하루 세 번 복용합니다. 모든 곳에서 판매되지만 Siliphos로 불리는 특별히 효과가 증강된 형태가 있는데, Thorne, Phytosome, Natural Factors에 있습니다.

- Liver Chi란 제품은 몸에서 간이 여과하여 내보내야하는 유독한 대사체를 감소시켜서 간에 휴식을 줍니다. 식사 전에 하루 2~3회 3캡슐씩을 복용합니다. (www.chi-health.com)

- SAMe(S-adenosylmethionine)은 간이 에스트로겐을 해독하는 것을 돕습니다. 하루 1 ~ 2회 공복시 200~400 mg을 권장합니다.

호르몬 대체요법제를 복용중이라면 갑자기 중단하지 마십시요. 이러한 약물들을 복용할 때, 몸은 스스로 호르몬의 생산을 서서히 줄이므로 의사의 감독하에 몇 달에 걸쳐 약물을 서서히 감소시킬 필요가 있습니다. 우리 몸은 자연적인 호르몬의 생산을 회복할 수 있습니다.

상담 4부

몸 중간
And Everything in Between

Chapter 13

비만

자는 동안 살이 빠진다면 얼마나 좋을까요

의료산업에서 비만은 소위 돈방석이라고 생각될 정도입니다. 생각해 봅시다. 비만은 심장질환, 고혈압, 2형 당뇨, 담낭질환, 골관절염, 뇌졸중, 암, 불임 등의 많은 질병을 야기하는 위험인자입니다. 그리고 지난 몇 십년 동안, 비만인구는 약 1억 2천 7백만명 이상 증가하였으며, 더욱 심각한 상황은 소아 비만 인구가 1980년대에 비해 3배 이상 증가한 사실입니다. 이처럼 우리는 수 십조원의 많은 돈을 의료산업에 쏟아 넣고 있습니다. 그리고 이것은 전부, 우리가 '무엇을 먹는가' 에서 부터 시작됩니다.

상상할 수도 없을 정도로 수 많은 사람들이 약국에 와서 별 효과도 없는 체중조절 제품을 사려고 살펴보는 것을 오랜 동안 보아왔습니다. 이번 장에서는 이러한 여러 제품들을 살펴보고, 효과도 없고 위험한 제품들을 버리고 올바른 제품을 선택하도록 도와드리겠습니다.

더 이상 다이어트 하지 마세요

원하지 않은 체중을 유지하고 있다면, 우리 몸이 속아 넘어가고 있는 것입니다. 우리가 먹고 있는 음식들이 다음과 같이 몸 속 세포들에게 해로운 메시지를 보내고 있기 때문입니다.

- "이런, 여기에는 영양분이 없어. 나는 아직 배고프단 말이야. 전보다 더 배고파. 빨리 다른 뭔가를 먹을 지 상상해"(감자칩, 프렌치후라이, 그외 많은 기름진 패스트푸드들의 외침)

- "이럴수가. 당분이 너무 많아. 이렇게 많은 에너지원이 지금 필요하지는 않으니 지방으로 저장해 둬야겠어."(베이글, 빵, 파스타, 소프트드링크, 케익, 사탕과 같은 백색 밀가루 식품들의 소리)

- "어휴. 이건 너무 달아. 당분처럼 이것도 지방으로 저장해야지." (연구에 의하면, 열량이 전혀 없는 인공감미료라 할지라도, 뇌에서 지방으로 저장하게 하는 자극요인이 될 수 있다. 인공감미료로 NutraSweet, Equal, Sweet' N Low, Splenda 외 다수 등이 있다.)

이제 이런 내용을 알았다면 어떻게 적용해야 할까요? 대부분의 사람들은 다이어트를 할 경우, 단순히 그저 평소 먹던 양을 줄입니다. 그러나 이 방법은 인위적인 방법인데다가, 이외에, 우리가 평소 먹던 것을 줄인다는 것은, "배고프다"는 메시지가 계속 되는 한, 도움이 되지 않을 겁니다. 이런 다이어트 방식은, 계속해서 유지할 수 없으며 결국 포기하게 됩니다.

반면 우리가 건강식을 먹으면, 몸은 뇌에 긍정적이고 건강한 메세지를 보냅니다. 입에 넣는 것을 까다롭게 하세요. 왜냐하면 먹은 음식은 곧 바로 항문으로 가기 때문입니다. 다이어트는 영문으로 "diet"입니다만 재조합한다면, "edit" 라고 볼 수 있고, 이 단어 뜻 그대로가 실천해야할 단어라고 할 수 있습니다. 다이어트 하지 마세요. 먹는 것을 바꾸세요. 방법은 다음과 같습니다.

· 인공감미료 대신, 꿀, 스테비아(천연 감미료), 메이플 시럽, 아가베 시럽, 증발시킨 유기농 케인주스 등 천연당을 사용한다. (스테비아와 아가베 시럽에 관한 자세한 설명은 6장 참조)

· 탄산음료 보다는 물을 마시고, 이왕이면 알칼리수를 마신다.

· 맑은 야채유 보다는 코코넛유, 포도씨유, 아보카도유, 올리브유를 사용한다.

· 백색 밀가루 음식보다는 검은 통밀, 호밀, 호밀빵과 같은 제품을 선택한다.

아몬드 가루의 놀라운 효과

당뇨환자나 저탄수화물 식이요법을 하는 사람들이 아몬드 가루를 먹어도 된다는 사실을 알고 있으신가요? 아몬드는 글루텐이 없고, 열매가루이기 때문에, 실제 탄수화물도 없습니다. 이 사실을 크론씨병, 대장염이나 기타 염증성 장질환 환자들에게 알려줄 수 있다면 더욱 좋을 것 같습니다. 아몬드에서 만들어진 아몬드가루에는 단백질, 비타민 E, 뼈에 유익한 인 등이 풍부합니다. 또한 콜레스테롤이 없으며, 항암의 항산화 효과도 가지고 있습니다. 아몬드는 작은 나무열매로 냄새가 없습니다. 이러한 아몬드의 장점을 아몬드 가루도 그대로 가지고 있습니다. 건강식료품점에서 작은 포장으로 구입할 수 있습니다만, 회사별로 나와있는 제품 중 향과 질감을 꼼꼼이 체크하여 선택하시길 바랍니다. 또한 아몬드 가루는 영양많고 다양한 요리법으로 즐길 수 있습니다.

· 프렌치 후라이 대신 구운 감자를 먹는다.

· 기름진 쇠고기 버거 대신 생선, 기름기 뺀 칠면조, 닭, 쇠고기를 먹는다.

· 주스를 좋아 한다면, 물이나, 달지 않은 음료로 마신다.

· 밀크쉐이크 대신 과일주스, 야채주스 또는 지방을 뺀 요거트 스무디를 마신다.

· 달콤한 샐러드 대신, 야채를 데쳐 먹는다. 섬유소와 영양소가 더 많다.

다이어트 사기에 속지 마세요

안타깝게도, 영구적으로 지방을 녹여 없애는 기적의 약이나 식이요법, 음료는 없습니다. 간혹 다이어트 사기꾼들은, 체중으로 인해 절망에 빠져 있다는 것을 알고, 출처 불명의 공인되지 않는 제품을 권하며, 소비자들은 이런 제품을 사게 되는 경우가 있습니다. 이런 것들은 결국 쓰레기통에 처박힐 것입니다. 결국 체중감량에 실패하고, 돈도 버리고, 그리고 건강까지 해칠 수 있을 것입니다. '인생이 걸린 문제'라고 말한다면, 과장된 얘기일까요? 심지어 유명한 제품 조차도 심장박동을 올리고, 혈압을 급상승시키고, 신장을 손상시킬 수 있는 성분들을 함유하고 있습니다. 이러한 제품들은 심장이 약하거나 다양한 질병이 있는 사람들에게는 치명적일 수 있습니다.

현재 시판 중인 인기 있는 몇 가지 제품에 대한 정보를 알려드리겠습니다.

· 잔트렉스-3 (Zantrex-3) – 지방연소를 높이는 "놀랄만한" 알약입니다. 이 작은 알약은 커피 3 ~ 4잔 정도의 카페인이 함유되어 있으

며, 카페인 이외에도 예르바 마테*, 구아라나씨**(guarana seed)와 같은 성분도 포함되어 있습니다. 또한 이 제품은 식욕을 억제하고 어느 정도 체중 감량에도 도움이 되지만 이 제품은 고열량 자극제로서 심장병, 고혈압, 당뇨, 우울증 환자인 경우 매우 위험할 수 있습니다. 건강하다고 할지라도, 이 제품을 먹겠습니까? 체중 감량 효과는 일시적인 반면, 식은 땀, 심박수 증가, 신경과민, 복통, 설사 등의 부작용이 나타날 수 있습니다.

· 네오폼-3000 (NeoForm-3000) – 메일함에서 자세한 성분 정보나 주소, 전화번호도 명시되지 않은 채 보낸 이 제품을 본 적이 있을 것입니다. 모델이 프렌치 후라이를 먹으며 와인을 마시고 있는 모습으로 단지 생각만으로도 건강해지는 듯한 착각에 빠지게 하는 그런 광고문. 더 이상 언급할 필요조차도 느끼지 않습니다.

· 트림스파 (TrimSpa) – 애완동물용 제품입니다. 이 제품 관련된 뒷이야기는 정말 어이없는 웃음을 자아냅니다. 2005년 트림스파 판매를 부추키던 최면술사가 사람들을 현혹시키는 행위로 인해 뉴저지 법원에 고발되었습니다. 이들은 체중감소를 위한 비의약품에 관한 세미나라고 현혹시켜 강매하였습니다. 이 무분별한 행위에 대해 이 회사는 75만불의 벌금에 처해졌습니다. 이 제품 설명서에 따르면

---

* 예르바 마테(Yerba Mate) - 마테차, 아르헨티나등 남미지역의 다년생 나무로 잎과 어린 줄기 말린 것을 우려내어 마신다..

** 구아라나씨(guarana seed) - 브라질 아마존강 유역의 덩굴식물 구아라나의 씨

체중을 감량 시키는 탁월한 성분이 포함되어 있다고 되어 있으나, 의심할 여지 없이, 그 성분은 자극성이 강한 흥분제로서, 고혈압, 불안증, 심장질환, 신장병, 당뇨 환자인 경우 매우 해로울 수 있습니다. 그리고 쉽게 요요현상이 나타납니다.

· SBM-GIGA-MAGTAB – 이 제품은 단지 몸무게로 유혹할 뿐입니다. 이 제품의 광고에서 과일산(fruit acid) 보충제라는 문구를 보았습니다. (그런데, 이 제품은 마그네슘보충제로 같은 이름으로 팔리는 미네랄과는 완전히 다릅니다) 광고에서는 "언제든지 먹고 싶을 때, 좋아하는 것을 먹어라", "다시 찌지 않을 것이다"라고 선전합니다. 환상일 뿐이지요. 회사 홈페이지에서는 한술 더 떠서, "하루 0.5 kg 이상 감량 가능하다"라고 광고하고 있습니다. 나는 이 제품을 주문하는 척하며 회사로 전화를 해 본적이 있는데, 이때 여성상담원이 가격은 감량하고 싶은 몸무게에 따라 책정된다고 말하더군요. 그래서 "5 ~ 10 kg"라고 말하자, 이럴 경우 20일 마다 추가 금액과 함께 운송비를 별도로 지불하여야 한다고 답변하였습니다. 그러나 얼마 후 다시 전화로 문의하였을 때, 가격을 깎아주면서 구입할 것을 권했습니다. 아마 몇 일 더 기다린다면, 그들은 그냥 가져가라고 할 지도 모릅니다.

· 더모슬림(ThermoSlim) – 이 제조회사는 햄버거, 프렌치 후라이, 밀크쉐이크, 치즈케익 등 원하는 것들을 모두 먹고도 여전히 체중을 많이 감량할 수 있고, 체중감량을 위해서는 가장 안전한 제품

이라는 등의 허위 과장 광고를 했습니다. 안전하다고요? 과연 이렇게 빠르게 체중감량을 시키는 것이 안전할까요? 이것은 매우 위험합니다. 체중은 기껏해야 일주일에 0.5 ~ 1 kg 정도로 조금씩 단계적으로 감량해야 합니다. 그렇지 않을 경우 체지방의 독소로 인해 몸이 손상되고, 간, 신장, 심장 등이 나빠질 수 있습니다.

- 몸에 바르는 크림과 겔(Body creams and gels) – 믿지 마세요. 지방을 용해하고 셀룰라이트*를 제거하는 크림은 없습니다. 셀룰라이트는 세포 내에 작은 지방 축적물이 생겨 발생하는데, 이것은 부분적인 혈액순환 문제입니다. 크림은 절대로 지방입자를 녹일 수 있을 만큼 깊숙이 침투할 수 없습니다, 그러니 바람에 날릴 듯한 섹시한 넓적다리 광고라벨을 믿지 마세요. 그런 터무니없는 제품들을 본다면,

---

* 셀룰라이트 - 지방, 수분, 노폐물 등으로 구성된 물질이 신체의 특정한 부위에 뭉쳐 있는 상태로 여성에게 많다. 뭉쳐서 튀어나와 있거나 움푹 들어가 있어 피부표면이 울퉁불퉁한 것처럼 보인다. 주로 혈액순환 또는 림프순환이 잘 안 되는 경우, 운동부족, 노폐물·독소·수분 등의 배출이 제대로 이루어지지 않은 경우에 생기며, 그 대부분은 진피 아래에 생긴다.

 체내에 쌓인 노폐물 및 수분은 지방과 섞여서 셀룰라이트를 형성하는데, 이것이 진피층으로 밀고 올라와서 피부 표면이 고르지 못하게 된다. 특히 평소에 편식을 심하게 하는 사람, 동물성지방 또는 당분 등을 많이 섭취하는 사람, 스트레스를 많이 받거나 피로가 쌓인 사람, 임산부 등에게 많이 나타나는 경향이 있다. 전 연령층에서 나타나며, 특히 여성에게 많이 나타난다. 잘 발생하는 부위는 엉덩이·허벅지·팔·배·무릎 주위 등이며, 체형과는 상관없이 나타난다. 특별히 치료할 필요는 없으며 미용상 이유로 치료하고자 할 때에는 지방흡입술 등을 실시한다. 이것이 생기면 없애기가 힘들기 때문에 평소에 예방하려는 노력이 필요하다. 예방을 위해서는 매일 2ℓ 이상의 물을 마시고, 신선한 야채나 과일을 먹어서 노폐물이 잘 배출되도록 하고, 따뜻한 물에서 목욕을 하여 혈액순환이 잘 되도록 한다. 또 운동·식이요법과 함께 셀룰라이트가 생긴 부위를 마사지하면 증세완화에 도움이 된다.

판매대 선반에 즉시 다시 놓아두시기 바랍니다. 이런 크림들은 보습제일 뿐이고, 현혹시키는 광고를 믿는 사람들에게만 팔리는 제품입니다. 이런 어리석은 사람이 아니길 바랍니다.

· 패치(Patches) – 확실하게 지방을 태우고 셀룰라이트를 제거한다고 광고하고 있는 제품들이 한 가지 활성성분조차 가지고 있지 않은 경우가 많다고 생각합니다. 게다가 이들 제품은 피부에 자극이 있을 수 있습니다. 수 많은 사기회사들이 단속 처리되었습니다. 허위 과장 광고에 현혹되시면 안됩니다.

· 복부 기계장치 (Abdominal gadgets) – 근육 인장기(muscle twitchers)라고도 부릅니다. 이 제품을 허리에 감고 있으면 30일 이내에 4인치를 줄이고 모델처럼 잘 단련된 복부근육이 된다고 선전합니다.(모델은 이 제품을 가지고 있지 조차 않습니다) 과연 그럴까요. 안타깝게도 근육을 만드는 유일한 방법은 땀 흘리는 것입니다. 그러나. 유전적으로 타고 났거나, 소식하거나, 오랜 시간 열심히 운동하지 않는다면, 광고의 모델처럼 되기를 바라지 마십시오. 차라리 지방흡입술이 필요할 것입니다. 단호하게 거절하세요.

지방축적은 뇌에서 시작합니다

체중이 증가하는 것은 어리석어서 그런 것이 아닙니다. 단지 뇌가 '배가 찼으니 먹는 걸 멈추라'는 신호를 보내지 못하고 있을 뿐입니다. 이 화학적 신호물질은 렙틴*(leptin)이란 호르몬으로 정지 신호입니다. 식사를 급하게 하는 경우, 적당한 시간 내에 정지 신호를 받을 수 없습니다. 그 이유는 이 물질이 활성화되는데 약 10 ~ 15분이 소요되기 때문입니다. 이것이 식사를 빨리 하는 사람들이 천천히 식사 하는 사람에 비해 통통한 경향이 있는 이유입니다. 또한 햇볕을 충분히 쪼이지 않아 비타민 D가 부족한 사람의 경우도 렙틴의 정지신호를 받을 수 없습니다. 그래서 비타민 D(하루 약 1,000 IU)를 보충하는 것이 간접적으로 체중감량에 도움이 됩니다.

지방 연소는 뇌에서 시작되지만, 결국은 의지를 탓하게 됩니다. 지방연소 자동장치를 재설정하는 가장 최선의 방법은 운동을 하는 것입니다. 한 연구에 따르면 하루 약 45분의 운동이 편히 앉아 있는 것과 비교해 약 5 ~ 8 ㎏의 체중이 감량되었다고 보고하였습니다. 꾸준한 운동은 휴식시에도 몸이 지방연소를 하게 합니다. 운동은 세포가 섭취한 분자들을 처리하는 방법을 바꾸기 때문입니다.

* 렙틴 (leptin) - 체내 지방 용해 물질. 지방세포에서 분비되는 호르몬으로 뇌의 시상하부에 작용, '많이 먹어라' '먹지마라' '지방을 저축하라''에너지를 저장하지 마라'등을 인체에 명령토록 한다. 혈액 내 렙틴 수치는 체내 지방량과 비례하며 비만할수록 높다. 수치가 높아지면 식욕을 억제하고 운동욕구를 증진시키게 한다. 그러나 비만한 사람의 뇌에는 렙틴에 대한 저항성이 생겨 수치가 올라가도 둔감하게 반응한다. 많은 연구가 있었지만 아직은 렙틴을 이용한 비만치료제가 상용화되지 못하고 있다.

의사가 모든 것을 얘기해 주던가요?

어떤 사람들은 대사기능의 상태가 나빠 체중을 줄이거나 적정 체중을 유지하는데 어려움이 있습니다. 아무리 적게 먹고 또 적게 먹어도 그러나 여전히 몸무게는 변화가 없거나 오히려 증가합니다.

이 문제를 해결하려면, 정상적인 대사기능을 회복시켜야 합니다. 대사기능 문제를 검사하는 데에 가장 우선시 되는 곳이 갑상선입니다. 대부분의 의사들은 간단한 혈액 검사를 통해 손쉽게 갑상선 호르몬 수치를 측정할 수 있습니다(1장 참조).

대사기능 이상을 평가하기 위한 또 다른 방법은 여성 호르몬입니다. 많은 여성들이 과량의 에스트로겐을 생성하거나 또는 수분저류, 지방축척, 갑상선저하, 체중증가 등을 유발할 가능성이 있는 에스트로겐 함유 제제를 복용하고 있고, 이런 상황이 체중증가의 원인이 됩니다. 호르몬의 균형을 이루고 적정 에스트로겐 수치를 유지하는 것이 중요합니다.(10 ~ 12장 참조)

다루기 힘든 체중증가의 또 다른 불명확한 원인은 염증입니다. 위험한 염증을 일으키는 화학물질인 활성산소종(Reactive oxygen species), C 반응성 단백질(C Reactive protein), 호모시스테인(homocysteins) 등이 염증과 관계있는 신호들이며, 이 상태는 건강을 위험하게 할 수 있습니다. 다음 단계는 의사에게 혈액검사를 의뢰하여 염증을 일으키는 물질들이 얼마나 되는지 확인하세요. 그 수치가 높을 경우, 의사와 상의하여 수치를 낮추도록 하고, 그 결과 여러 면에서 건강을 개선시키게 됩니다.

이러한 상황을 개선시키는 한 가지 쉬운 방법은 비타민 B군이나 산성분의 베타인(betaine hydrochloride)과 같은 OTC 보충제를 복용하는 것인데, 이것은 염증을 감소시킬 수 있습니다. 또한 비타민 B군과 베타인을 혼합한 흡수율이 높은 혼합 제형의 제품이 있습니다. 제품 설명서의 지시를 따르세요. 만약 이 제품을 찾을 수 없거나, 베타인이 맞지 않는다면, 고품질의 B-Complex 100을 하루 2번 복용하세요..

그 외 에스아데노실메싸이오닌*(SAMe, S-adenosylmethionine)도 또한 중요합니다. 이 아미노산 성분은 특히 관절통증과 우울증에 도움이 될 수 있기 때문입니다. 복용량은 공복시 200 ~ 400 mg씩을 1일 2회 섭취합니다. 선호하는 브랜드는 Life Extension과 Nature Made 입니다만, 약국마다 여러 가지 종류의 제품들이 있습니다.

약국으로 오세요

실제로 체중감량에 도움이 될 만한 제품을 찾기 위해 약국 진열대를 따라 걸어 봅시다. 처방은 필요없습니다.

· 후디아 고도니**(Hoodia gordonii) – 이 천연 식욕억제제는 남아프리

---

* 아미노산의 일종으로 기분을 좋게 하여 우울증 개선과 관절염, 무기력, 간의 건강증진에 도움을 주는 성분으로 알려지고 있습니다

** 후디아 고도니(Hoodia Gordonii) - 아프리카 카라하리 사막 깊숙한 곳에는 후디아 고도니(HOODIA GORDONII, 이하 후디아)라는 선인장처럼 생긴 식물이다. 아프리카 부시맨들은 수 천년 동안, 장기간의 사냥여행 중, 고통, 갈증, 배고픔을 모면하기 위해 이 후디

카 선인장으로 만든 것으로 신경과민 증상 없이 식욕을 억제할 것입니다. 아프리카 부시 원주민들은 수세기 동안 이것을 먹어 왔으며, 그리고 이것은 그들에게 적합한 것 같고 나에게도 좋습니다. 이것은 포만감을 느끼도록 하여, 음식에 흥미를 잃고 적게 먹게 됩니다. 아직까지 후디아에 관한 대규모의 연구가 많지 않은 점이 있지만, 제약회사들은 뇌가 포만감을 느끼게 하는 유효성분 P57의 특허를 진행하고 있고, 프리미엄을 붙여 팔고 있는 것입니다. 현재 후디아 고도니는 OTC 제품으로 식이요법, 운동과 병행하여, 복용할 수 있는 안전한 제품입니다. 어떤 사람들은 이 제품이 행복감을 느끼게 한다고도 합니다. 인증허가된 좋은 제품만을 구입하세요(가짜가 많습니다). 그리고 구입하는 제품에 야생 동식물의 국제교역에 관한 협약(CITES)의 6개월 이내의 증명서, 회사 전화번호 등이 있는 지를 확인하십시오. 현재까지 후디아 고드니 외에 몇 가지 좋은 제품은 HoodiThin, HoodiSpray liquid extracts, 그리고 두가지 경구 보충제,

아를 먹어오고 있다. 이 식물중 P57라는 성분을 추출하여 사용한다. P57은 글루코스보다 10,000배나 높은 신경세포 활성력을 가지고 있다. 매일 섭취한 후디아보충제는 하루 1,000 칼로리 이상의 열량 흡수를 감소시켜 주며, 공복감을 없애줌으로써 체중감량을 유도하게 된다. 후디아과에는 여러 가지 종이 있지만 고도니는 100% 천연 식욕억제 물질을 포함하는 유일한 종이다. 중국산과 멕시코산이 있으나 남아프리카에서 나오는 후디아를 최고로 인정하고 있다. 탁월한 식욕억제 효과가 증명된 후디아 고도니는 1 ~ 2주의 복용기간이 지나면 식욕억제 효과가 나타난다고 한다. 다이어트로 인한 어떠한 부작용도 없고 하루 1,000칼로리에 해당되는 식욕억제 효과를 더해 줌으로 과다 칼로리 섭취로 인한 여러 성인병과 암 발생을 예방하여 주며 칼로리 공급을 억제하여 체중조절을 가능케 한다. 후디아는 기적의 다이어트 약이 아니다. 매일 후디아를 복용한다고 해서 먹고 싶은 만큼 다 먹으면 결코 살을 뺄 수는 없다. 후디아는 식욕 억제를 위한 약간의 의지력을 주며 군것질을 하지 않도록 도와주어 과다하게 공급되는 칼로리로부터 우리 몸을 보호하여 준다.

Desert Burn and Hoodia Gordonii Plus 등이 있습니다. 복용량은 각 제품마다 차이가 있으므로 제품별 복용 가이드라인을 반드시 따르도록 하십시오.

- 엘 – 카르니틴(L-carnitine) – 이 아미노산은 혈류로부터 지방을 빼내어 근육세포로 수송하여 거기서 지방을 연소시킵니다. 이 성분은 지방세포가 많거나 고콜레스테롤, 그리고 혈관을 막히게 하는 중성지방을 많이 가지고 있는 비만환자인 경우에게 더욱 유용합니다. 카르니틴을 복용함으로써 체내 지방을 제거하는데 도움이 되며, 이것은 궁극적으로 체중은 줄더라도 몸에 활력을 주게 됩니다. 복용후 피곤을 덜 느끼게 되더라도, 이것은 절대로 흥분제는 아닙니다. 더 좋은 것은, 카르니틴은 근육, 특히 심장 근육을 건강하게 하는데 도움이 되는 보충제라는 것입니다. 복용량은 500 ~ 1,000 mg씩 1일 3회입니다.

- 글루코만난*(Glucomannan) – 얌과(Yam, 마과의 식물, 참마)에서 추출한 성분으로 완하제에서 들어 있는 것과 같은 수용성 식이섬유로서, 포만감을 느끼게 하여 식사량을 줄이는데 도움이 됩니다. 체중감량 이외에도 변비나 심장질환 개선을 위해 복용하기도 합니다. 복용시 충분한 양의 물로 복용하고, 지나치게 많이 먹지 마세요. 이

---

* 글루코만난(glucomannan) - D-글루코오스와 D-만노오스를 주요 구성성분으로하는 다당류로, 곤약만난이라고도 한다. 난초과 식물·구약나물·붓꽃·나리·잔디의 덩이줄기에 함유되어 있으며, 물로 가압·가열하여 추출한 용액에서 불용성 구리착물로 분리된다.

제품은 일반적인 섬유소보다 체내에서 훨씬 많이 부풀게 됩니다. 용법은 다양하기 때문에 라벨의 지시사항을 따르십시오.

- 오메가-3 지방산 (Omega-3 fatty acids) – 오메가 3은 어유(Fish oils)에 풍부하며, 지방을 연소시키는 비율을 높여 줍니다. 가끔 사람들이 지방산이므로 먹으면 체중이 증가하느냐고 문의하는 경우가 있습니다. 절대 그렇지 않습니다. 실제로, 체내에서 나쁜 지방을 제거하기 위해 이런 좋은 지방 성분이 필요합니다. 복용량은 1,000 mg씩, 1일 1~2회.

- 민들레*(댄더리온 Dandelion - Taraxacum officinale) – 식물 추출물로서 독소를 제거하는 간을 돕고, 셀룰라이트를 모으고, 형성하는 물질을 제거합니다. 이것은 이뇨 효과도 있어서 체내 수분 함량을 줄여 줍니다. 마당의 노란 꽃이 민들레입니다. 샐러드에 약간의 싱싱한 잎을 넣어 먹기도 하며 차로 마시기도 합니다. 나는 이 보충제는 좋아하지 않습니다, 이 약초는 당뇨, 담낭질환, 심장질환, 고혈압 등의 많은 약물과 상호작용의 가능성이 있기 때문입니다. 그러니 약간의 잎사귀를 먹어보는 것 정도는 어떨까요.

---

* 서양민들레 (dandelion) - 국화과로 여러해살이풀이다. 꽃은 3~9월에 피고 황색이며 지름 2~5 cm이고 잎이 없는 꽃대 끝에 1개씩 위를 향하여 달린다. 도시 주변이나 농촌의 길가와 공터에서 흔히 볼 수 있다. 유럽에서는 잎을 샐러드로 먹고, 뉴질랜드에서는 뿌리를 커피 대용으로 사용한다.

- 5–하이드록시트립토판 (5-HTP, 5-hydroxytryptophan) – 5–HTP*는 탄수화물 갈망을 가라앉혀 줍니다. 또한 기분을 좋게 하며 불면증에 도움이 됩니다. 5HTP는 세로토닌(serotonin)의 전구물질로, 진정시키고, 기분을 좋게 하는 뇌의 화학물질입니다. 5–HTP가 졸음을 일으킬 수 있다는 것을 기억하세요. 따라서 적은 용량부터 시작해야 하며, 신경안정제의 약효를 증대시킬 수 있으므로 이점에도 유의해야 합니다. 또한 프로작(Prozac), 졸로푸트(Zoloft), 팍실(Paxil)과 같은 선택적 세로토닌 재흡수 억제제(SSRI) 계열의 항우울제를 복용한다면, 이 제품을 피해야 합니다. 복용량 : 50 mg씩, 1일 2~3회

- 구굴 (Guggul, Commiphora mukul) – 아유르베다 의학**에 사용되는 구글은 좋은 콜레스테롤과 나쁜 콜레스테롤의 비율을 개선시켜 콜레스테롤을 조절하는데 유용합니다. 임상실험에서, 수 개월 동안 규칙적으로 구굴을 복용한 사람은 대조군에 비해 3 ~ 4배의 체중감량의 효과를 나타냈다고 합니다. 약 2 g씩 1일 2회 복용하거나 제품 라벨에 지시된 대로 복용합니다.

---

* 5-HTP - 그리포니아 ·신프리시소시아라고 하는 아프리카에 생식 하는 식물의 일종으로부터 추출된 물질.

** 아유르베다 의학(Ayurvedic medicine) - 지난 5 천년간 인도에서 행해진 자연 요법들로 각각 개인에 맞추어서 적용하는 심층적인 치료법. 인도 말로는 생명의 과학이라는 의미임

- 코엔자임Q10*(Coenzyme Q10) – 이 강력한 항산화제는 음식물을 더 효과적으로 연소시키고, 단순하고 안전한 방법으로 신진대사를 재정립하여, 몸이 요구하는 대로 체중감량을 하도록 도와줍니다. 이 성분은 또한 만성피로에 시달리거나, 심장질환, 고혈압, 간장병환자의 기능이 저하된 세포를 소생시키는 효과도 있습니다. 50~100 mg씩 매일 아침 복용합니다. Jarrow, Country Life, Healthy Origins, Vitamin World 제품이 믿을 만합니다.

- 강장제(아답토겐**, Adaptogens) – 극심한 스트레스에 시달린다면, 신체 호르몬의 균형이 깨지게 됩니다. 이렇게 코티솔(cortisol)이 낮아지거나 혹은 높아지거나, 프로게스테론과 DHEA가 저하되었거나, 그외 많은 다른 호르몬의 불균형이 있을 경우, 체중증가를 야

---

* CoQ10이라고도 한다. 체내에서 합성되는 지용성 비타민류 물질로 영양소의 대사에 관여하며 항산화력이 비타민E보다 우수한 것으로 알려져 있다. 고등어, 꽁치, 정어리 등의 등푸른 생선과 현미, 계란, 두류, 시금치, 땅콩 등의 견과류에도 포함되어 있다. 코엔자임 Q10은 육류 등의 음식을 통해 소량을 얻을 수 있으나 대부분은 체내에서 만들어 진다. 코엔자임 Q10은 당질을 에너지로 바꾸어 혈당을 감소시키며 비타민 E와 같이 항산화 작용을 하여 세포막의 산화를 막고 산소 이용율을 높이는 작용도 한다. 또한 정자를 활성화 시키고 면역세포나 백혈구의 작용을 높이는 작용을 한다. 활성산소의 생성을 억제하는 항산화능이 우수하여 동맥경화나 고혈압과 같은 심혈관계질환, 암, 뇌출혈, 알츠하이머병, 당뇨병 등의 질병을 예방해 주는 효과도 있다. 코엔자임 Q10은 20대를 지나면서 서서히 세포 내에서 그 양이 점점 줄어들어 세포 기능이 약화되고 전처럼 빨리 재생되지 못하여 이로 인해 점차 노화현상이 나타나게 된다.

** 아답토겐(Adaptogen) 효과 - 인체의 저항력을 강화시키고 모든 체내 비정상적인 상태를 정상화시켜주는 효과. 1969년 러시아의 약리학자 Brekhman이 제창한 것으로 고려인삼의 기본적 약리효과를 뜻한다. 즉 인체가 가지고 있는 여러 병적 인자에 대해서 비특이적으로 저항하는 능력을 증가시켜 주는 효과를 말한다. 항스트레스 효과, 또는 항상성 유지효과로 해석되기도 한다. 최근에는 Adaptogen 물질이란 "약한 몸을 강화시켜 주며 각종 질병이나 스트레스로부터 비특이성 저항력을 길러주는 식물성 물질"이라고 정의한다.

기할 수 있습니다. 아답토겐은 부신에 영양을 주고(1장 참조), 그 결과 부신이 튼튼해지고, 코티솔 수치가 정상으로 되어 지방을 연소시킬 수 있게 됩니다. 스트레스 해소를 위해 요가, 호흡법, 명상 등을 추천합니다. 그 외에 인삼(Panax ginseng), 아쉬와간다* (Ashwagandha), 엘레우테로**(Eleuthero),감초뿌리(licoriceroot),로디올라***(홍경천,rhodiola), 동충하초****(Cordyceps)와 같은 인체 방어, 저항력을 강화시켜주는 효과가 있는 약초를 섭취하는 것도 추천합니다. 삼키는데 어려움이 있다면, 액체 형태로 복용하는 방법도 있으니 참고하시기 바랍니다.

---

* 아쉬와간다(Ashwagandha) ; 인도의 인삼이라고 알려진 강장제.

** 엘레우테로(Eleuthero) ; 가시오가피의 주요성분

*** 로디올라(홍경천, rhodiola) ; 티베트, 시베리아의 고산지대에서 자라는 돌꽃속(Rhodiola)의 다년생 초본식물이다. 최근 홍경천이 인삼에 버금가는 약리작용이 있고 인삼의 부작용이 없다고 알려진다.

**** 동충하초(Cordyceps) ; 겨울에는 벌레이던 것이 여름에는 버섯으로 변한다는 뜻에서 이런 이름이 붙여졌다. 자낭균류 맥각균목 동충하초과의 소형 버섯류로 하초동충이라고도 한다. 동충하초에는 버섯들이 지니는 고유의 향기는 없고 자라는 모양이나 색깔은 매우 다양하다. 동그스름한가 하면, 국수처럼 길게 자라는 것도 있고, 곤봉이나 산호처럼 생긴 것도 있다. 우리 나라에만 해도 80종 정도가 있고, 세계적으로는 3백50종이라고 한다. 대부분 곤충에 기생하여 숙주가 되는 곤충의 시체에 자실체를 낸다. 자실체는 머리·줄기의 2부분으로 이루어진다. 숙주가 되는 곤충은 나비목(붉은동충하초:Cordyceps militaris)·매미목(매미동충하초:C. sobolifera)·벌목(벌동충하초:C. sphecocephala), 그 밖에 딱정벌레목·메뚜기목 외에 거미에게도 기생하는 것이 있다. 자연 동충하초는 워낙 구하기가 어렵고, 재배된 동충하초 중에도 일부 주장은 누에 동충하초가 효능이 좋다고 하지만 효능에 대하여는 아직도 의문이 많은 것으로 판단되고 있으며, 중국산은 대부분 누에동충하초가 많으나 가짜도 많다. 중국에서는 티벳산을 알아주지만 모두 다 티벳산 이라고 포장 표시 되어 있어 진품을 알기 어렵다.

효과가 우수한 효소

효소(Enzymes)는 비만 치료에 당장의 효과를 나타내지는 않기 때문에, 활성 효소의 장점에 대해 잘 알고 있지 못합니다. 그러나 효소는 음식 섭취 과정을 효과적으로 관장하여, 궁극적으로 체중 감량에 도움을 줍니다. 포만감과 만족감을 느끼게 되고 뇌는 "기분을 좋게 하는" 성분의 화학물질을 분비하여 대사과정은 효과적으로 균형과 기능을 유지합니다. 매일 종합비타민에 추가하여, 단지 한 가지 보충제를 복용한다면 그것은 효소제제여야 한다고 생각합니다. 사람들이 품질 좋은 효소제를 일상적으로 매일 먹었다면, 전반적인 건강상태는 극적으로 좋아졌을 것이라고 확신하고 있습니다.

효소가 부족하면, 위장 가스, 소화불량, 팽만, 속쓰림, 헛배, 그 외 온 몸에 많은 질환들이 생길 수 있습니다. 한 연구에서는 효소가 건선, 만성염증, 고혈압, 당뇨, 피로감, 여드름, 알러지, 관절염, 감염, 우울증, 불안, 현기증, 천식 등을 개선시킨다고 보고한 바 있습니다. 복용 후 일주일 이내에 효과를 알 수 있으며, 전반적인 증상의 개선을 위해서는 약 3개월 정도 복용하여야 합니다.

효소를 섭취하기 위한 가장 좋은 방법은 신선한 야채나 데친 야채를 충분히 먹는 것입니다. 이때 지나치게 삶지 마십시오. 열은 효소와 상극입니다. 효소 보충제를 구입하기로 결정하였다면, 리파아제(lipase, 지방소화효소), 아밀라제(amylase, 탄수화물소화효소), 라타아제(lactase, 유당소화효소), 프로테아제(protease, 단백질소화효소) 등 핵심 효소들을 포함한 제품을 선택합니다.

단, 위염이나 위궤양, 십이지장궤양 환자의 경우는 모든 효소제품을 금해야 하며, 특히 프로테아제 효소는 위나 십이지장을 자극하고 염증을 악화시킬 수 있으므로 더욱 주의하여야 합니다.

판크레아틴(Pancreatin), 파파인(papain), 브로멜라인(bromelain), 트립신(trypsin), 키모트립신(chymotrypsin)과 같은 효소성분을 함유한 우수한 품질의 다양한 제품도 있습니다. 다음은 미국에서 판매되고 있는 효소 제품 중 추천할만한 것을 정리해 보았습니다. 한 가지만 선택하세요. 모두 복용하는 것은 아닙니다.

· Wobenzym N : 적어도 식사 45분 전에 3캡슐씩 1일 2회 복용

· Enzymedica's Digest : 1~3캡슐씩 매 식전 복용

· horne Research's B.P.P. : B.P.P.는 betaine, pepsin, pancreatin를 나타낸다 ; 1~2캡슐씩 식사와 함께 복용.(이 제품은 효소와 약간의 산(acid)을 함유한다)

내가 선택한 다이어트

사람들은 항상 약사인 내가 어떤 다이어트를 하고 있는지 묻곤 합니다. 많은 연구결과 다음과 같은 방법을 선호합니다. 이 방법

들은 체중감량 뿐만 아니라, 여러 면에서 건강을 함께 가져다 준다고 생각합니다. 어떤 방법이든 심장질환, 암, 뇌졸중 등의 위험을 감소시켜 주며, 염증, 통증, 면역질환, 피로 등의 개선에도 도움이 될 수 있습니다.

· pH 기적 다이어트(The pH Miracle Diet) - www.phmiracleliving.com

· 지중해 아시아 다이어트(Mediterranean Asian Diet) – www.mediterrasian.com

· 딘 오니시 다이어트(Dean Ornish Diet) – www.ornish.com

· 배리 시어즈 다이어트(Barry Sears Zone Diet) – www.drsears.com

· 특정 탄수화물 다이어트(Specific Carbohydrate Diet) – www.breakingtheviciouscycle.com

· 채식주의자 다이어트(Vegetarian Diet) – 특별한 식이요법은 아니지만, 좋은 아이디어를 위해 www.goveg.com 사이트를 참고하세요.

셀룰라이트에 대한 정보

셀룰라이트의 가장 흔한 징후인 울퉁불퉁한 피부는 남성보다는 여성에서 더 흔하게 나타납니다. 이것은 약간의 조직이 피부로 함몰되거나 지방세포와 수분함유 지방세포가 표출되어 생깁니다. 셀룰라이트는 오렌지를 벗겨낸 모양과 비슷합니다. 또한 과체중인 사람 뿐 아니라 마른 여성에서도 또한 나타날 수 있습니다.

셀룰라이트가 왜 생기는 가에 대한 학설은 많습니다만, 순환장애와 관련이 있다고 생각합니다. 피부사이의 결합세포가 약화되고 변형됨으로 인하여, 셀루라이트가 시작되는 것입니다. 이것이 다이어트와 운동이 셀루라이트에 효과가 없는 이유이며, 지방때문이 아니라 순환의 문제라는 것입니다. 이것은 또한 젊고 건강한 여성은 셀루라이트가 없고(체중이 어떻든 간에), 반면에 나이 든 여성이 더 많은 현상으로도 설명이 됩니다. 혈관을 튼튼히 하고 순환을 개선하는 방법을 공부하려면 앞서 설명한 2장을 참고하세요. 왜냐하면 대부분의 크림이나 액체는 순환장애에 효과가 없을 것이기 때문입니다.

셀루라이트는 빗질하는 동작으로 경감시킬 수 있습니다, 다이어트와 함께 피부를 브러시하는 것이 림프액의 순환을 개선시켜 셀룰라이트를 최소화하는데 도움이 됩니다. 바디블러시(body brush, 건강 미용-용 매장에서 파는 부드러운 브러시)를 구입해서, 발부터 시작해서, 짧은 간격으로 팔다리를 브러시 하십시오. 자신의 방식에 맞게 다리는 위쪽으로, 팔은 안쪽으로, 심장 방향으로 브러시하세요. 피를 심장으로 보내고, 혈액순환을 개선하고 림프액을 재순환시키게 됩니다. 한 가지 주의사항은 암환자는 바디블러시를 하지 마십시오. 바디블러시와 수세미는 샤워시에 샤워젤을 이용하여 사용하시면 됩니다.

새로운 정보

알리(Alli)는 유일하게 FDA 승인을 받은 OTC 지방 억제제로, 처방이 필요한 제니칼(Xenical)과 유사한 지방분해 작용을 가지고 있습니다. 이것은 음식에서 지방의 1/4 가량이 흡수되는 것을 방해하며, 흥분시키거나, 심장박동을 증가시키거나, 수면을 방해하지 않는 장점을 가지고 있습니다. 부작용으로는 예기치 않은 설사, 가스, 비타민 결핍 등이 있을 수 있습니다. 혈액희석제를 복용하는 사람들이나, 당뇨, 갑상선 질환을 가진 환자는 주치의와 상담이 필요합니다. 제품에 대한 자세한 내용은 www.myalli.com을 방문하기 바라며, 제품은 대부분의 약국에 있습니다.

Chapter 14

피부

보톡스와 시간을 속이는 것들

대부분의 여성들이 그렇듯이, 눈부시게 젊어 보이는 피부를 갖게 해준다거나, "드라마틱한" 또는 "전에 보지 못한" 효과를 약속했던 반쯤 비어있는 병이나, 튜브, 크림, 로션 등이 화장대에 가득 가지고 있을 것입니다. 하지만 이러한 제품들의 대다수는 보습제 기능 이상 아무것도 아니며, 발음조차 어려운 성분이나 합성 화학물을 함유하고 있어, 이것들은 오히려 노화를 더 촉진할 수도 있습니다.

많은 제품들이 출시되어 있지만, 진정으로 아름다운 피부, 헤어, 손, 발톱은 내면에서 시작한다고 생각합니다. 그래서 이번 장에서는 최상을 유지하는 영양비법과 과거 젊음을 되찾는 데에 도움이 될 제품에 관한 정보를 제공하겠습니다.

이제 예뻐진다고 느끼기 위해 더 이상 비싼 돈을 허비할 필요가 없을 것입니다. 아름다움은 하나의 건강한 세포로에서부터 시작합니다.

째깍, 째깍... 활성산소 시계가 가고 있습니다

왜 어떤 여성들에게만 유독 시간이 빨리 가는 것처럼 보일까요? 어떤 여성은 여전히 아름다움을 과시하는 반면, 또 다른 여성은 같은 나이임에도 불구하고 깊게 파인 주름과 축 처진 피부를 가지고 있는 것일까요? 이것은 바로 활성산소(free radicals)가 손상을 일으킨 결과입니다. 활성산소는 세포 사이를 헤집고 다니는 매우 활성화된 분자로 주위세포와 결합하여 피부 내 연쇄 반응을 일으키고 이렇게 형성된 세포덩어리가 무분별하게 정상세포와 조직들을 공격해 사멸시키기까지 합니다.

간단히 말해서, 활성산소가 늙게 만드는 것입니다. 이것을 막을 수 있는 유일한 상대자는 바로 항산화제입니다. 그러므로 먼저, 활성산소(free radical)를 막아야 합니다, 그리고는 만약 활성산소가 체내의 기관을 공격하면, 가능한 한 빨리 이것들을 무력화시켜야 합니다. 가장 좋은 방법은 항산

- **주름 생성 음식 :** 설탕, 빵, 파스타, 커피, 가공식품, 인공감미료, MSG
- **주름 제거 음식 :** 물, 연어, 올리브유, 포도씨유, 블루베리, 오렌지 주스, 녹차, 케일

화성분이 풍부한 건강식품을 먹는 것입니다. 이것은 몇 달 걸립니다만, 단순히 아름다움 뿐만 아니라 여러 면에서 건강을 개선시키고 기분을 좋게 하며 심장건강, 에너지 충전, 항암효과 등의 다양한 효과를 줄 것입니다.

처방이 필요없는, 피부를 젊게하는 피부재생제

저렴한 가격으로 아름다움을 가꾸는 방법을 추천합니다.

· 이산화규소(규토, Silica) – 실리카(Slica)는 모든 머리카락, 손톱, 치아, 피부조직을 구성하는 성분입니다. 이것은 해변가 모래 형태로이기도 하고, 머리카락에 윤기가 흐르게 하고, 손톱을 강하게 하는 형태이기도 합니다. 나이가 들어 실리카가 부족해지면 모발이 윤기가 없어지고, 손, 발톱도 부서지기 쉽게 되며, 골다골증도 유발될 수 있습니다. 환상적인 샴푸나 손톱을 단단하게 하는 제품을 사용하는 것도 좋지만, 그러나 실리카를 사용한다면, 더 좋은 효과가 있을 것입니다.

실리카를 보충하는 식이요법으로는 식품과 곡물로, 귀리, 기장, 양파, 통곡물, 감자와 같은 것들입니다. 실리카 보충제를 복용하는 방법도 있으며, 이때 봄 쇠뜨기풀(Spring horsetail, equisetum arvense)에서 추출한 100 % 순수 물 추출물인지 확인하십시오. 이것은 약간의 칼슘도 함유한 최상의 실리카 공급원입니다. 실리카는 콜라겐을 형성하는데 이용되며, 인대가 끊어진 경우 이를 개선시키는 효과도 있고, 치질에도 유효합니다. 선호 브랜드는 Natural Factors's 이며 500 mg씩 하루 3번 복용합니다.

· 비타민 E – 비타민 E는 우수한 주름 제거제입니다. 특히 이것은 일종의 지용성 성분으로 다른 항산화제가 침투할 수 없는 지방피부세포까지 침투하는 장점이 있어 유익합니다. 그렇다고 피부를 번들거리게 하는 일은 없으므로 걱정하지 않아도 됩니다. 매일 꾸준히 복용함으로써 피부가 부드러워지고 모발이 윤기있고 강하게 되고 주름살을 펴주게 합니다. 또한 심장, 시력, 면역기능 향상에도 도움이 되고, 월경전증후군(PMS)을 감소시키는 효과좋은 성분입니다. 흉터가 생기는 것을 최소화시켜 줍니다. 작은 상처, 심지어 작은 수술부위에, 1캡슐(800 IU)을 짜서 바르면 좋습니다. 약국이나 건강식품점 어디에서든 구입이 가능합니다.

· 비타민 C – 비타민 C는 피부가 늘어지는 것을 방지하는 보충제입니다. 즉, 피부가 약해지는 것을 방지하고, 활성산소에 대하여 방어막으로 작용합니다. 지용성인 비타민 E와 달리, 비타민 C는 뱀장어처럼 미끈하게 잘 빠져 돌아다닙니다. 비타민 C는 친수성으로 체내 대부분의 세포에 침투하여 강력한 효과를 나타냅니다. 비타민 C를 섭취하고 비타민 C 함유 눈크림을 바른다면, 파괴된 모세혈관을 재생시켜, 다크서클(눈 밑이 검어지는 증세)을 개선합니다. 또한 C는 뇌에서 기분을 좋게 하는 화학물을 생성하도록 하여, 기분을 좋게 하

고, 활력감과 집중력을 향상시킵니다. 비타민 C는 신선한 감귤류 과일, 딸기, 고추, 시금치, 브로콜리, 토마토 등에 함유되어 있습니다. 좋은 비타민 C는 아스코르브산(Ascorbic acid)과 바이오플라보노이드(bioflavonoids)가 2 : 1의 비율로 혼합된, 서방제제입니다. 용량 : 약 500 mg씩 1일 2회 복용

· 알파리포산(Alpha Lipoic Acid, ALA) 또는 R-리포산(R-Lipoic Acid, RLA) – 한 연구에 따르면, ALA는 50 %까지 주름살을 없애주는 효과적인 주름 제거제라고 합니다. 모든 알파리포산이 효과가 있으나, RLA이 더 좋은 효과를 나타냅니다. 이 영양소들은 활성산소와 해로운 금속성분을 포획하여 제거하도록 합니다. 즉, 수은, 카드뮴, 납 등의 해로운 금속 성분을 제거함으로써 이와 관련된 당뇨병성 신증, 고혈압, 알츠하이머병, 간질환의 개선도 기대됩니다. 또한 ALA와 RLA는 모두 비타민 C, E, 코엔자임 Q10, 글루타티온(glutathione) 등 강력한 4가지 항산화성분을 재생시키기까지 합니다. 따라서 ALA 또는 RLA와 이 항산화제들을 함께 복용한다면, 미용에 큰 도움이 됩니다. 용량: ALA - 100 mg씩, 매일 아침, 약국이나 건강식품점 구입. RLA - 50 mg씩, 1일 1회, Thorne Research(www.thorne.com)이나 일부 건강식품점에서 구입할 수 있습니다.

· B 복합제 – 비타민 B는 "아름다운 머리카락"을 나타냅니다. 모든 비타민 B군이 예쁜 아름다운 모발을 만드는 데에 유익하기는 하나, 특히 비오틴(biotin)은 흰 머리카락, 지루, 비듬, 모발성장 지연을 예

방하는데 자매 비타민들(엽산, 치아민, B6, B12, 리보플라빈, 기타)에 비하여 뛰어난 작용을 합니다. 비타민 B군은, 또한, 피로회복에 좋습니다. 피부가 건조하거나, 상처, 근육비틀림, 근육의 공동작용저하, 불면증 등의 증상이 있을 경우, 비타민 B군 결핍일 수 있습니다. 피부염 환자의 약 40 %가 비타민 B군 결핍이라고 합니다. 피임약 또는 호르몬 대체요법과 같은 에스트로겐(여성호르몬) 함유제제는 약물강도입니다. 그러니 이런 약물을 복용중이라면, 비타민 B군 보충제를 복용하십시요.(B군의 결핍요인이 되는 약물에 대한 정보는 5부 참조) 매일 아침 B 복합제 50 mg을 복용하세요.

· 오메가-3 지방산 (Omega-3 fatty acids) – 생선에서 추출한 필수지방산을 오메가-3라고 합니다. 흉측한 생선 비늘에 대한 편견을 가지고 오메가-3를 바라본다면 잘못된 생각입니다. 오메가-3 지방산이라고 불리는 생선추출물(종종 EPA/DHA 라고도 불림)은 얼굴색을 좋게 합니다. 또한 모발의 윤기를 주고 피부와 모발이 건조해지고 갈라지는 것을 예방합니다. 건선이나 습진에도 효과가 있습니다. 또한 소화기능 개선과 체중감소 효과도 있다고 합니다. 질 좋은 제품 선택이 필수적입니다.(선호 브랜드 Nordic Naturals). EPA/DHA 1,000 mg를 하루 1~2회 복용하세요.

생선류에 알러지가 있어 먹을 수 없다면, 조류(algae)에

> 코코넛 오일은 손, 팔꿈치, 발뒤꿈치의 마르고, 벗겨지고, 갈라진 피부에 영양을 줍니다. 하루 2번씩 몇 주일 동안 문질러서 마사지하세요.

서 얻는 필수지방산의 일종인 크릴새우 오일이 있습니다, 이것은 바다에서 얻지만, 많은 사람들에게 알려지가 없습니다. 1,000 mg씩 1일 1 ~ 2회 복용합니다. Neptune, Troinlab, Thorne Research 등의 검증된 회사들이 시판 중에 있습니다.

식물성 항산화제

식물, 특히 딸기류나 야채에도, 강력한 항산화성분을 함유하고 있습니다. 여러분들은 제시된 비타민, 영양소 등과 함께 식물성 항산화제를 먹지 않을 이유가 없습니다. 사실, 약사인 저도 먹고 있습니다. 식물성 항산화제의 영양소들은 체내의 곳곳에 도달하여 모든 세포를 보호합니다.

석류주스, 블루베리주스, 특별한 열대과일주스로, 노니*주스, 고지**주스, 망고 주스 등과 같이 맛있는 주스 등도 좋습니다.

---

* 노니 (Noni) - 파극천(巴戟天) - 노니란 이름은 하와이어에서 유래되었는데 인도에서는 인도뽕나무, 중국에서는 바지티안, 카리브해안에서는 진통제나무, 오스트레일리아에서는 치즈과일, 타히티섬에서는 노노라고 한다. 동의보감에는 해파극(海巴戟) 또는 파극천(巴戟天)이라고 되어 있다. 열매는 크기 약 10cm로 감자처럼 생겼으며 표면이 울퉁불퉁하고 패인 자국이 있다. 열매에는 섬유질과 즙이 많이 포함되어 있으며 특히 열매가 익으면 황백색의 껍질이 얇아져 투명한 것처럼 보인다. 이 시기가 되면 맛을 느낄 수 없던 열매가 불쾌한 맛을 내고 썩은 치즈와 같은 고약한 냄새가 난다. 열매는 거의 일년 내내 볼 수 있으며 갈색의 씨가 많이 들어 있다. 잎·줄기·꽃·열매·씨 등이 민간요법에 사용되어 왔으며, 남태평양 지역의 고대문헌에 의하면 최고의 자연치료제로 기록되어 있다. 실제로 안트라퀴논·세로토닌 등의 성분이 들어 있어 소화작용을 돕고 통증을 줄여주며 고혈압과 암 등에도 효과가 있는 것으로 밝혀졌다. 대개 화산 토양에 뿌리를 깊이 내리고 자란다.

**고지 (Goji, Lycium Barbarum)히말라야나 티벳등 고지에서 자라는 리시움 바바름(Lycium

자연으로 돌아가자

막상, 제품 라벨에 있는 모든 성분을 파악하기란 어려운 일입니다. 따라서 제품을 구매할 때는 신중해야 합니다. 머리, 피부, 손톱 등에 사용되는 소위 미용제품이라고 하는 다소의 제품들은 피부에 침투될 때 해로운 독성물질로 작용하는 성분이 포함되어 있기도 하기 때문입니다.

예를 들어, 많은 샴푸와 화장품에 암유발 가능성이 있는 합성색소, 향료 등이 첨가되어 있는데, 디아졸리디닐 유레아(diazolidinyl urea - 해로운 방부제 포름알데히드 방출 가능), 소디움 라우릴 설페이트(sodium laurel sulfate - 두통, 신경손상 유발 가능), 프로필렌 글리콜(propylene glycol - 간손상, 신장손상, 습진 유발 가능), 파라벤(parabens - 에스트로겐 유사물질) 등이 그것입니다.

항상 말씀드리지만, 건강해지고자 한다면 환경 친화적이고 임상시험을 통해 검증되고 안전한 천연 대체물질을 찾는 것이 중요합니다. 이를 위해서는 관련 정보를 제대로 알고 있어야 합니다. 홈페이지 www. safecosmetics.org 를 방문하는 것으로 시작해 보세요. 이 홈페이지에서는 암, 변이, 기형유발 가능성이 있다고 보고되거나 또는 의심되는 물질을 제품에 사용하지 않겠다는 서약서에 사인을 한 모

Barbarum)이란 사철넝쿨의 열매로 모양이 구기자와 비슷하다. 항산화성분이 풍부하고 체중감소, 노화방지, 활력보충, 소화개선, 불면증에 효과가 있다고 한다. 열매에는 오렌지보다 비타민 C가 많고 또한, 당근보다 베타카로틴 함유량이 높고, 비타민 B1, B2, B6 및 E, 18 아미노산, 무기물인 아연, 철, 구리, calc, 게르마늄, 셀레늄, 인, Linoleic 산 등이 풍부하다.

든 회사를 보실 수 있을 것입니다. 2006년 12월, 약 500여개의 회사들이 서약을 하였으며. 계속 추가되고 있습니다.

그러나 놀랍게도, 지금 이 순간까지도 우리가 흔히 알고 있는 유명한 미용 관련 대기업인 에스티 로더(Estee Lauder), 랑콤(Lancome), 프로텍터 & 갬블(Protecter & Gamble), 레브론(Revlon), 로레알(Loreal), 에이본(Avon) 등 대부분의 회사들이 이 리스트에 포함되어 있지 않다는 사실입니다. 바람직한 회사 예로는 샐리 한센(Sally Hansen)사가 있는데, 이 회사의 경우 네일 광택제에 암이나 기형 유발 가능성이 있는 세 가지 불쾌한 화학물질을 사용하지 않겠다고 선언하였습니다.

여전히 몇몇 유명 메이크업 제품을 사용하고 있긴 하지만, 소비자가 더 안전하고 해로운 화학물질로부터 보호받도록 시간과 돈을 투자하는 자연을 사랑하는 회사들의 제품을 사용하려고 노력하고 있는 중입니다. 유해 화학물질을 사용하지 않겠다고 서약한 회사로는 Aubrey Organic, The Body Shop, Kiss My Face, The Purist Company, Naturopathica, Juice Beauty 등을 들 수 있습니다. 이런 회사들과 또 여러 환경 친화회사들의 제품을 건강식품점, 약국, 기타 소매점, 그리고 온라인 쇼핑몰에서 구매할 수 있습니다.

얼마나 안전한지 또는 어떤 제품이 있는지를 알려주는 웹사이트도 있습니다. 아직도 FDA에서 화장품 생산에 사용되는 약 10,500여개의 성분 중 11 %정도 밖에 평가하지 못한 현실에서, 내가 사용하는 제품이 얼마나 안전한지에 관심을 가져야 합니다. 내가 즐겨쓰던 세안용품에 함유되어 있는 성분 중 5 가지 성분들이 유방암 발현과 관련이 있고, 또 다른 5 가지 성분이 불임과 체내 호르몬계에 악영향을 미칠 가능성이 있다는 것을 발견하고, 놀라지 않을 수 없었습니다. 선탠 제품에서 발견한 것을 말하지 않겠지만, 나는 그 제품을 즉시 던져 버렸습니다. 이러한 노력들은 본인의 제품선택에 있어서 보다 더 까다롭게 만들 것입니다. 하지만 이것은 좋은 일입니다. 이러한 작은 행동 하나 하나가 나중에 스스로의 건강을 지키는 것으로 되돌아오기 때문입니다. 어리석게도 독물들을 듬뿍 바르는 일이 없어야 하겠습니다. 사용 중인 제품이 얼마나 안전한지 확인하고, 필요하다면 제품을 바꾸도록 노력하는게 중요합니다.(참고 사이트 www.ewg.org/reports/skindeep)

오래된 털 제거

- 얼굴 전체에 털이 자란다면, 호르몬 수치를 검사해 보세요.(남성호르몬이 너무 많을 수 있습니다) 호르몬 테스트용으로 ZRT사와 John Lee's Labs사를 선호합니다, 왜냐하면 그들은 신뢰할 수 있는 가정용 호르몬 테스트 기구를 직접 팔기 때문입니다.

- 원하지 않는 안면의 털을 없애려면, 여성의 안면 털 성장을 감소시키는 것이 임상적으로 용인된 처방용 크림(Vaniga)을 고려하세요. 약 2개월 이내에 효과가 납니다. 어느 의사나 웹사이트(www.vaniga.com)를 방문하여 처방을 할 수 있습니다.

· 한 두개 제거하기 힘든 털이 있을 경우에는 전기분해를 고려할 수 있습니다. 그러나 이 방법을 경험한 사람들에 의하면 시술 과정이 무척 불편하다고 합니다. 하지만 불편함 그 이상의 치료 가치가 있다고 말하는 사람도 있습니다.

눈의 붓기

베니핏(Benefit)사의 울라 리프트(Ooh La Lift)를 사용하면 즉시 눈가의 부푼 증상을 개선시킵니다. 이 제품을 바르면, 팽팽하게 하는 식물성 약품과 빛을 반사시키는 색소가 당신이 충분히 잔 것 같이 보이도록 해줍니다. 이것은 부푼 부분을 감춘 것처럼 눈 밑에 바릅니다. 바른 것은 사라지고, 몇 분 이내에 당겨지거나 탱탱해지는 것을 느낍니다. 성분은 나무딸기와 해조 추출액, 캐모마일* 추출액, 비타민 A, D, E 등이며 밤을 꼬박 샌 피곤한 모습을 숨기고 부푼 눈이 아닌 밝은 모습으로 출근할 수 있습니다. 하루 종일 사용하며 화장한 후에도 사용합니다. www.sephora.com이나 www.benefitcosmetics.com에서 구입할 수 있습니다.

* 캐모마일(Chamomile) - 국화과의 풀이다. 주로 저먼 캐모마일과 로만 캐모마일이 알려져 있다. 꽃송이만 모아 햇볕에 말려 사용한다. 정유는 긴장을 완화시키고 몸을 따뜻하게 해주는 효과가 있다. 두통·편두통·신경통 등 통증과 염증에도 효능이 있으며, 위장장애가 있을 경우 차로 마시면 효과가 있고, 베개 속에 넣어두면 숙면을 취할 수 있다.

마술의 마스크 팩

기분전환을 위해, 상쾌한 마스크를 사용하세요.

· 클렌징 마스크 – 클렌징 마스크는 얼굴에 열기를 가하여 피부를 맑고 깨끗하게 해줍니다. 사용 후 얼마 지나지 않아 얼굴에 열감을 느끼며, 마치 온천요법을 하는 느낌입니다. 따뜻한 마스크의 열기가 모공을 열어주고, 과도한 유분과 먼지를 흡착해냅니다. 매우 민감한 피부를 가진 사람이거나, 화학물질이 싫다면, 사용하지 마세요.

· 실리카가 함유된 마스크 – 아일랜드의 유명한 온천인, Blue Lagoon에서 직수입한, 이 마스크에는 피부 내부까지 맑게 해준다는 천연 실리카(silica)가 함유되어 있습니다. 이것은 클린징 효과와 각질 제거 작용으로 모공을 조여주고, 피부결을 부드럽고 밝게 만들어 줍니다. 또한 습진, 건선에 도움이 되는 미네랄 목용용 소금도 좋습니다.

· 여드름성 피부를 위한 마스크 – 여드름성 피부라면, 이 마스크가 트러블 발생 빈도를 줄이는데 도움이 될 수 있습니다. 이 제품에는 청량감을 주는 멘톨 , 항균력이 있는 아연, 염증성 피부를 진정시키는 녹차, 감초 추출 성분이 들어 있습니다. 그 외 천연 차나무 오일과 로즈마리, 살비아*(sage), 오렌지 등의 오일 성분들이

* 세이지(sage · Salvia officinalis) - 꿀풀과의 여러해살이풀로 흔히 Salvia라는 이름으로도 불린다. 잎에 정유(精油)가 함유되어 있고 향기가 있어 소스·카레·돼지고기 요리 등의 향미료로 사용한다. 약용으로는 잎을 삶아서 인후염 및 위장염에 사용한다. 방부·항균·항염 등 살균

있는데 피부를 복원시키는데 도움을 줍니다. 좀 더 자세한 정보는 www.dermalogica.com에서 얻을 수 있습니다.

보톡스와 아름다움

주사 한방으로 아름다움을 느낄수 있는 방법입니다. 실제로 이 강력한 독성물질은, 화가 난 것처럼 보이는 찌푸린 주름이나, 깊게 파인 이마의 주름이나, 사람들을 괴롭히는 눈가의 주름 등에 매우 효과가 있습니다. 보톡스는 현재 미국 내에서 가장 인기있는 미용 시술로, 2005년에 거의 4백만건 정도의 시술이 이뤄지고 있습니다. 몇분 내에 몇번의 수백달러의 주사시술로 10 여년 정도 젊게 보일 수 있습니다. 시술 후 3 ~ 4일이 지나면 그 효과가 나타나기 시작해서 4 ~ 6개월 정도 지속됩니다. 보톡스 시술에 있어 주의할 점은 정교한 시술능력을 가진 의사를 만나는데 있습니다. 이때 까다로울 필요가 있습니다. 모든 의사들이 기술이 뛰어난 것은 아니기 때문입니다. 잘못된 보톡스 시술이 할리우드 전역에 있으며, 일부 유명 인사와 뉴스진행자들이 전조등 앞의 사슴처럼, 무표정한 모습이 된 경우를 안타깝게 보았습니다.

주사 시술에 대한 두려움이 있다면, 마취용 크림이나 얼음팩을 사용하여 마비시킨 후 실시하면 바늘이 들어가는 것을 느끼지 못할

소독작용이 있으며 염증의 소염제로도 이용한다. 옛날부터 구미 각국에서 가정용 향초(香草)로 널리 재배한다

정도로 간단히 진행될 수 있으므로 의사와 상의하도록 하십시오. 보톡스와 상호작용을 일으킬 수 있는 약물이 있으므로 주의할 필요가 있습니다. 보톡스와 상호작용 가능성이 있는 약물로는 약간의 항생제(gentamicin, clindamycin)와 퀴니딘(quinidine) 같은 심장약, 알츠하이머와 중증 근무력증 치료에 사용되는 몇 가지 약물이 있습니다. 비용은 시술당 200 ~ 800 달러 정도로 주사의 양, 얼굴의 시술 부위, 시술병원에 따라 차이가 있습니다. 좀 더 자세한 정보는 www.botoxcosmetic.com에서 확인할 수 있습니다.

레스틸렌으로 재생한다

레스틸렌*(Restylane)도 보톡스와 유사한 작용의 주사제로, 기술이 좋고 훈련된 피부과 전문의 시술을 받아야 한다. 10여 년의 시

---

* 레스틸렌(restylane) - 미간이나 입가의 좁고 깊은 주름을 없애는 데 효과적인 천연물질이다. 인체 구성성분과 동일한 히알루론산이 주성분으로 스웨덴의 명공학회사 큐메드(Q-Med)사에서 처음 개발하였다. 히알루론산은 인체의 모든 기관에 일정량 포함되어 있는 다당질로 피부 세포를 서로 접착시키고 윤활유 역할을 한다. 또 분자 1개가 물분자 214개를 끌어 모을 정도로 수분 흡인력이 뛰어나므로 피부의 수분증발을 막아 피부가 적절한 양의 수분을 유지하도록 도와준다. 사람은 나이가 들면 히알루론산 분비량이 점차 줄어드는데, 그에 따라 수분 양도 줄고 피부보습과 탄력성이 줄어들어 주름이 생긴다. 시술은 히알루론산을 주름 바로 밑 진피층에 주입하는 방법을 쓴다. 미간이나 입가는 물론 이마와 눈가의 주름을 없애거나 입술선을 뚜렷하게 하고 얇은 입술을 고치는 데 효과적이다. 인체에 주입한 히알루론산은 시간이 지나면서 점차 흡수되지만, 처음 주입한 양만큼 수분을 끌어들여 최초의 볼륨을 지속적으로 유지하는 특성이 있다. 시술 부위가 약간 붉어지고 부어오를 수 있지만 하루 이틀 사이에 사라진다. 얼굴 주름은 약 1년, 입술은 6개월에 한 번씩 보정하는 것이 좋다.

술 역사가 있고, 한 시간 이내로 간단해서 꽤 인기가 높아 70여 개국에서 3백만 건 이상의 시술이 이루어져 왔습니다. 이 제품은 어떤 효과를 가지고 있을까요? 레스틸렌은 깊게 패인 주름, 특히 코에서 입가로 이어지는 웃음주름을 부드럽게 하거나 없애는 충전제입니다. 그 외에도 입술을 도톰하게 하거나 움푹 꺼진 눈가에도 사용합니다.

발생 가능한 부작용으로는 일시적인 발적 또는 팽윤 등이 일주일 이상 지속될 수 있으며, 알러지 반응을 일으키는 사람도 있습니다. 일년에 2~ 4차례 반복 시술을 받아야 합니다.(www.restylane.com)

얼굴 보호하기

- 우선 면허증 소지 의사인지 확인한다.
- 성형외과 또는 피부과 전문의인지 여부를 확인한다.
- 100 % 보증할 수 있는 방법은 아니지만, 웹사이트가 있는지 여부를 확인한다.
- 병원 직원에게도 의사에게 직접 비슷한 시술을 받은 적이 있는지 물어보고, 가능하다면 직접 눈으로 확인한다.
- 환자에 대한 서비스가 좋은지 확인한다.
- 시술 전후의 사진을 체크한다. 미리 조작된 사진을 사용하는

처방없이 레틴(Retin)을 구입하는 법

여성들은 피부에 콜라겐을 공급해주고 주름개선과 여드름 치료에도 효과적인 처방용 크림제품인 Retin-A나 Renova(tretinoin)를 선호합니다. 이 크림으로 치료를 할 경우 피부가 윤기 있어 지고, 탱탱해지며 피부색도 좋아짐을 느끼게 됩니다. 그러나 가격이 비싼 이 크림은 비타민 A의 형태일 뿐입니다. 이에 대한 대체품으로, 일부 화장품 회사에서 나온 Retinol Complex가 있는데, 이 제품은 Retin-A와 같은 효과를 나타내는 3가지 각기 다른 성분을 함유하고 있습니다. 또한 성장호르몬이 함유된 제품을 구입할 수 있습니다. 키네틴* 함유 로션에는 동, 식물의 DNA에서 유래된 성장 호르몬인 키네틴(kinetin)이 함유되어 있어 몇 개월 정도 사용하면 주름이 개선되는 효과를 볼 수 있습니다.

---

* 키네틴(kinetin) - 푸른잎 식물 성장인자로 손상된 피부가 회복되도록 도와준다

경우도 있으니 실제 실물 사진임을 확인할 필요도 있다.

· 마취크림 사용여부에 대해 의사에게 문의한다. 마취크림이 필요없다 할지라도, 의사가 환자의 요구에 순응하는지를 미리 알아둔다.

· 의사가 혹시 행정당국 등에서 어떤 징계를 받지는 않았는지

확인한다. 확인하여야 할 사항은 약물중독, 무자격, 과실 또는 불법적인 시술 행위, 인터넷 처방 등과 같은 여러 가지 중죄를 저질러 징계를 받은 적은 있는지 여부이다.

진주빛 백색치아를 포기하지 마세요

치아 미백제는 미소를 되찾고, 젊어 보일 수 있는 멋진 방법입니다. 커피, 차와 포도주 등으로 착색된 치아를 깨끗이 하세요. 제품을 선택할 때, 참고해야할 내용은 사용하기 쉽고 편리한 제품입니다. Crest Whitestrips, Simply White는 2주 이내, Whitelight system은 약 30분 이내 효과가 나타납니다.

주의할 사항은 민감한 사람이거나 과잉 사용의 경우, 잇몸에 손상을 줄 수 있으므로 이점을 주의하여야 합니다. 한 가지 더 언급하고 싶은 것은 이 제품들은 표백 화학물을 함유하고 있기 때문에, 과량 사용은 좋지 않습니다. 칫솔질이나 정기적인 치과 검진까지 대신할 수 있는 것은 아닙니다.

눈을 깨우세요

누가 눈 밑에 다크 서클이 있는 것을 원하겠습니까? 다크서클이 있으면, 마치 밤을 지새운 것처럼 피곤해 보입니다. 다크서클

> 사과즙발효식초(Apple-cider vinegar)와 레몬 주스를 50 : 50으로 섞어 반점에 하루 수차례 가볍게 바르십시오. 시일이 오래 걸리긴 하지만 효과를 볼 수 있습니다.

은 탈수, 부신의 소진, 불면증, 알러지, 외상 그리고 혈압약, 아스피린, 은행잎 제제와 같은 순환을 증가시키는 약물이나 약초 등으로 인해 생길 수 있습니다.

눈 밑의 피부는 매우 얇아서, 혈관을 흐르는 혈액이 심지어 푸르스름한 엷은 색으로 보일 정도이며, 눈주위 모세혈관이 매우 정교하여 행여 이것이 파괴되었을 때 눈가가 검게 변하기도 합니다. 하지만 낙담하기엔 이릅니다. Hylexin은 터진 혈관을 메우고, 정체된 혈액을 흐르게 하여 다크서클을 밝게 할 수 있습니다. 이 제품은 2 ~ 3주 이내 효과가 발현되며 밤샘 작업을 한 경우, 저 또한 애용하고 있습니다.

보톡스 보다 더 좋다?

스트라이백틴(Strivectin)사의 광고문구입니다. 많은 여성들, 심지어 유행에 민감한 남성들까지 보톡스 없이, 스트라이백틴 SD로 미세한 주름, 큰 주름 그리고 눈가의 주름 등을 줄인다는 것을 알고 애용하고 있는 것으로 알고 있습니다. 이 제품은 원래 상처 흉터를 제거하기 위한 목적으로 시판되었는데, 사람들이 얼굴 등에 이 제품을 사용하면서 주름이 개선되는 것을 경험하게 되었습니다.

이 제품에는 탄력, 보습 작용을 하는 여러 다양한 성분이 들어 있습니다.

가격은 보톡스 시술 비용보다는 상대적으로 저렴하기 때문에 많은 여성들이 구매합니다. 사실 이 제품을 사용해 보았는데 사실 별 개선효과를 느끼지는 못했지만, 주변 친구들은 사용 후 만족스럽다고 합니다. 개인적으로는 위에서 기술한 피부재생제를 더 좋아하지만, 이 제품은 보톡스 만큼의 효과를 기대할 수는 없어도 주사를 꺼린다면, 시도해 볼만한 가치는 있다고 생각합니다. (www.strivectin.co.kr)

유전인자를 젊게 만드세요

Stanislaw Burzynski 박사는 젊음의 샘물을 병에 담아내는 데 성공하였습니다. 그의 혁신적인 화장품 로션, 크림은 유전자에 작용해 노화 유전자를 멈추게 하고, 동시에 항노화 유전자를 활성화시키는 작용을 합니다.

효과는 어떨까요? 그 효과는 젊은 날의 유전자 배열을 모방하는 것이지요. 주름이나 노화 유전자를 차단한다면 노화와 관련된 모든 과정을 늦출 수 있을 것입니다. 박사의 화장품들은 독특한 전망을 보여주고 있습니다. 왜냐하면 이 제품들은 대부분의 화장품이 작용할 수 없는 피부 깊숙이 침투하여 DNA에 작용하기 때문입니다.

박사의 제품은 기존 화장품과는 다른 방식으로 작용하기 때문에 어떤 화장품이나 얼굴용 제품과도 함께 사용할 수 있습니다. 제품 성분 중 하나인 타마누(tamanu)오일*은 폴리네시아 사람들이 피부 상처 치유 및 보호를 위해 수세기 동안 사용해 왔던 것입니다. 타마누 오일은 또한 항균, 항진균, 항염증 효과도 가지고 있습니다. 이 제품을 박사의 다른 경구 제품과 병용하면, 항노화 효과와 신체보호효과를 얻을 것입니다.

2달여간 박사의 Aminocare A10 경구 약제와 함께 Aminocare 크림을 눈가에 사용해 보았습니다. 그 결과 활력이 좋아지고, 잘 자고, 소화도 개선되고, 또 눈가의 주름도 좋아지는 것을 경험하였습니다. 그 후, 지금은 신봉자가 되었습니다.(www.aminocare.com)

면도하기 싫다면, 단숨에 해버리세요

레이저 모발 제거는 요즘 여성들 사이에서 큰 시장을 형성하고 있는데 낮은 레이저 치료로 모낭을 제거하는 것입니다. 솔직히 내가 가지고 태어난 어떠한 것도 제거하고 싶지는 않지만, 확실히 레이져 처리는 면도, 왁스, 냄새나는 크림을 사용하기 싫은 사람들에게는 아주 괜찮은 방법입니다.

레이저파가 매번 마치 고무밴드로 치는 듯한 느낌이 들어 불편

* 타마누오일(Tamanu oil) - 과육과 씨앗에서 냉압착으로 추출하여 점도가 높고 짙은 회녹색의 오일이며 특유의 향이 강하다. 진통작용, 각종 상처와 피부 트러블에 뛰어난 치유효과가 있다.

하게 느껴지는 경우도 있는데, 이 경우 바로 무디게 해서 불편을 해소할 수 있습니다. 1~2년에 한번씩 시술하며, 가격은 입술, 다리 등 부위별로 매우 다양합니다. 이에 비해 면도기와 제모겔은 비용이 저렴하며, 쏘는 것도 없습니다.

| 약국 카운터 뒤에서 약사가 들려주는 비밀 |

비듬차

비듬이나 지루성 피부염이 있다면, 약초 로즈마리를 사용해 보십시오. 매일 한 컵 정도의 로즈마리차를 마시거나 또는 사용 중인 샴푸에 로즈마리 오일을 몇 방울 떨어뜨려 사용해 보십시오.(행여나, 오일은 마시면 안됩니다. 매우 위험합니다) 로즈마리는 또한 과도한 피지 분비를 억제하여 두피지환을 개선시켜 줍니다. 로즈마리는 순환을 자극하여, 모발의 성장을 촉진시킨다고 합니다.

Chapter 15

관절염

가볍게 흔들어 보세요. 통증이 줄어듭니다.

약사님께,

저는 심한 통증으로 고생하고 있어 요즘은 거의 걸을 수조차 없고 관절염 때문에 진통제를 4가지나 먹고 있습니다. 담당 의사는 1년 이내에 휠체어를 탈지도 모른다고 말해, 절망에 빠진 상태입니다. 약사님, 다른 조언이 있다면 알려주시기 바랍니다. 도저히 어떻게 해야할지 모르겠습니다.

처방약으로도 듣지 않는 관절통으로 고통받고 있는 독자들로부터 이러한 내용의 편지가 계속해서 들어오고 있습니다. 이러한 도움을 요청하는 글을 읽을 때마다 무척 안타깝습니다. 이번 장은 이렇듯 통증으로 인해 고통을 겪고, 건강한 삶은 이제 끝났다고 절망을 느끼는 환자분들을 위한 내용으로 구성되어 있습니다. 아직은 희망을 버릴 때가 아닙니다.

실제로 관절염은 활동장애의 주요 원인이 되는 병으로, 매년 약 75 만명의 입원환자와 약 3천6백만명 이상의 외래 환자가 발생합니다. 통증완화제로 의사들이 생각하지도 못한 이상한 것들이 있는데, 매운 고추, 벌 독물, 파인애플, 조개류, 초록홍합, 그리고 벌레류 등이 그것입니다. 그럼 이제부터 원론부터 시작해 보겠습니다. 왜 이렇게 통증이 심할까요?

왜 아플까요?

관절염(arthritis)이란"관절의 염증"을 뜻하며, 관절에 통증과 경직을 일으키는 염증입니다. 흔히 관절염이 노화에 따른 질환이라고 생각하지만, 이 질환으로 고통 받는 사람의 2/3 정도는 실제로 65세 미만입니다.

관절염은 크게 골(osteo) 관절염과 류마티스(rheumatoid) 관절염, 이렇게 두가지 형태가 있습니다. 골관절염이 가장 흔한 형태이며 어떤 관절에도 생깁니다. 무릎, 골반, 손가락, 척추. 이것은 본질적으로는 관절이 닳고 손상되어 발생합니다. 이것이 날씨 추울 때 통증이 심해지기 쉬운 이유입니다. 추운 날씨는 이미 뻣뻣한 관절에 강직도를 증가시킵니다. 반대로 덥고 습한 여름에는 유연성이 증가하여 통증이 완화됩니다. 늪지에 살지 않는다면, 순간적인 통증완화를 위해서라도 습식찜질기를 사용하세요.

골관절염이 관절통증으로 한정되는 것과는 달리, 류마티스성 관절염은 신체 면역시스템의 이상으로 인해 발생됩니다. 이렇듯 두 가지 타입의 관절염이 서로 다른 원인에 의해 발생되지만, 같은 치료법이 치료에 사용되기도 합니다. 그러나 몇 가지 중요한 예외를 알려드리겠습니다.

어떤 타입의 관절염이든, 치명적인 신체손상을 방지하기 위해서, 근본적인 원인부터 고쳐야 합니다. 이것이 치료에 신중하여야 하는 이유입니다, 왜냐하면 약물은 단지 증상 완화에 초점이 맞춰지고 그리고 위험요소가 있기 때문입니다. 실제로 아플 때는 굉장합니다. 그러나 약물을 파이의 한 조각으로 생각하십시오. 다른 조각들은 약초(염증 완화), 식사 보충제(관절의 움직임), 바르는 크림(통증 완화) , 마사지, 침, 지압(근육 유연성 증가) 등입니다. 이와 같이 여러 방안을 함께 강구하여야 한다고 생각합니다. 아직도 파이 한 조각만 바라지는 않겠지요.

의외의 통증관리방법

통증 완화를 위한 가장 기본적인 처치방법은 충분한 열을 받도록 하는 것입니다. 히트 약물이었던 바이옥스(Vioxx)와 벡스트라(Bextra)은 치명적인 부작용으로 인해 시장에서 퇴출되었고, 셀레브렉스(celebrex)나 나프록센(naproxen), 이부프로펜(ibuprofen)과 같은 비스테로

손, 발 통증 완화를 위한 방법

손과 발을 몇 차례 따뜻한 왁스에 담그기만 하면 됩니다. 그리고 열이 깊숙히 침투될 수 있도록 손장갑이나 발싸개를 신은 채 굳을 때까지 놔두면 됩니다. 가능한 왁스에 깊숙히 더 담글수록 열 침투가 더 잘됩니다. 통증 완화에도 더 효과적입니다. 5~10분 후 왁스를 벗겨내면 손, 발이 한결 부드러워지고, 무엇보다도 수시간 동안 통증이 완화된 걸 느낄 것입니다.

손톱미용실을 방문하여 적은 비용으로 왁스를 체험해 봄으로써 어떤 느낌인지 간단하게 미리 경험해 볼 수도 있습니다. 또는 지압 시술소에서도 받을 수 있으며, 직접 파라핀 bath를 구입해서 사용할 수도 있습니다. 크기는 대략 토스터기 정도이며, 브랜드에 따라 다르릅니다. 개인적으로 Therabath 사의 Spa Petite를 구입했는데, 이 제품 생산 회사가 1962년부터 오랜 기간에 걸쳐 전문제품을 생산하고 있어 신뢰할 수 있으며, 온도 조절이 용이하고 파라핀 왁스의 질도 우수합니다.(www.therabath.com)

이드성 항염증제(NSAID)에 대한 우려도 지속적으로 거론되어 지고 있습니다. 이러한 논쟁 속에서, 나는 약국의 약이 아닌 곳에서 통증 제거제를 찾고자 하였습니다.

종래의 것들과는 다른 통증 완화제가 되어야 한다는 것이 핵심입니다. 치료 프로그램을 준수한다면, 확실한 결과를 보게 될 것입니다. 오래 묵은 관절통증에서 벗어나려면, 수주일에서 수개월의 시간이 걸릴 수도 있습니다. 자, 이제 약에서 벗어나 생각을 바꾸어야 할 때입니다. 이 치료법은 놀라운 효과가 있고, 처방이 필요없습니다.

1. 매운 칠리고추 또는 캡사이신

눈물이 날 정도로 매운 어느 것도 먹어야 하는 것이 아니니, 미리 겁먹지 마세요. 여기서 말하는 것은 OTC제품으로, 매운 칠리고추에 "뜨거움"을 가한 캡사이신(capsaicin)성분을 넣은 크림이나 패치제입니다. 조스크릭스(Zostrix), 싸롱파스(Salonpas), 캡사이신 성분의 제품을 2~3번 사용하면 근육통이나 근육강직을 완화시켜 줍니다. 관절염의 경우 반복해서 사용해야 합니다. 고추추출물은 통증에 대한 민감도를 낮춤으로써 관절 통증을 경감시킵니다. 실제로 통증이 없어지는 것은 아니고 신경말단이 무디게 해서 아프지 않게 느껴지도록 하는 것이지요.

하루 2 ~ 3번 캡사이신 크림으로 잘 마사지하십시오. 주의할 점은, 이것들은 고추크림이므로 작열감이나 찌르는 듯한 느낌은 정상적인 것이며, 혹 있더라도 치료 후 몇 일 이내에 사라집니다. 간혹 어떤 사람은 이를 느끼지 못할 수도 있고 어떤 경우는 샤워를 하거나 습기 많은 여름에 산책시 작열감을 느끼는 경우도 있습니다.

마사지 후에는 즉시, 비누와 물로 손을 최소 2번을 씻고, 눈과 같은 민감한 부위를 닿지 않도록 해야 합니다. 물론 손의 관절통 해소를 위해 사용하는 경우도 있으므로, 크림을 30분 동안 바르고, 눈이나 입, 그 외 예민한 부위를 만지는 일이 없도록 더욱 주의하여야 합니다.

이 크림이 잘 맞지 않는 경우에는 호랑이 기름(Tiger Balm)를 사용하세요. 이 차고 냄새나는 연고는 중국황제들의 요통을 위해 만든 것입니다. 호랑이 기름(Tiger Balm)에는 캡사이신이 포함되어 있지는 않지만, 눈주위와 민감한 부위에 묻으면 따끔거리므로, 사용 후 손을 잘 씻어 주어야 합니다,

2. S-아데노실메티오닌(SAM-e, S-adenosylmethionine) - 부부공용

이 물질은 체내에서 메치오닌으로부터 만들어지는 아미노산으로, 계란, 생선, 육류, 우유에 있습니다. 이것은 매우 우수한 보조제 중의 하나로, 관절 통증 뿐 아니라 섬유조직염, 편두통, 우울증 등 다른 여러 질환에도 효과를 가지고 있습니다.

하루 2번 아침, 저녁 공복시 200 mg을 초기 용량으로 복용하고, 2주 후 증상 정도에 따라 하루 1,200 mg까지 서서히 증량 복용합니다. 가격은 한달 복용분이 200~300 달러 정도입니다.

Rx 양극성 장애 질환자인 경우, 복용하지 마세요.

3. 파인애플(Pineapple) – 부부공용

파인애플 추출물인 브로멜라인*(bromelain)의 효과는 약과 거의 비슷하지만 오히려 더 좋습니다, 부작용이 거의 없기 때문입니다. 효과는 약물 처럼 즉시 나타나지는 않지만, 몇 주내에 효과를 볼 수 있습니다. 브로멜라인은 통증과 염증을 일으키는 원인물질의 생성을 막아, 관절통증을 해소합니다. 이 성분은 단백 분해 효소로, 에너지원으로 단백질을 먹거나 단백 찌꺼기까지도 먹어치우는 효소입니다. 몸에 침입하여 혈전찌꺼기, 낭포, 프러그덩어리 등을 어적어적 씹어먹는 팩맨(Pac Man-전자게임)을 상상해 보세요. 게임은 끝나고 승리는 여러분의 것입니다.

브로멜라인은 지금까지 연구된 우수한 항염증 효소 중 하나입니다. 우수한 제품이 다양하게 있으며, 약국, 건강식품매장, 온라인 어디에서든 구입이 가능합니다. 용법은 하루 3번 500 ~ 750 mg씩 1일 3회 공복시 복용합니다.

4. 조개류 – 골관절염에만 추천

게, 바닷가재, 민물가재, 새우 껍질에서 얻어지는 글루코사민은 신체내에서 힘줄, 인대, 연골을 구성하는 유력한 체내 생성물질입니다. 글루코사민은 나이가 들어가며 감소되기 때문에, 좋은 건강 보충제를 복용하면 관절건강에 도움을 줍니다. 글루코사민

---

* 브로멜라인은 파인애플에서 발견된 식물효소로 항염증 활성을 갖고 있다. 이것은 소화를 돕고, 조직손상시 유발되는 통증과 종창을 완화하며 관절염, 긴장, 췌장부전 등의 치료에 도움을 준다. 이것은 단백질에 의한 음식 알러지에도 효과가 있다.

은 관절이 충격을 흡수하는 기능을 개선시켜줌으로써 통증을 일으키는 마찰을 줄여줍니다.

5. 글루코사민 (Glucosamine)

글루코사민은 진통제는 아닙니다만, 통증의 근본원인에 초점을 맞추고 있습니다. 글루코사민에 대해 발표된 모든 연구 결과가 효과적이라고 보고하고 있지는 않지만, 보고된 몇몇 연구만으로도 관심을 갖기에 충분합니다. 글루코사민의 가장 큰 이점은 NSAIDs처럼 위장손상이나 아세트아미노펜처럼 간손상 발생 가능성이 적다는 점입니다. 그리고, Celebrex나 Mobic과 같은 COX-2 약물 처럼 급사의 가능성도 없습니다.

글루코사민은 많은 연구를 통해 아세트아미노펜(acetaminophen), 이부프로펜(ibuprofen), 나프록센(naproxen), 그외 처방약들 보다 우수하다고 보고되어 인기를 끌고 있습니다. 유명한 GAIT 연구(the Glucosamine/ Chondroitin Arthritis Intervention Trial)는 1,200명을 대상으로 한 6개월간의 실험에서, 소의 연골과 기관에서 추출한 글루코사민과 콘드로이틴 병용요법이 셀레블렉스(celebrex) 보다 중등도~중증의 무릎 통증을 개선시키는 효과가 더 우수하다고 평가하였습니다. 혹시 이 임상이 관련 회사에서 스폰서한 건 아닌지 의아해 할지 모르겠습니다만, 1억 4천만 달러의 대규모 임상은 국립보건원(NIH)에 의해 진행된 임상 연구입니다. 이 임상실험은 대규모로, 글루코사민과 콘드로이틴을 대상으로 이중맹검방법으로 시행되었습니다.

일부 연구자들은 glucosamine sulfate가 glucosamine hydrochloride에 비해 효과가 더 우수하였다고 평가하였습니다. 간혹 일부 사람에서 sulfa기에 알러지 반응을 일으키는 경우가 있는데, sulfate는 천연물질로서 sulfa와 sulfate 이 둘은 엄연히 다른 존재이므로 염려할 필요가 없습니다. 단, 대부분의 글루코사민이 바다생물에서 유래된 것으로, 조개류 등에 심한 알러지 반응을 일으키는 경우에는, 글루코사민에 이상반응이 나타날 수 있습니다. 그러나 이에 대한 대체 방법이 있으므로 실망할 필요는 없습니다.

알러지 뿐 아니라 이와 별개로 종교적인 신념이나 개인적인 선호도, 해양 오염에 대한 염려 때문에 조개류 중에서 추출된 글루코사민을 원하지 않는 경우도 있습니다. 이럴 경우에는 대신 닭이나 소에서 추출한 제품을 복용할 수 있으며, 그 외 옥수수에서 유래된 채식주의자용 글루코사민 함유 보조제도 있습니다. 채식주의자용 기능식품 중 인기 있는 브랜드는 Source Naturals's Vegetarian Glucosamine으로 대부분의 건강식품 매장에서 판매중입니다. 복용은 500 mg씩 하루 3번 또는 750 mg씩 하루 2번

한 조사 자료에 따르면 글루코사민이 혈당을 올린다고 하나, 임상적으로 크게 유의성이 없다고 생각합니다. 혹시 당뇨 병력이 있거나 혈당 모니터링 중인 경우라면, 갑작스런 수치증가에 유의하세요. 글루코사민의 복용으로 당뇨약의 복용량이 변경될 수는 있겠지만, 반면 관절통증이 훨씬 경감됨을 경험할 것입니다.

6. MSM (methyl-sulfonyl-methane) – 부부공용

이 대단한 영양소는 다소 혼란스런 평가를 받고 있지만, 나는 그 가치를 신뢰합니다. 무리한 에어로빅 운동으로 인한 무릎통증으로 고생할 때, 직접 복용하고 많은 효과를 본 경험이 있습니다. 그 뿐 아니라 관절의 우지직거리는 소리가 경감되고, 활력도 느껴지고 모발도 빨리 자라는 걸 느낄 수 있었습니다.

MSM은 체내에서 분해되어 유황(sulfur)을 공급하는데, 이 sulfur는 체내 불순물을 제거하고 관절을 건강하게 하는 필수 요소입니다. MSM 단독으로 복용시에는 위장장애를 예방하기 위해 식사와 함께 하루 3번 800 mg을 복용하고, 글루코사민과 병용 투여시에는 식사와 함께 하루 3번 300 ~ 400 mg 복용합니다.

7. 고무수지(Gum Resin from the Boswellia Serrata Tree-Boswellia Serrata 유향나무) 부부공용

이 성분은 인도 전통의학(Ayurveda)에서 오랜 기간 사용되어 온 것입니다. 이부프로펜, 나프록센과 같은 흔히 일반적으로 처방되는 NSAIDs와 비교해 염증, 통증 개선효과가 매우 우수하며, 오심, 위산 역류, 복통, 궤양과 같은 NSAIDs의 흔한 부작용도 거의 없는 편이고, 드물게 설사, 발진, 오심 증상이 나타날 수 있습니다.

몇몇 연구를 통해 Boswellia가 관절염 뿐 아니라 천식, 크론씨병, 궤양성 대장염에도 효과적이라고 보고되었습니다. 이 식물성분은

5-LOX 억제제로 작용하는데, 이것은 류코트리엔*(leukotrienes)의 감소에 의해 염증을 개선시키는 것을 말합니다. NSAIDs나 COX-2 억제제와는 다른 약리작용을 나타내므로 다른 기타 관절 치료 약물과도 병용해서 안전하게 복용할 수 있습니다.

우수한 관련 브랜드 제품들이 많이 있는데, 약 60% 정도 Boswellic acid로 표준화된 제품을 선택하는 것이 좋습니다. 복용량은 개인차가 크므로 통증 완화를 위한 본인의 필요량을 스스로 체크해 결정할 필요가 있습니다. 일반적으로 400 ~ 1000 mg을 하루 2~4회 복용합니다.

8. 오메가 어유(omega fish oils) – 부부공용

생선유는 앞서 언급한 대부분의 다른 보조제나 처방약물에 필적할 만한 또 하나의 대체 약물입니다. 이것은 종창, 통증을 야기시키는 나쁜 성분인 프로스타글란딘을 저하시켜 항염효과를 나타내는 천연물질입니다. 생선유는 건강 유지에도 필수적입니다. 식사와 함께 1000 mg을 하루 4번 복용합니다.

생선유가 혈액을 묽게 할 수가 있으므로, heparin, coumadin(warfarin)이나 기타 항응고제를 복용중이라면 생선유 복용량을 하루 한번 또는 두번 500 mg 정도로 용량을 조절할 필요가 있습니다. 복용 중, 과도하게 혈액이 묽어지는지 표시인 멍이나 코피가 쉽게 나지는 않는지를 주의깊게 관찰하고, 정기적으로 주치의를 방문하여 혈액검사를 실

* 류코트리엔(leukotrienes) – 항원에 대한 면역 반응에서 백혈구가 생성해 내는 물질

시하는 것이 좋습니다.

9. 니코틴산아마이드(Niacinamide) 부부공용

비타민 B3로, 특히 무릎통증에 도움이 됩니다. 대부분의 종합비타민제제에 이 성분이 포함되어 있는데, 간혹 관절 통증을 해소할 목적으로 추가로 복용하는 경우도 있습니다. 하지만 이러한 추가 복용의 경우 이 성분이 신속히 모세혈관을 확장시켜, 순간적으로 열, 가려움, 부스럼 등 흔히 니아신 안면홍조(niacin flush)라고 하는 증상으로 열이나 땀이 날 수 있으므로 주의해야 합니다. 이러한 홍조 현상을 피할 수 있고 효과도 우수한 inositol hexaniacinate 제제를 복용하는 것이 가장 좋습니다. 관절염 외에, 레이노병*, 당뇨, 이명, 콜레스테롤 감소에도 효과적입니다. 용법 : inisitol hexaniacinate 500 mg 1일 3회 복용, 처음에는 250 mg 1일 3회로 시작하여 점차 몇 일씩 간격을 두고 50 mg씩 증가시켜 나갑니다.

10. 세라펩타제(Serrapeptase) – 부부공용

누에가 자신의 실크를 먹고 나비가 될 때 만들어내는 효소로, 브

* 레이노병 (Raynaud's disease) - 혈관운동신경 장애를 주증(主症)으로 하는 질환. 피부교원섬유의 이상에서 오는 교원병으로도 볼 수 있다. 사지(四肢)의 동맥에 간헐적 경련이 일어나 혈액결핍 때문에 손발 끝이 창백해지고 빳빳하게 굳어지며, 냉감, 개미가 기어가는 듯한 감각, 통증 등을 느낀다. 특히 심한 경련이 오랫동안 계속되면 손·발가락 끝에 괴사가 일어나 자남색 또는 흑색으로 변한다. 좌우 대칭적으로 오는 수가 많아 대칭성 괴사라고도 한다. 원인은 불명이고, 남성보다 여성에 많으며, 치료는 대증요법으로 혈관확장제를 사용하고 교감신경의 절제가 효과적이라고 한다. 예방으로서는 담배·커피 등 혈관의 경련성 수축을 일으키게 하는 인자를 피하고, 타이피스트나 키펀처 등은 주의해야 한다.

로멜라인(bromelain) 처럼, 단백질을 먹어치우는 다른 단백분해 효소입니다. 세라펩타제는 반복하여 사용함으로써, 염증을 감소시키고 우수한 진통 효과를 나타냅니다. 유럽, 아시아 전역에서 25년 이상 사용되어져 왔으며, 아스피린, 이부프로펜(ibuprofen) 및 기타 NSAIDs 대신 사용될 수 있습니다.

특히 이 제품은 섬유조직염성 통증이나 운동 중 상해를 입은 운동선수들에게 추천할 만합니다. 몇몇 연구를 통해 세라펩타제가 혈액응고, 동맥 내 플라그를 제거하는 효과도 있음이 밝혀져 심장질환과 관절염 치료에 효과적인 영양소입니다. 산이 많은 위장을 지나 장에서 용해되어 흡수되도록 장용성 제제를 복용하십시오. 시판 중인 많은 제품이 있습니다. 선호제품은 Physician Formula's Serrapeptase와 SerraEzyme 입니다. 복용 ; 200 ~ 400 mg씩 하루 1~2번 복용(라벨에는 20,000 ~ 40,000단위)

11. 녹색홍합 (Green-lipped Mussels - Perna canaliculus) – 부부공용

녹색 홍합을 뜨거운 갈릭 버터 소스에 넣어 먹을 수 있겠지만, 인간과 개를 대상으로 한 연구에서, 통증완화를 위해서는 녹색 홍합의 추출액을 복용하는 것이 가장 좋은 결과라고 합니다. Perna canaliculus에는 약간의 글루코사민과 함께 천연 항히스타민 성분, 그리고 omega - 3 지방산이 함유되어 있어, 염증 완화와 연골 생성에 모두 효과적입니다.

선호 제품은 Natural Life사의 Green Lipped Mussel Extract이며, 이는 오염되지 않은 청정한 해수에서 얻어졌으며, Australian Register of Therapeutic Goods에 리스트 되어 있는 제품으로 신뢰할 수 있습니다.

해산물에서 추출된 성분이기 때문에 조개류 등에 알러지가 있는 경우는 이 성분에도 알러지 유발 가능성이 있습니다.

콘드로이틴

콘드로이틴(Chondroitin)은 관절염 치료제로 알려져 언론에 많이 보도되고 있는데, 이것에 대해 궁금해 하는 사람들이 많을 것입니다. 언론보도는 그리 달가운 현상은 아니며, 글루코사민에 대한 연구결과가 훨씬 더 인상적이고 견실한 일이라고 생각합니다. 일부에서는 콘드로이틴에 대해 맹신하는 경우도 있지만, 또 다른 부류에서는 이 성분이 그다지 효과가 없다고 말하고 있습니다. 이는 아마도 경구 복용시, 콘드로이틴의 분자가 너무 큰 관계로 세포내로 유입되기 어렵기 때문이 아닐까 생각됩니다. 다른 기능 보조식품과 병용요법으로 콘드로이틴을 복용하는 것은 좋습니다만, 단순히 이 성분 단일제만을 복용하는 경우라면, 다른 제제를 복용하라고 권하고 싶습니다.

가장 간단한 해결책

내용이 방대하여 압도되거나 혼란스러운가요? 아니면 구입비용 때문에 고민이 되는가요? 단순하게 생각해 보세요. 다음과 같이 관절염으로 고생하고 있는 경우, 무엇을 어떻게 해야 하는지를 단계별로 요약해 보았습니다.

- 먼저 hot pepper 크림으로 시작하여 4주간 사용하세요.
- 동시에 오메가-3 생선유를 복용합니다, 왜냐하면 대부분의 사람들은 천연 항염증제인 필수 지방산이 부족한 경향이 있기 때문입니다.
- 위 2 단계로도 통증완화가 충분하지 않다면, 글루코사민, MSM, boswellia, 울금(turmeric)등 다양한 관절염 완화제가 포함되어 있는 Thorne Research사의 AREncap 제품이나, 통증 완화 효과가 있는 허브 Devil's Claw를 구입하여 복용하세요 그리고 몇 주 경과를 지켜보세요.
- 그래도 통증이 여전하면 세라펩타제를 사용한 후 다시 몇주간 경과를 관찰합니다.
- 여기에 더 무언가를 병용하고자 한다면 bromelain과 SAMe를 추가하여 복용합니다.

위에서 열거한 것을 단계별로 시행을 해보세요. 또한 기대하지 않았던 다른 보충제들도 유효하게 작용할 수 있으므로 늘 살펴보세요. 자기만의 직관을 갖는 것이 무엇보다도 중요합니다. 어떤 사람에게 유효했던 방법이 다른 사람에게는 전혀 무용지물일 수도 있기 때문이지요. 인내를 가지고 긍적적으로 생각하고 포기하지 마세요.

류마티스성 관절염 환자 -글루코사민이나 콘드로이틴을 복용하지 마세요

주의하여야 할 내용이 있습니다. 류마티스 관절염 환자는 글루코사민과 콘드로이틴을 복용하지 말아야 합니다. 두 성분은 관절 내 연골을 생성하는데 사용되는 것으로 골관절염에는 효과적인 반면, 면역계 이상에 의한 류마티스 관절염 환자에게는 이 성분들이 관절에 해가 될 수 있습니다(4장에서 언급된 gluten 민감성에 대한 더 자세한 내용 참고). 류마티스 관절염 환자의 경우 연골 성분이 많아질 수록 면역계 공격인자가 더 많아지게 되는 것입니다. 이러한 이유로 인해 글루코사민과 콘드로이틴을 복용하면 좋지 않습니다. 일단은 면역계를 정상으로 활성화시키고 그 이후 주치의와의 상담에 따라 이러한 제제를 복용하도록 하세요.

비스테로이드성 항염제

약사로서, 골관절염으로 고통 받고 있는 분들께 어떤 순서로 진통제를 복용하는 것이 좋은지에 대하여 정보를 주고자 합니다.

· 타이레놀(Tylenol) – 가격도 저렴하고 처방전 없이 어디에서든 편리하게 구입 가능합니다. 아세트아미노펜(acetaminophen), 기타 다른 국가에서는 파라세타몰(paracetamol)로 알려져 있습니다. 단, 과용해서는 안되며, 특히 술을 마시거나, 간장병 환자이거나 간에 부담이 되는 다른 약을 복용 중이라면 더욱 간 손상을 초래 할 수 있으므로 주의하여야 합니다. 최대 복용량은 하루 4,000 mg이지만 간손상의 가능성 측면을 고려하여 하루 2,500 mg을 넘지 않는게 바람직합니다. 결론 : 약물이나 알콜 중독으로 간장 질환이 없다면, 통증 완화를 위한 최선의 방법입니다.

· 비스테로이성 항염제 (NSAIDs - nonsteroidal anti-inflammatory drugs)
신체통, 치통, 생리전증후군의 생리통, 관절통 등의 다양한 통증을 단기간 치료하는데, 낮은 용량의 NSAIDs가 적절하다고 생각합니다. 인기있는 낮은 용량의 제품으로 Aleve(naproxen), Motrin(ibuprofen), Advil(ibuprofen)이 많이 사용되고, 고용량의 경우 처방을 받아 복용합니다.
이 약물들은 일시적으로 통증을 완화시키지만, 가능한 부작용으로 위궤양, 신장장애, 위장출혈등의 우려가 있습니다. 궤양이나 장천공이 있는 사람은 이러한 약물을 복용하지 않아야 합니다.

이러한 약물들이 일으키는 오심, 위통, 속쓰림 등의 부작용을 완화시키기 위해, 음식물과 함께 복용하거나 말록스(Maalox) 한 숟갈 정도를 먹으면 도움이 됩니다. 결론 : 단기간 저용량으로 통증 완화에 사용하기에 좋습니다. 특히 생리전증후군성 통증에 아주 알맞습니다.

· COX-2 drugs - Celebrex(celecoxib) and Mobic(meloxicam)

처방에 의해서만 복용이 가능합니다. Vioxx가 여기에 속하는데, 2004년에 치명적인 부작용 때문에 퇴출되었습니다. 이 약물들은 효과가 좋고 NSAIDs처럼 위장관 부작용이 거의 없다는 장점이 있기는 하지만, 그러나, 신장기능을 떨어뜨려 부종을 야기할 위험이 있고, 혈압을 급격히 상승시키고 심장마비, 뇌졸중 등 심혈관 계통에 영향을 줍니다. 그러므로 낮은 용량을 복용하거나 앞서 설명한 통증 완화에 효과적인 건강기능식품을 함께 복용하는 것이 도움이 됩니다. 결론 : 효과적인 약물이며, 위장장애가 있는 사람에게도 유용하다. 그러나, 혈압이 높거나 심장 질환이 있는 사람들에겐 위험하다.

· 울트람(Ultram - 일반명 tramadol)

Ultram은 통증을 완화하는 효과뿐 아니라 기분을 향상시키는 happy chemical인 세로토닌의 수치를 증가시키는 작용을 가지고 있지요. 부작용으로는 위장관장애, 두통, 졸음, 현기증 등입니다. 이 제제는 또한 발작 증상을 억제합니다.
결론 : Ultram은 NSAIDs나 COX-2s보다 안전하다고 생각됩니다. 단, 뇌졸중 예방약물이나 Prozac, Paxil, Zoloft와 같은 SSRI계 항우울제를 복용중인 사람들은 복용하지 말아야 합니다.

· 진통제 (Painkillers)

중증 통증에 사용되며 Darvocet(propoxyphene/acetaminophen) ; Vicodin ; Lortab(hydrocodone/acetaminophen) ; Oxycodone(가장 강력함) 등이 여기에 해당됩니다. 이 제제는 효과적이기는 하나 습관성이 있으므로 유념하여야 합니다. 그러나 매일 진짜 통증으로 고생하고 있다면, 주치의가 처방하여야 할 것입니다. 간혹 일반의가 이 계열의 약물을 처방하기를 주저하는 경우가 있으면 통증 전문의를 찾아 가세요. 솔직히 단지 습관성에 대한 두려움 때문에 하루 종일 통증에 시달리는 고통을 참는 사람은 거의 없을 것입니다. 부작용으로 오심, 변비, 현기증, 졸음이 나타날 수 있지요. 그러니 약물을 복용중에는 운전하지 마세요.
결론 : 통증에서 해방되고, 삶을 편안하게 영위하는데 주 목적이 있습니다. 그러나, 나중에 약물을 중단하기 위해 앞서 언급한 통증 완화를 위한 보충제를 복용할 필요가 있습니다.

· 스테로이드 (Steroids)

마지막 종목입니다, 습관성은 없지만, 부작용의 우려가 많고 치료효과가 별로 없습니다. 이 약물은 통풍, 손목터널증후군(carpel tunnel syndrome), 천식, 알러지, 류마티스 관절염 등에 속

이런 약병에 넣으세요

안전용기 뚜껑으로 되어 있는 약을 사용하는 것이 불편하다면, 간단히 개봉 가능한 편리한 용기로 바꿔달라고 약사에게 요청하세요. 소아 안전사고나 가정내 안전사고를 방지하기 위해 법으로 안전용기의 사용이 의무화 되어 있기 때문에, 약국에서는 일단 확인 과정과 서명을 받은 후 바꿔줄 수 있습니다. 이 절차 이후부터 지정된 처방약은 모두 개봉이 용이한 용기에 넣어 나올 것입니다.

효성 단기치료 약물로 사용하는 것이 바람직합니다. 이 약물의 복용으로 야기될 수 있는 오심, 체중증가, 구강궤양, 변덕 등의 부작용은 당장은 심각하게 다가오지 않을 수 있으나, 그러나 prednisone 같은 관련약물 들을 장기간 복용할 경우, 불면증, 정신질환, 발작, 만성감염, 췌장염, 쿠싱증후군과 같은 심각한 질환이 야기될 수도 있습니다.

갑자기 스테로이드 복용을 중단하지 마십시오. 스테로이드를 복용하는 동안, 체내에서 자신의 스테로이드 생산이 중단된 상태이기 때문입니다. 이것은 시속 70킬로미터로 운전하다가 벽에 부딪히는 것과 같은 위험한 일입니다. 약을 중단하고자 한다면, 담당의사의 처방에 따라 천천히 용량을 줄여야 한다는 것을 유념하십시오.

봉독요법에 대해 알고 계십니까?

실제 살아 있는 벌의 침을 주사하여 벌의 독액으로 관절염 치료에 사용하는 방법도 있습니다. 집에서 직접 벌침을 주사하시면 안됩니다. 반드시 봉독요법에 능숙한 전문의를 방문하여 시술받으십시오. 일단 시술에 들어가면 의사는 먼저 급속 냉각시켜 둔 몇 마리의 벌을 해동시키고, 무릎이나 다른 통증 부위에 벌침을 놓습니다. 벌의 독에는 아주 탁월한 항염증 성분이 들어 있어서 증상 완화에 효과적으로 작용합니다. 말벌과 호박벌도 이용되고 있습니다.

솔직히, 이 치료는 수 분내에 통증을 완화하고 염증을 개선하는 효과가 cortisone 보다 좋습니다. 실제로, 일부 운동선수들도 cortisone 대신 이 치료법을 사용하고 있습니다. 단, 반드시 유의할 점은 숙련된 전문의의 시술을 받아야 한다는 것입니다, 만약 벌침에 알러지가 있는 사람인 경우, 쇼크상태로 가거나 호흡이 정지되는 등 생명을 위협할 수 있는 심각한 과민반응(anaphylaxis)으로 사망할 수 있기 때문에 주의하여야 합니다. 이럴 경우를 대비하기 위해, 의사는 에피네프린(epinephrine) 주사제를 미리 준비해 둘 필요가 있습니다.(모든 약물, 습관성 약물, 기능성 식품 등도 과민 반응의 발생 가능성은 있습니다)

Chapter 16

감기

면역기능을 높이는 방법

코는 꽉 막히고, 침대 옆에는 구겨진 휴지가 널려 있고, 침도 삼킬 수 없을 만큼 목이 아프고, 오한과 심한 기침으로 가슴까지 터질 듯 아파 누워있는 모습, 정말이지 생각하기 조차 싫은 상황일 것입니다. 이런 고통에서 벗어나 편안해질 수 있도록, 감기에 걸린 상황을 7가지로 정리해 보았습니다.

1. 멍함

기침약은 보통 덱스트로메토판(dextromethorphan) 성분을 함유하는데, 이 성분은 뇌로 들어가 마취된 것처럼 멍하고 졸립게 합니다. 진해제는 멈추지 않는 마른 기침에 사용하며, 가래가 나오는 기침인 경우는 사용하지 않는데, 가래의 배출을 방해하기 때문입니다. 따라서 가래가 나오는 기침에는 거담제를 복용해야 하며, 복용시에 많은 물과 함께 복용하여야 합니다.

개인적으로는 각각 단일 성분의 진해제나 거담제를 선호하고 복합제를 기피하는데, 복합제는 가래를 억제하는 성분과 배출시키는 성분이 함께 들어있어 서로 상반된 작용을 하기 때문에 바람직하지 않기 때문입니다. 좋은 제품들이 많이 있는데, 이 중에서 진해제는 Delsym*, 거담제는 Mucinex**를 선호합니다. 약국에서 구매합니다.

2. 만족함

비충혈제거제는 코를 뻥 뚫리게 해주어 즉시 기분이 좋아집니다. 특히 Afrin이나 Neo-Synephrine과 같은 비강 스프레이 제품은 단 5분 이내 막힌 코를 시원하게 뚫어줍니다. 이러한 제품들은 연속해서 3일 이상 사용하지 않도록 하세요. 그렇지 않으면 반동성 울혈증상이 나타나기 시작할 것이고, 다시 코막힘을 유발합니다. 이 증상이 바로 약물성 비염(rhinitis medicamentosa) 상태입니다.

짙은 점액을 엷게하여 제거시키는 식염수 스프레이도 있습니다. 이것은 특히 코가 꽉 막힌 아이들에게 도움이 됩니다. 의약품이 아닌 식염수 점적약 또는 스프레이 제품은, 언제든지 자주 사용해도 좋고, 반동성 울혈도 일으키지 않아 안심하고 사용할 수 있습니다.

---

* 델심(Delsym) - Dextromethorphan함유제제

** 뮤시넥스(Mucinex) - Guaifenesin함유제제

페닐레프린(Phenylephrine) 또는 슈도에페드린(pseudoephedrine)이 함유된 경구용 비충혈 제거제도 있으며, 이것은 활력이 생기게 하여 기분을 좋게 하는 효과도 있습니다. 이러한 에너지 활성물질은 암페타민류(amphetamines)와 밀접한 관련이 있으며, 마약 중독자들이 이것을 사서 복용하는 경우가 있습니다. 경구용 비충혈제거제는 혈압을 상승시키고, 동공을 축소시키고, 심박 증가, 심계항진, 불안감을 일으킬 수 있으므로 유념하여야 합니다.

3. 재채기

재채기가 나는 경우는 베나드릴(Benadryl, diphenhydramine), 타비스트(Tavist, clemastine), 클로르트리메톤(Chlor-Trimeton, chlorpheniramine) 등과 같은 오랜 기간 사용되어 온 항히스타민제를 복용하세요. 이 약물을 복용하면 가렵고, 눈물 나는 증상이나 갈라진 듯한 목소리, 건초열 등의 증상이 해소됩니다. 항히스타민제는 히스타민과 고통을 유발하는 물질이 혈액으로 유입되는 것을 방지하는 작용을 가지고 있습니다.

물론, 항히스타민제도 부작용이 나타날 수 있습니다. 눈과 입이 마르거나 때로는 질안이 건조해질 수 있고, 현기증, 시야흐림, 설사 등의 증상이 나타날 수 있다. 개발된 지 오래된 초기의 제품들 일수록 졸음 유발 가능성이 크므로 운전 중 복용해서는 안됩니다. 콧물, 기침, 재채기 등의 증상에 흔히 복용하는 Contac, TheraFlu, Vicks, NyQuil과 같은 종합감기약에도 졸음을 유발하는 항히스타민제가 들어 있으므로 밤에 복용하도록 하세요.

새로운 2세대 항히스타민는 졸음을 유발하지 않으며, OTC 제품, 클라리틴(Claritin, loratadine)이나 처방약물 알레그라(Allegra), 클라리넥스(Clarinex) 등이 여기에 해당됩니다. 지르텍(Zyrtec)은 우수한 새로운 항히스타민제이나 간혹 졸음이 유발되기도 합니다. 협각녹내장(narrow- angle glaucoma)이나 비뇨기, 전립선에 문제가 있는 환자의 경우에는, 전문의와 상담 후 복용하도록 하여야 합니다.

4. 졸리움

열이 나거나 아프면 졸립게 되지만, 콧물이 흐르거나 기침을 하면 잠이 안옵니다. 이 경우, 수면제를 복용하려면, 신중을 기해야 합니다. 감기 환자의 경우 흔히 Sominex, Nytol, Unisom과 같은 수면제를 약국에서 구입하여 복용하는 경우가 있는데 이것은 바람직하지 못합니다 ; 이 제품들에는 대부분의 기침, 감기약에 포함되어 있는 항히스타민 성분과 동일한 성분들이 함유되어 있어 심각한 중복현상을 초래할 수 있기 때문입니다.

각기 다른 작용의 성분들이 적절히 혼합되어 있는 NyQuil과 같은 복합감기약을 복용하거나 만약 복합제를 원하지 않을 경우에는 Benadryl과 같은 진정 효과가 있는 항히스타민제 중 하나만을 복용하는 것이 차라리 낫습니다.

5. 짜증

누구나 근육통이나 두통이 생기면 신경질적인 모습을 보이게 됩니다. 타이레놀(미국에서는 acetaminophen 타지역에서는 paracetamol)은 세계적으로 가장 유명한 진통제로, 해열 효과 또한 우수합니다. 그러나 간 손상의 우려가 있으므로 과량 복용하지 마십시오. 부작용을 염려하여, 아일랜드에서는 판매대 뒤에 숨겨놓고 소량씩만 판매하고 있습니다.

그 외 ibuprofen(Motrin, Advil)과 naproxen(Aleve)도 통증 완화, 염증 개선에 효과적입니다. 아스피린도 효과가 있으나 피를 묽게 하므로 plavix, warfarin, heparin, lovenox와 같은 항응고제를 복용하는 고령환자의 경우는 특히 주의를 요하고, 쉽게 멍이 들거나 하면 투여를 중단하여야 합니다. 모든 이러한 진통제는 위장장애를 최소화하도록 가벼운 음식과 함께 복용하도록 하십시오.

6. 부끄럼

다음 형태의 약을 사용하려면 옷을 벗어야 하는 경우가 있습니다. SudaCare Shower Soothers는 약국에서 구입하는 호일포장의 정제인데, 포장을 벗겨내고 욕조 바닥에 정제를 놓고 샤워 물을 튼 다음 욕조 안으로 들어가면 됩니다. 얼마 지나지 않아 유칼립투스, 멘톨, 박하 등의 증기에 둘러싸여 기분이 편안해지고, 몸의 모든 통로가 열리는 듯한 기분이 들 것입니다(정제를 만지거나 가까이 하지 마세요. 정제가 녹는 과정에 뜨거워져서 눈에 자극적일 수 있습니다).

7. 담당 의사

어떠한 경우에 병원에 가야 하는지를 알아둘 필요가 있습니다. 다음의 경우에 의사를 찾으세요.

· 감기가 일주일에서 열흘 이상 계속될 경우

· 발진이 생긴 경우

· 목이 너무 아프거나 흰색 반점이 관찰된 경우

· 열이 38.9도 이상 매우 높거나, 3일 동안 38.3도 이상 계속 될 때

· 귀에 통증이 있을 경우

· 호흡이 씨근거리거나 숨이 찰 경우

· 림프선이 부어오를 경우

· 노랗거나 녹색 빛을 띠는 점액이 나오는 경우

감기가 완쾌된 다음에는 재감염을 막기 위해 새 칫솔을 사용하세요. 또는 포도씨 추출액에 몇 분간 칫솔을 푹 담근 다음, 헹궈낸 다음 사용하는 방법도 있습니다.

항생제는 감기에 효과가 없습니다

항생제는 세균을 죽여 감염을 치료하는데 도움이 되기는 하지만, 감기는 바이러스에 의한 질환이므로 감기를 치료하는데 항생제는 별 효과가 없습니다. 이런 이야기를 칼럼에 썼을 때, 반응은 굉장했습니다. 감기에 걸려 처방된 항생제를 복용한 후 증상이 완화되었다고 한다면, 그건 단지 플라시보 효과이거나 자연스런 경과에 따른 회복현상일 뿐입니다. 실제 항생제는 건강유지에 필요한 위장

관내의 정상세균총까지 파괴시켜 면역 시스템을 약화시킬 수 있습니다.

이러한 이유로 명성 있는 의사는 감기에 항생제를 처방하지 않습니다. 어떤 환자의 경우 남은 항생제를 감춰두었다가 나중에 그것을 따로 복용하는 경우도 있는데, 잘못된 행동입니다. 많은 의사들이 옳지 않다는 것을 알고도, 환자들이 항생제를 처방해 달라고 요구한다는 이유로 처방을 내리는 의사들도 있습니다.

항생제 남용에 대해서는 특히 신경을 써야 합니다. 많은 사람들이 코를 훌쩍이면 언제나 항생제를 복용하며 성장하였으며, 그 결과 자가면역기능이 약화되는 결과를 초래하였기 때문입니다. 항생제 오남용은 내성을 발현시키게 됩니다. 세균이 더 강력한 감염균으로 바뀌면서 초기에 간단히 치료가 가능했던 감염균 조차도 이제는 모두의 건강을 위협하게 되었습니다.

어떻게 대처해야 할까요? 항생제는 반드시 세균 감염이 명백히 확인된 경우에 의사의 처방하에 복용하도록 하여야 합니다. 감염균을 정확하게 확인하지 못하고, 단지 추측에 의해 처방하는 것은 바람직하지 못하며 장기적으로 매우 해로운 결과를 초래합니다. 그러므로 반드시 감염균을 확인한 후, 그 균에 대한 항균력이 있는 항생제를 선택해서 복용하여야 합니다. 단지 그럴 것이라는 그릇된 추정의 우를 범해서는 안됩니다.

결론적으로, 당부하고 싶은 것은, 감염질환의 치료를 위해 항생제를 복용중인 경우, 반드시 처방일정에 맞춰 끝가지 약을 복용하도록 하십시오. 단순히 증상이 개선된 것 같다고 항생제 복용을 중단한다면, 체내 아직 남아 있던 세균이 대책없이 증식하여, 복용 전보다 더 증상이 악화될 수 있습니다.

삼킬때 목이 아프면

- 침실 내에서 증기 분무기나 가습기를 사용한다.
- 따뜻한 소금물로 가글한다(1/2 티스푼 소금, 1/2 티스푼 베이킹소다를 250㎖의 물에 희석시킨 소금물)
- Alkalol은 1896년 어느 약사에 의해 개발되어진 제품으로, 목이 따끔거리고 아픈 증상을 개선시키는 효과가 있는 소금, 베이킹소다, 유칼립투스 등의 성분이 포함되어 있는 천연 유연제로서 사용시 인후통 치료에 도움이 된다(www.alkalolcompany.com 또는 약국내 문의)
- 따뜻한 차나 생강과 꿀을 넣은 따뜻한 물을 마신다.
- 통증 완화 및 치료에 Zinc Lozenges를 사용한다. 기타 numbing lozenges에는 Cepacol, Cepastat, Ricola, Halls, Chloraseptic 등이 있다.
- 필요시 타이레놀(acetaminophen)을 조금 복용하는 것도 유용하다.

- 오렌지 주스와 탄산소다도 기분 향상에 유용하다.
- UlcerEase로 가글한다. 이는 구강 궤양, 구강 궤양성 통증, 인후통으로 고생하는 사람들에게 매우 효과적인 독특한 마취제의 일종이다.

오실로콕시넘*

이 이상한 이름의 동종요법 물질은 오실로콕시넘이라고 발음되는데, 졸음도 유발하지 않고 복용도 편리하며 독감증상 발현시 복용하면 증상이 완화됩니다. (증상이 한참 진행된 다음 복용할 경우는 그다지 크게 효과는 없습니다) 이 성분에 대한 의견이 분분한데 어떤 연구에서는 별로 도움이 되지 않는다고 하고 또 다른 연구에서는 치료기간을 줄여주고 통증 완화에 효과적이라고 말하고 있습니다.

45여개국의 나라에서 시판 중인 이 제품을 사용한 많은 사람들이 재구매를 지속적으로 하고 있으며, 프랑스의 경우 이 약이 국가 보건정책(National Healthcare System)에 보고되었으며 이 나라의 가장 잘 팔리는 감기약 중 하나입니다. 이 약은 다른 기침, 감기약이나 항생제 등과도 안전하게 병용 사용할 수 있습니다.

---

* 오실로콕시넘 (Oscillococcinum) - 이 제품은 프랑스의 'Boiron'사에서 생산하는 제품으로 오리의 간과 심장에서 만든 추출물이다. 독감 초기이거나 인플루엔자에 감염된 사람과 접촉한 후에 Oscillococcinum을 한번 투여하면 종종 단기간내에 효과를 얻는다고 한다. 동종요법 제품으로 잘 알려져 있다.

신선한 물을 마시세요

카페인과 알코올 함유 음료는 탈수를 유발할 수 있으므로 피하는 것이 좋고, 신선한 물을 많이 공급하여 몸에서 세균을 몰아내야 합니다. 열이나, 흐르는 콧물이나 비강내 점액물질 등으로 인해 체액이 손실될 수 있는데, 이 때에도 신선한 물을 체내로 보급해 주는 것이 중요합니다.

그러나 모든 물이 똑같은 것이 아닙니다. 알칼리수에 가까울수록 더 좋으며, 몸이 아플 경우 산성화되는 경향이 있는데 이 알칼리수가 아픈 몸을 정상화시키는 효과를 가지고 있습니다. 요즘 시판되는 물 중 어떤 종류에는 항산화제나 미네랄이 강화되고 순도를 높인 물도 있습니다. 개인적으로 물의 알칼리 정도를 확인하기 위해 pH 측정을 하기도 합니다. 따라서 개인적으로도 알칼리 성분의 물을 선호하고 있으며, 아플 때 뿐 아니라 매일 이 물들을 마시면 더욱 효과적이지요.

또한 마늘과 양파와 함께 끓인 닭고기 수프도 좋습니다. 유효한 항산화제인 야채는 면역기능을 강화시켜주며, 세균, 곰팡이, 바이러스 등을 살멸합니다. 야채를 데쳐서 수프에 넣어 드세요.

아기돼지 3형제 이야기

감기나 인플루엔자 예방을 위해 장기적인 면역력을 키우는 방법을 알려드리겠습니다. 늑대의 침입을 막기 위해 각자의 취향대로 집을 짓는 돼지 삼형제 이야기를 익히 들어 알고 있을 것입니다. 이 동화의 내용에서 어떤 재료로 지은 집이 가장 훌륭하게 늑대의 침입을 막을 수 있었는지도 잘 알 것입니다. 이 동화의 이야기를 면역시스템과 연관지어 설명하겠습니다.

밀짚

다음에 언급하는 영양소는 물론 의심할 여지없이 소중합니다. 그러나 면역증진을 위한 작은 하나의 부분에 불과하지요. 짚(straw)으로 지은 집처럼 이것들은 기본적인 보호작용을 할 수는 있지만 늑대와 같은 공격인자를 방어하기에는 충분하지 않습니다.

· 음식– 잘 먹는 것은 면역증진에 있어 가장 손쉬운 방법입니다. 건강은 위에서부터 시작되고, 여기에는 무엇을 먹느냐가 관건이기 때문에, 결국 위장은 면역시스템의 거의 절반이상을 차지하고 있다고 생각합니다. 첫 단계는 흰 설탕 섭취를 줄이는 것입니다. 어떤 연구자들은 단지 설탕 1티스푼 섭취만으로도 면역기관을 1시간정도 정지시킨다고 보고하였습니다. 달콤한 음식을 선호하는 사람의 경우 칸디다가 증식할 가능성이 커져, 감염의 위험을 높이고, 피로, 가려움, 질염 등을 유발할 수 있습니다. 그러므로 설탕과 가공식품의 섭취를 줄이고, 신선한 물과 더불어 야채, 과일, 열매류, 종자류와 같은 신선한 식품을 섭취해야 합니다.

· 운동 – 적당한 운동은 자연살해 세포(natural killer 세포)를 증진시키는데, 이것은 면역시스템에서 중요한 역할을 하며, 감염을 야기할 지 모르는 해로운 인자들을 제거합니다. 운동을 하지 않고 게으름을 피우는 경우라도, 적어도 매일 즐겁게 웃기라도 하도록 노력하세요. 몇몇 연구는 낄낄대며 웃을 때, 적게 아프고 스트레스호르몬이 줄어들며, 엔돌핀과 같은 기분을 좋게 하는 호르몬이 증가하여 기분도 상승되고 통증도 줄어들며 면역 기능도 향상된다고 보고하고 있습니다.

나무

나무와 같은 요소로 면역체계를 구성한다면 늑대와 같은 해로운 인자에 대하여 보다 잘 견딜 수 있을 것입니다. 특히 짚과 같은 요소들과 결합하면 더욱 단단할 것입니다. 다음에 제시하는 건강보충제들을 복용해 보세요.

· 아라비노갈락탄(Arabinogalactan) – 낙엽송나무(larch tree)의 천연식물추출물로 특기할 방법으로 면역기능을 강화시킵니다. 이 물질은 섬유소와 유사하여 물을 흡수하여 장운동을 증진시켜 체내의 독소를 제거합니다. 섬유소가 거칠고, 설사를 유발하는 단점이 있는 반면 아라비노(arabino)는 부드럽습니다. 이것은 또한 림프계의 원활한 순환을 돕고, 림프내의 독소와 위험물질을 제거합니다. 많은 전체론적 의사들은 이러한 림프계의 원활한 흐름이 특히 비강이나 귀에 감염이 빈번하게 발

생하는 소아환자에게 유용하다고 생각합니다. 이 제품은 larch 라고도 불립니다. 개인적으로 아무런 맛이 없고 주스에 혼합해서 먹을 수 있는 Thorne사의 Arabinex 파우더를 좋아합니다. 성인은 하루 3 숟가락, 소아는 하루 1/3 숟가락을 복용합니다. (감염질환이 자주 병발하는 아이인 경우는 설탕, 가공식품, 유제품을 얼마동안 섭취하지 않는 것이 좋습니다)

· 버섯 (Mushrooms) – 식사시에 먹는 버섯이 아닌 경구보조제나 차의 형태로 섭취하는 의약품 버섯을 말합니다. 신뢰할 수 있는 임상실험과 약 400여 연구에서 어떤 버섯은 면역 시스템을 활성화시키고 심지어 암과 같은 중증 질환까지도 예방할 수 있다고 보고하고 있습니다. 아시아 지역에서는 수세기 동안 사용되어 왔으며, 일본 보건성에서는 많은 적응증에 버섯제제를 건강보험으로 인정하고 있습니다. 그러나 미국에서는 이와 관련하여 거의 들은 바가 없지요.

가장 유명하고 판매율이 높은 버섯은 구름버섯(Coriolus versicolor)으로 이것의 추출물은 PSK(polysaccharide K)라고 불립니다. 구름버섯(Coriolus)은 처음 어떤 사람이 위암치료에 효험을 보면서 알려졌으며, 일본의 한 과학자가 이에 관심을 갖고 연구를 시작하여 PSK로 시판에 이르렀답니다. 최근 북아메리카에서 칠면조 꼬리로 불리우는 이 버섯의 귀중한 추출물을 얻기 위해 사람들이 일 년에 수백만 달러 이상을 쓰고 있습니다. 몇 임상연구에서도 PSK가 생체 방어능력을 증가시키는 효과가 있음을 증명하였습니다. 개인적으로 선호하는 것은 뜨거운 물을 이용하여 버섯에센스를 추출하는 방식으로 제조된 제품으로 순도도 높고 활성성분의 파괴를 최소화한 제품입니다. 이외에도 우수한 다른 제품도 있으니 적절한 제품을 선택하세요. 용량은 개인의 증상 정도에 따라 다양하며, 제품내 설명서를 참고하십시오.

벽돌

· 항산화제(Antioxidants) – 이것은 생리물질로 인체를 보호합니다. 항산화제가 없다면 일상생활 중 어디에서나 접할 수 있는 세균, 바이러스, 곰팡이, 암 유발 물질에 대한 방어기능을 할 수 없습니다. 적은 돈으로, 항산화제는 이러한 위험요소로부터 건강을 지켜냅니다. 항산화제를 풍부하게 하는 가장 좋은 방법은 형형색색의 과일과 야채를 챙겨 먹는 것입니다. 그대로 먹어도 좋고 또는 주스로 만들어 먹는 것이 면역기관을 강화하는 빠르고 쉬운 방법이지요. 주스 기계를 사거나, 식품점에서 포도주스, 노니(Nini)주스, 고지(Goji)주스, 망고주스 등을 구입하는 데에 아끼지 마세요. 이러한 주스로 체내에 벽돌방어물을 가지게 되는 것입니다. 항산화제는 감기에 걸려 몸이 안 좋을 때 뿐만 아니라 보통 때도 매일 복용하는 것이 좋습니다. 여러 성분이 모두 들어있는 복합제도 손쉽게 구입할 수 있습니다. Nature사의 Way Antioxidant Formula, Enzymatic Therapy사의 Doctor's Choice Antioxidant 등을 추천합니다. 여기에 더하

여, 코엔자임 Q10을 하루 100 mg씩 꾸준히 복용하면 더욱 좋습니다.

- 프로바이오틱 (Probiotics,생균제제) – 프로바이오틱*은 인체에 유익한 세균으로 위장관의 기능을 건강하게 유지시켜 주고 면역체계를 지탱해 줍니다. 그러니 규칙적으로 복용하십시오. 유기농 무가당 요거트를 먹거나, Nature사의 Sunshine's Probiotic Eleven이나 Thompson사의 Multidophilus와 같은 고품질의 Probiotic 건강보충제를 복용하는 방법이 있습니다. GNC, The Vitamin Shoppe, Mother Earth, Whole Foods도 추천할 만한 브랜드입니다.

* 프로바이오틱스 (Probiotics) - 프로바이오틱스는 대부분 가장 흔한 병원균이 사용하는 젖산균을 가지고 있으며 잠재적으로 유익한 박테리아 또는 효모를 포함한 식이보충제이다. 프로바이오틱스는 젖산으로 다른 탄수화물과 설탕으로 전환할 수 있기 때문에 오랫동안 식품산업에서 사용되어져 왔다. 프로바이오틱스는 요구르트와 같은 발효 유제품의 신맛을 제공할 뿐만 아니라, 성장을 위해 손상된 조직을 재건하기도 하며 pH를 낮추어 부식방지제로서 작용한다. 프로바이오틱스의 가장 흔한 형태는 발효된 유제품과 프로바이오틱스가 강화된 식품이며, Kefir (우유 발효 음료), 요구르트, Sauerkraut (발효된 독일식 김치), 한국김치 등의 젖산균도 프로바이오틱스의 건강효과와 유사한 것으로 나타났다. 프로바이오틱스는 유당불내증을 개선하고 결장암을 예방하며 콜레스테롤 및 혈압을 낮춘다. 그리고 면역기능 개선, 감염예방, 무기물의 흡수개량, 스트레스로 인한 유해한 세균의 성장방지, 과민성대장증후군과 결장염 개선 등의 역할을 한다. 또한 면역시스템을 강하게 하며, 캔디다증과 관련된 장의 치료에 권고되어 왔다. 프로바이오틱스는 항생제 사용 또는 약, 과잉의 알콜, 스트레스, 질병, 또는 독성물질에 노출, 항균비누의 사용 등의 상황에서 몸의 균형을 유지할 수 있도록 하는 역할을 한다. 또한 우리의 건강을 저해하고 유해한 경쟁자가 성장하지 못하도록 하는 활동을 한다. 식사에서 프로바이오틱스 음식의 상당 비율을 포함시키는 것은 건강한 프로바이오틱스 세균군의 지원을 통하여 바람직한 건강이익 달성을 지속적으로 약속받을 수 있기 때문이라는 보고가 있다.

Thorne사의 Lactosporogenes를 제외한 다른 대부분의 제품들은 냉장보관이 필요합니다. 이러한 제품들의 라벨에서 여러분은 *Lactobacillus acidophilus, L. bulgaricus, L. plantarum, Bifidobacterium bifidus, B. longum*이란 단어를 쉽게 볼 수 있을 것입니다. *Saccharomyces boulardii*(상품명 Florastor)라고 불리는 균류도 또한 제품화 되어 있는데 이 성분은 흔히 항생제 복용 중에 발생하기 쉬운 항생제 관련 설사증세를 줄이는데 효과적입니다. 이러한 단어들이 낯설고 생소하게 들릴 수 있으나 건강식품 매장에서 많이 볼 수 있는 제품의 성분명들입니다. 인체의 면역시스템은 위장관의 건강한 상태에 그 기반을 두고 있다고 확실하게 인식하고 있습니다. 이러한 몸에 유익한 세균총이 진정 여러분의 소화기관을 건강하게 하고 면역 시스템을 지켜주는 요소입니다. 소화기관의 다양한 문제점들이 해소되는 것을 경험함으로써 이러한 제품들의 효험을 직접 느낄 수 있을 것입니다. 종종 사람들은 이 제품을 더 많이 복용하거나 두가지 종류 이상을 함께 복용해도 괜찮은지를 질문합니다. 제품설명서에 적힌 용법, 용량을 따르십시오. 항생제를 복용하고 있다면, 항생제가 체내의 정상세균들을 제거할 수 있으므로, 특별히 이러한 제품들을 복용하는 것이 좋습니다. 복용시에는 적어도 2 ~ 4시간 정도 간격을 두고 Probiotic 캡슐과 항생제를 복용하는 것이 좋습니다. 이 유익한 세균들이 위장을 건강하게 만든다는 것을 명심하세요.

- 아답토겐 (Adaptogens) – 아답토겐은 체내 방어기전을 활성화 시키고 여러 종류의 스트레스를 받는 상황에서도 면역 시스템이 원활하게 제 기능을 할 수 있도록 해줍니다. 이것은 호르몬 생성을 조절하여 호르몬 균형을 맞추는 기능을 하는데, 이러한 이유로 인해 adaptogens이라 불려지게 되었습니다. Astragalus root, Eleuthero, Ashwagandha, Rhodiola를 선호하며 Thorne사의 Phytisone 또는 Metagenics사의 Adreset 제품으로 구입이 가능합니다.

녹색은 위대하다

매일 꾸준히 녹색 야채를 섭취하는 것은 중요합니다. 여기서 언급하는 것은 여러 가지 녹색 야채를 파우더로 제조한 건강보충제로, 이것을 물 등에 타서 마시는 것입니다. 대부분의 사람들은 하루 필요한 야채나 과일을 권장량 만큼 섭취하기 어렵기 때문에 이러한 제품을 대신 복용하도록 적극 권장하는 것입니다. 자신이 선호하는 음료에 이것을 타서 하루 한번 규칙적으로 복용하면 면역증강에 도움이 되고, 에너지 충전, 체중 감소, 관절통증, 소화에도 유익합니다. 이 제품을 먹으면서 피로감을 없애는 효과가 커피 만큼이나 우수함을 직접 경험하였습니다. 매일 멀티 비타민을 복용하는 것처럼 규칙적으로 꾸준히 이것을 복용하는 습관이 중요합니다.

이 한잔으로 유익한 천연의 항산화제, 효소, 미네랄을 손쉽게 섭취할 수 있습니다. 단, 이러한 제품이 실제로는 신선한 과일이나 야채를 직접 먹는 것을 완전히 대신 할 수는 없습니다. 그러나 매일 충분한 야채를 섭취할 수 없는 사람들에게는 유익한 건강 보조제라고 할 수 있습니다. Garden of Life 사의 Jordan Rubin's Primal Defense와 같은 제품에는 Probiotics도 함께 포함되어 있기도 합니다. 또 다른 이점은 이러한 제품을 섭취함으로써 녹색식물 속에 들어있는 성분인 엽록소(chlorophyll)를 섭취하게 되는데 이 chlorophyll은 체내 산성도를 중화시켜 알칼리화 함으로써 건강 증진에 중요한 작용을 합니다.

제품들의 맛은 브랜드 별로 차이가 있으므로 본인의 취향에 맞춰 선택 조절하도록 하십시오. 좋은 제품은 향이 은은하고 민트 맛이 약간 납니다. 개인적으로는 Nanogreens를 선호하는데, 이 제품은 체내흡수를 최대화한 제조 기술로 만들어 졌고, 순도도 높으며 최상의 제품을 생산하기 위한 여러 가지 검사과정도 철저히 준수하기 때문입니다. 건강관리 전문가나 온라인을 통해 구입 가능하며, 전화주문도 가능합니다. 요청시 무료샘플도 제공하니 활용해 보면 좋을 것입니다. 이외에 추천제품으로 pH-ion Alkalive와 Greens Plus, Berry Greens, Greens to Go 등이 있습니다. 가까운 건강식품 매장 어디에서든 방문해 구입 가능합니하다. 제품선택시 인공감미료 등이 포함되어 있지는 않은 지를 꼭 확인하고 무가당의 인증된 유기농 과일, 야채로 만들어져 있는 지도 확인하는 것이 좋습니다.

아연으로 활력을

아연은 미네랄 성분이며 강력한 항산화제 역할을 합니다. 아연은 아프거나 쉰 목을 진정시키는 효과가 있어 lozenges 제형으로 빨아 먹는 것이 가장 좋습니다. 간혹 맛이 써서 먹기 나쁜 경우도 있지만 요즘 많은 제품이 꿀이나 구연산을 첨가하여 향과 맛을 개선시켰습니다. 정제나 캡슐로도 복용이 가능합니다.

은, 단지 보석이 아닙니다

Colloidal silver는 미세한 입자로 분해되어 액체에 혼합되어지는 은의 한 형태입니다. 울혈이나 비강내 질환, 알러지 등으로 고생하고 있다면 이것을 몇 방울 떨어뜨리거나 비강 스프레이식으로 사용할 수 있습니다. 이것은 인체 감염을 시키는 수 많은 병원균을 막는 강력한 물질로, 주요 감염 치료제에 사용되기도 합니다. Colloidal silver는 강력한 세균 제거제로 표준 용량에서 독성이 거의 없는 안전한 물질이지요. 이것을 매년 감기에 잘 걸리는 시즌에 맞춰 앞서 다른 면역 증강제들과 병용해서 복용하면 좋습니다. 이 기적의 금속 물질이 관련 어떻게 작용을 하는 걸까요?

이것은 인체 조직에는 해를 입히지 않고 단지 세균 생식만을 억제시킵니다. 부작용에 관한 염려를 하지 않아도 된다는 장점도 있습니다. 드물게 이 제제를 사용하기도 하지만, 앞서 언급한 짚, 나무,

벽돌로 체내 면역체계 집을 짓는다면, 이것까지 복용하는 경우는 거의 없다고 보여집니다.

Colloidal silver가 Cipro, Levaquin과 같은 penicillamine quinolone 항생제나 Tetracyclines, thyroid 약물의 체내 흡수를 방해할 가능성이 있습니다. 그러므로 이러한 약물과 동시 복용할 경우에는 최소한 2시간 이상의 간격을 두고 복용하는 것이 바람직합니다.

특별한 효과를 위한 차(tea)

면역체계 개선에 특별한 관심이 있다면, Essiac tea라고 하는 캐나다 암전문 간호사 Rene Caisse의 이름을 딴 이 제품을 마셔보도록 권하고 싶습니다(이름 Caisse를 거꾸로 배치하면 Essiac가 됩니다).

여러 허브 성분이 혼합되어 있는 이것은 Ojibway라는 인디언 남자의 권유로 Caisse가 접하게 되었습니다. 이 차에는 애기수영(sheep sorrel), 느릅나무 껍질(slippery elm bark), 우엉(burdock), 대황 뿌리(rhubarb root) 등이 들어있는데, 이는 여러 유용한 미세원소, 비타민, 미네랄, 천연 식물성 에스트로겐(Phytoestrogen), 항산화제 및 기타 활성물질이 들어 있어 위장관 문제를 개선하고, 면역 시스템을 강화시키며, 혈액을 맑게 하고, 감염도 줄이며, 활성산소를 제거하는데도 효과적입니다. Essiac tea를 생산하는 가장 큰 두 회사는 Essiac Herbal Supplement Extract Formula (www.essiac-canada.com)과 Flor-Essence Herbal Tea Blend (www.florahealth.com) 등입니다.

가습기 진동

가습기는 가슴의 울혈과 막힌 코를 개선하는데 효과적인 방법입니다. 이것은 특히 아이들에게 효과적이고 바람직한 것으로, 호흡을 개선하는데 부작용 없는 안전한 방법입니다. 또 다른 이점은 가습기의 작동 소리가 때로는 신경질적인 아이를 재우는데도 효과가 있다고 합니다. 제품은 매우 다양합니다.

알러지로 고생하고 있다면 German Chamomile 을 이용한 아로마 요법도 추천됩니다. 손수건이나 목욕물, 안면 스팀기, 로션, 마사지 오일 등 다양한 곳에 카모마일 에센스 오일을 몇 방울 떨어 뜨려 사용하면 좋습니다.

Chapter 17

발톱, 그리고 …

그 밖에 지저분하고 민망한 것들

어떤 사람이 바지를 치켜 올려 흉한 부스럼을 보여준다던가, 가래가 담긴 컵을 보여준다던가 하는 불쾌한 경험을 처음 접했을 때, 그 순간을 다시 기억하고 싶지 않을 것입니다. 이러한 유쾌하지 못한 문제에 대한 해결책을 여러분께 알려드릴 수 있어 기쁜 마음입니다. 약사들은 일선의 건강관리 전문가로서 경중의 질환에 대하여 그 책임을 담당하여 왔습니다. 실제로, 많은 사람들은 자신의 몸에 이상을 느끼면, 의사와 약속을 하기 전에, 먼저 약국을 방문합니다. 이러한 이유로 약사를 drugstore doctors라고 호칭하기도 합니다. 약사들은 무료로 현장에서 조언을 해주고, 처방이 필요 없는 약은 직접 제공하기도 합니다.

이제부터 약국 내의 일상적인 업무를 한번 들여다 보도록 하겠습니다.

불쾌하고 괴로운 것들

- 이(Lice) – 아이들의 머릿속 이(lice)로 인해 약국을 방문한 경우, 첫번째도 빗질, 두번째도 빗질, 세번째도 반복하여 빗질을 하라고 말합니다. 그러나 막 부화한 서캐가 빠지지 않으면, 소용이 없지요. 빗질하기 전에 코코넛 오일을 사용해 서캐가 달라붙는 것을 막고, 제거할 수도 있습니다. 코코넛 오일은 건강식품점에서 구입할 수 있습니다.

  이는 피를 빨지 않고도 하루 이상 생존이 가능하므로, 침구나 자동차의 시트에도 스프레이를 뿌려 구제하여야 합니다. 대부분의 이(lice) 제거용 샴푸나 침구용 스프레이에는 피레트린(pyrethrin) 성분의 살충제가 포함되어 있어, 아이들이 있을 경우 사용하기를 꺼리게 됩니다. 이런 경우에, 두가지 방법이 있습니다. 건강식품 매장에서 구입할 수 있는 차나무기름*(tea tree oil) 제품을 사용하거나 또는 약국에서 약국용 제품을 사용하도록 하십시오. 스프레이는 음식물, 눈, 피부에 가까이 분

* 티트리 (tea tree) - 오스트레일리아 원산으로 오래 전부터 티트리 나무의 잎으로 베인 상처에 생긴 감염증을 치료해왔다. 티나무오일은 제2차 세계대전 중에는 피부창상의 치료제로서 열대지방의 군인에게 지급되었다. 외과와 치과에서 사용되며 살균소독제·탈취제·비누·공기정화제에도 넣어 사용한다. 이밖에도 각종 감염증, 감기, 입냄새, 무좀, 비듬 등에도 효과가 있다.

이(lice), 벌레를 없애는 샴푸

어린이들의 두피 보호를 위해 약국 등에서 Cetaphil Gentle Skin Cleanse를 구입해 사용하십시요. 이 액체 비누는 살충제 성분이 들어 있지 않다는 장점이 있습니다. 사용이 편리한 이(lice)제거용 일반 제품을 사용하는 대신에, 약간의 노력만 감수한다면, 이 제품을 사용해 보는 것도 유용합니다. 그 사용법은 다음과 같습니다.

1. 모든 머리카락 끝부분까지 내용물이 잘 침투하도록 마사지 한다.
2. 몇분 정도 경과 후 금속성 빗으로 서캐를 빗질해내라. 매우 세심하게 해야 한다. 만약 한 개의 서캐라도 놓치는 경우 다시 생겨 고생할 수 있다.
3. 헤어 드라이기로 아이의 머리를 말린다.
4. 샴푸된 채로 잠자리에 들게 해서 Cetaphil이 약 8시간 정도 작용할 수 있게 한다.
5. 아침에 평상시처럼 샴푸한 후 머리를 말리고 다시 빗질한다.
6. 이 과정을 2~3주에 걸쳐 일주일에 한번 정도 반복한다. 다시 발생하는 것을 막기 위해 철저하게 침구, 베게, 잠옷, 차 시트 등을 세척하는 것도 잊지 말아야 한다.

사하지 마십시오. 옷, 침구 등에 뿌리고 나서 2번 세탁하세요.

혹시 여러분이나 자녀가 두드러기쑥(ragweed)에 알러지가 있다면, 피레트린이 함유되어 있는 제품은 조심해서 사용하세요. 이 성분이 천식발작을 유발할 수 있으므로 의사의 허락하에 사용해야 합니다.

많은 제품들 중 Nix나 Rid를 추천합니다. 이것들 중 Nix(permethrin)가 가장 우수하다고 생각하는데, 이 제품은 이(lice)와 서캐를 모두 박멸할 수 있습니다. 건강식품 매장에서 천연성분 제품인 Hair Clean 1-2-3을 구입해 사용해도 됩니다.

· 상처 (Wounds and cuts) – 대부분의 약사들이 약국에서 근무하며 실제로 환자의 상처를 들여다 보고, 응급실로 가야 하는지 여부를 환자에게 조언을 해주기도 합니다. 손가락이 잘리거나, 다리에 피를 흘리며 약국에 들어오는 사람들이 얼마나 많은지를 알면, 놀랄 것입니다. 한번은 한 젊은이가 총에 의한 찰과상을 입고 약국에 뛰어 들어 왔습니다. 이 경우 어떻게 대처해야 할까요? 법적으로 약사는 여기서 할 일이 없습니다. 그러나 종종 대처하여야 합니다.

어떻게 할까요? 약사가 하는 일반적인 선택은 상처를 소독하는 Betadine 용액과, 감염을 예방하는 Neosporin Plus 항생제연고입니다.

물론, 붕대나 거즈로 상처를 덮어줄 필요가 있을 것이며 상처에 달라붙지 않는 거즈를 사용하는 것이 좋습니다. 만약 거즈가 상처에 달라붙었을 경우, 식염수를 충분히 적시도록 뿌리면 쉽게 떼어낼 수 있습니다.

상처가 조금 깊을 경우에는 피부를 압착시키는 기능이 있는 butterfly closures 붕대를 사용하는 게 좋습니다. 일반적으로 스프레이형 붕대는 가볍게 베인 상처나 긁힌 상처가 아니면, 큰 상처에는 추천하지는 않습니다.

· 흉터 (Scars) – 양파에서 추출한 성분의 제품인 Mederma가 흉터를 줄이는데 효과가 있으며, 개인적으로는 비타민 C를 복용하고 효과를 보기도 했습니다. 500 mg씩 1일 3회 수 주동안 복용하세요. 또 다른 효과적인 흉터 제거 방법은 비타민 E 캡슐을 터트려 약 6주간 하루 2번 흉터에 문질러 바르거나 건강식품점이나 약국에서 비타민 E 오일을 구입해 바르는 것입니다.

· 입 주위 발진/단순포진 (Cold sores / fever blisters) – 이런 상태를 사용하는 효과좋은 제품이 많이 시판중입니다. 그 중 유명한 제품이 Abreva와 Zilactin 등인데, 신속하게 병소를 없애주기 때문입니다. 대부분의 입 주위 발진을 치료하는 제품은 여러 가지 성분을 함유하고 있는데, 예를 들면, benzocaine, benzyl alcohol, lidocaine, tetracaine, camphor, phenol 등입니다.

무엇보다도 단순 포진에 고통 받지 않기 위한 가장 좋은 방법은 발병되기 전에 미리 예방하는 것이 무엇보다 중요합니다. 즉, 아미노산이 적정하게 이용되도록 매일 아침 500 mg의 L-lysine을 복용하는게 좋습니다. 왜냐하면 단순포진은 때때로 과도한 arginine과 관련이 있는데, arginine은 자연적으로 만들어지는 아미노산입니다. 과도한 arginine은 lysine과의 불균형을 초래하게 됩니다. 실제 채식주의자들의 경우, 단순포진에 더 잘 걸리는 경향이 있는데, 그들이 arginine이 많이 함유된 땅콩버터, 견과류, 소맥분, 오트밀, 오렌지, 포도주스 등을 많이 섭취하기 때문입니다. 햇빛도 단순 포진을 일으킬 수 있는 인자로 여겨지는데, zinc oxide가 함유된 입술연고가 예방하는데 도움이 되기도 합니다.

만약 입술이 욱씬거리면서 통증이 느껴질 경우, 가장 먼저 손쉽게 돈 들이지 않고 단순 포진을 치료하는 방법은 5~10분 정도 또는 견딜 수 있을 때까지, 얼음 조각을 물고 있는 것입니다. 문질러 주는 것도 좋습니다. 욱씬거리고 아플 때, 30분 간격으로 이렇게 해주면, 거북한 병소주변의 온도가 내려가 통증이 없어집니다. (욱씬거리는 단계가 이미 지나버렸다면 얼음 조각이 별 도움이 안될 것이다). 또한 젖은 녹차 주머니(tea bag)을 병소에 대는 것도 좋으며, 타닌산(tannic acid)가 단순포진의 형성을 방지한다고 하는데, 욱씬거리는 초기단계에 하여야 합니다.

· 귀지(Earwax) – 귀지로 인하여, 막히는 듯한 느낌, 귀울림, 귀도관내 가려움증 등을 경험하게 됩니다. 이와 관련된 약국 판매용 제품은 귀지를 녹여내기 위한 과산화수소 성분이 함유되어 있고, 귀지를 빨아내기 위한 주사기가 함께 포장되어 있습니다. Debrox, Murine, Physician's Choice 이 세 제품이 많이 판매되며, 효과도 좋으나 개인적으로는 과산화수소가 함유되어 있

지 않은 Similasan을 더 선호합니다.

주의사항 : 심한 이통이 있거나, 현기증, 고름이 나온다면 귀지 제거용제를 사용하지 않는 게 좋습니다. 이 경우에는 의사의 진단이 필요합니다.

자주 있는 일은 아니지만, 어느 전통의사는 ear candling과 같은 방법을 사용하기도 하는데, 이 시술은 누워있는 상태에서 특이한 형태의 candle의 한쪽 끝은 불을 켜고, 다른 한쪽 끝은 귀 안으로 집어넣는 방법입니다. 이것은 많은 독소가 제거되기는 하나 머리 가까이 불길이 있어 개인적으로는 추천하지 않습니다. 언젠가 어느 건강 박람회 현장에서 전문적인 candler를 직접 경험해 본적이 있는데 호기심 많은 구경꾼들이 마치 매직쇼를 구경하는 듯 모여들긴 했지만, 그다지 효과는 없었습니다. 쟁반위의 물질이 무엇인지 확실히는 모르지만, 머리속에서 나온 거라고는 생각하지 않습니다. 머리속에서 나온 회색빛 물질이 아니라, 단지 녹아난 wax가 아닐까 생각합니다.

· 티눈과 못 (Corns and calluses) – **당뇨 환자인 경우에는 다음에 설명하는 방법을 사용하면 안되고, 반드시 의사와 상담을 해야 합니다. 당뇨 환자가 아니라면 괜찮습니다.**

발바닥, 특히 발 뒤꿈치 등에 두껍고 딱딱하게 형성된 것을 못(callus)이라고 하며, 발가락에 생긴 것을 티눈이라 부릅니다. 두 가지 모두 마찰이나 압박에 의해 생기는데 너무 타이트한 신발을 신어 생기는 경우가 대부분입니다. 내 경우도 하이힐로 인해 못이 생겨 그 때 살리실산(salicylic acid)가 함유되어 있는 반창고 같은 것을 붙였었는데, 그때 약물에 의한 화상을 입어 고생을 한 적이 있습니다. 이런 이유로, OTC 제품은 기형이 될 수 있다던가, 뼈에 자극을 준다던가 하는 근원적인 문제가 있어 보통 추천하지 않습니다. 물론 의료용 패드도 구두 때문에 받게 되는 계속되는 압박감을 교정시켜주지는 못합니다. 여러분의 발에 보다 잘 맞는 정형외과용 보정기구 또는 특별한 보정물이 필요할 수 있습니다.

그러니 불편한 신발은 당장 중고품 매장에 기부하거나, 티눈, 못용 패드를 구입하거나, 편안한 젤(gel) 보정물을 고려해 보는 것도 좋습니다. 이러한 제품들은 대부분의 약국에서 판매하고 있습니다. 전문 미용사에게 부드럽게 페디큐어를 받고, 그리고 장기적인 문제 해결을 위해서는 무엇보다도 족부전문의를 방문하는 게 추천됩니다.

· 여드름 (Pimples) – 무리해서 여드름을 짤 경우 자칫 흉터가 남을 수 있습니다. 얼굴을 깨끗이 닦는 습관을 들이고 건조한 부위에는 보습을 주어야 합니다. 뾰루지가 있는 경우에는 병소에 머드(mud 진흙) 조각을 바른 후, 머드가 마르고 난후 씻어내어 주면, 여드름의 독소를 제거될 것입니다. 이외에도 benzoyl peroxide 나 salicylic acid 가 함유된 여드름 치료제를 사용할 수도 있습니다. 개인적으로는 Bye-Bye Blemish라는 sulfur 함유제품을 선호하는데, 문질러 바른 후 마르면 씻어내면 됩니다. 저녁에

몇 차례 사용해 보면, 그 효과를 경험하게 될 것입니다. 여드름은 호르몬이나 스트레스에 의해 생기게 되므로, 스트레스를 되도록 받지 않도록 노력하세요. 그러면 스스로 사라집니다. 만약 여드름이 심한 경우라면, 방법을 강구해야 합니다.

많이 처방되는 어큐테인(isotretinoin) 복용 여부에 대해 조심스럽게 고려해 보세요. 효과는 있으나 반면에 너무 많은 위험요소도 잠재되어 있기 때문입니다. 자살의 가능성까지도 관계있다고 합니다. 좀 더 안전한 아연을 사용하는 방법도 있습니다. 아연 결핍이 여드름의 원인이라는 사실을 많은 의사들이 간과하는 경우가 종종 있는데, 특히 호르몬 대체 요법이나 피임약으로 사용되는 에스트로겐과 같은 약물이나, 제산제 복용시, 아연 결핍이 나타날 수 있습니다. 피부를 깨끗이 하는데 아연이 필요하며, 피곤하거나 여드름이 생겼을 때, 아연 복용이 해결책이 될 수 있습니다. 소량의 아연도 장시간 동안 작용하므로 주의해야 합니다. 저녁식사시에 10~20 mg 정도를 복용합니다. 아연보충제를 복용하려면 액제를 복용하고, 맛이 쓰기 시작하면, 아연농도가 충분하다는 뜻이므로, 복용을 중단하세요. 마지막으로 가능하다면 정기적으로 미용관리를 받으면 좋습니다.

그 밖에 불편하게 하는 것들

· 질 소양증 또 곰팡이 감염(Vaginal itching or yeast infection) – 질 가

려움증이나 효모 감염과 같은 증상은 앞서 다른 장에서도 설명했듯이 항생제나 피임약, 또는 장 누수에 의해 발생될 수 있습니다. 장기적인 해결 방법은 10장과 16장을 참고하기 바라며, 간단한 대처 방법으로는 질 염증을 야기할 수 있는 향이 있거나 색이 있는 화장지, 향기 나는 탐폰, 파우더, 스프레이 또는 자극성 윤활제 등의 사용을 피하는 게 좋습니다. 이것들은 질염을 일으킬 수 있습니다.

효모 감염에는 외부에 사용하는 크림과 질정제를 동시에 사용하는게 효과적입니다.유명한 제품으로는 Monistat, Femstat 3, Vagistat-1, Gyne-Lotrimin이 있지요.

크림 제품 사용이 불편하다면, fluconazole 성분의 Diflucan과 같은 처방 경구 약물을 선택할 수 있습니다만, 두통, 오심, 복통, 현기증, 간손상 등의 부작용이 있을 수 있음을 유념하세요. OTC 크림이 경구제보다 효과가 신속하게 나타나는 장점이 있으므로, 크림제품 사용시 밤에 팬티라이너를 착용하는 등의 대안을 찾는 게 더 낫지 않을까 생각합니다.

가려움과 통증이 반드시 곰팡이 때문만은 아닙니다. 때로는 성병에 의해서도 나타날 수 있으므로 의사 진단을 받도록 하세요. 질 세척은 하지 않는 것이 좋은데, 자궁을 통해 감염균이 활성화되어 염증이 더욱 악화될 수 있기 때문입니다. 일반적으로 질 세척 방법은 추천되지 않는데, 이것은 질 세척을 하는 많은 여성들이 하지 않는 여성들보다 질 염증과 감염이 더 많다고 밝혀졌기 때문입니다. 이것은 개인적인 주장이 아니라 미국 산부인과 대학(ACOG : the American College of Obstetricians and Gynecologists)에서도 인정한 내용입니다. 필요시 hydrocortisone이나 Vagisil 등 가려움 치료용 크림을 사용할 수도 있습니다. 만약 성병이 의심된다면 항생제나 항바이러스제 치료가 즉시 필요할 수 있으므로 산부인과 전문의를 가능한 빨리 방문하는 것이 바람직합니다.

· 비뇨기 감염 (Urinary tract infection) – 소변을 볼 때 하부 골반통, 복통, 따끔거리는 증상 등은, 많은 여성들, 특히 폐경이 인접한 여성들에게서 흔히 나타납니다. 또 다른 증상으로는 소변을 참을 수 없다던가, 소변 볼 때 아프다던가 하는 증상들도 나타납니다.

약국에서 임시 대책으로 야간에 발생하는 이런 증상을 해소시킬 수 있는 약을 줄 수도 있지만, 근본적인 치료를 위해서는 병원을 방문해 항생제 처방을 받을 필요가 있습니다. OTC 약품으로는 phenazopyridine 성분의 Azo-Standard나 Uristat란 제품명의 약들이 있습니다. 다량의 물과 함께 이 약을 복용하면 30분이내 통증이 완화됩니다. 통증 완화를 위해 200 mg씩 1일 3회까지 복용합니다. 약물 복용 후 소변 색이 밝은 오렌지나 붉은 색을 띠더라도 단지 무해한 염료에 의한 것이므로 놀라지 마세요. 명심해야 할 것은 이 약물은 단지 임시 방편이므로, 통증이 없어졌다고 해서 이 약물에만 의존하면 안되며, 병원을 방문해 정확한 진료를 받아야 합니다.

요로감염이 특히 성교 후 자주 발생하는 경우는, 정상 세균으로 장내 살고 있는 *E. coli* 세균이 나온 것으로 의심 가능한데, *E. coli* 는 요로감염의 약 80 ~ 90 %를 차지하는 원인균입니다. 이 세균을 제거하기 위해 일상생활에서 실천할 수 있는 방법은 고용량의 비타민 C를 복용해 요관을 산성화 시키는 것입니다.(음식물과 함께 하루 3번 500 mg씩 복용) 그리고 한가지 더 언급할 것은, 용변 후 닦을 때, 앞쪽에서 뒤쪽으로 닦아내야 하는 것도 명심하시기 바랍니다.

OTC 제품 중 크랜베리(cranberry) 정제도 요관을 산성화시키고 E. coli가 부착되지 못하게 매끄럽게 만드는 효과가 있어 도움이 된다고 말하는 사람들도 있습니다. 그러나 cranberry는 모든 사람에게 해결책이 되지는 않습니다. 그리고 명백한 것은 와파린과 같은 혈액 응고제를 복용 중인 사람의 경우, 출혈을 유발할 수 있으므로 주의하여야 합니다. 이러한 cranberry 정제나 100% 천연 주스가 감염의 빈도를 낮추는 데는 어느 정도 효과가 있으나, 근본적인 요로감염 치료는 될 수 없습니다.

천연제품 중 추천해 줄 만한 것으로는 요관내 E. coli가 달라 붙지 못하게 하는 작용을 하는 물질인 D-Mannose와 요관내 건강한 정상 세균 유지에 도움이 되는 Thorne사의 Uristatin이 있습니다. 자궁내 다양한 감염에 도움이 되는 또 다른 방법은, 신장을 세척해 내기 위해 충분한 양의 물을 마셔주고, 그리고 규칙적으로 생균제제(probiotics)를 복용하는 것입니다. 성교 후 즉시 소변을 보고, 바로 샤워하는 것도 좋은 방법 중 하나로, 이 방법의 효과와 중요성에 대해 아무리 반복해 말해도 지나치지 않을 정도입니다.

· 사마귀 (Warts) – 사마귀는 일반적으로 콜리플라워(cauliflower)와 비슷하게 생겼으며 그 색은 피부색과 유사합니다. 흔히 발바닥에 발생하는 발바닥 사마귀는 외관상으로는 매끈합니다. 피부과 전문의들이 사용하는 "냉동요법"과 같은 방법을 사용하는 동일한 OTC 제품도 판매중입니다. 사용시 2주이내 사마귀가 떨어져 나갑니다.

약사들이 보통 추천하는 사마귀 제거제는 Compound W Freeze off와 Wartner 입니다. 두 제품 모두 약 25 ~ 30 달러 정도의 가격에 구입 가능합니다. 면봉을 이용해 약을 바르기 때문에 이 제품을 선호하는데, 간혹 스프레이시 다른 피부 조직에 상처를 입힐 가능성이 있습니다. 시판된 지 오래된 약물로 살리실산(salicylic acid)를 함유한 제품이 있는데 가격이 약 5달러 정도로 매우 저렴하다는 장점이 있기는 하나 별로 효과가 없습니다. 또 다른 방법으로 네일 광택제를 사용하는 방법도 있습니다. 투명 광택제를 아침, 저녁으로 사마귀에 바르면 산소 공급이 차단되어 소위 굶어 죽게 되는 것인데. 약 1 ~ 2주 이내에 사마귀는 제거될 것입니다.

· 가래 (Phlegm) – 기침을 할 때 나오는 물질입니다. 약국 방문

할 때, 어떤 색깔의 가래가 나오는지 말해주세요. 맑고 하얀 색이라면 감기나 인플루엔자와 같은 바이러스에 의한 것으로, 균이 항생제를 복용할 필요가 없습니다. 그러나 색이 노랗거나 녹색빛을 띤 경우라면 세균 감염이 의심되므로, 병원을 방문하여 항생제나 기타 감염 치료에 필요한 약을 처방받아야 합니다.

치료를 위한 다른 도움이 되는 방법은, 가래를 건조한 상태로 두지 말고, 밖으로 배출시키는 것입니다. 항히스타민 성분을 포함하고 있는 대부분의 기침, 감기약이 건조하게 만드는 경향이 있으므로 복용을 피하는 게 바람직합니다. 또한 덱스트로메토판(dextromethorphan)이나 DM 성분이 포함된 기침억제 시럽도 피하는 것이 좋은데, 기침약 복용으로 가래를 배출하기 위한 자연스러운 기침 반응이 제한 될 수 있기 때문입니다. 기침이 날 경우, 약국을 방문하여 어느 방법이 최선인 지를 문의하도록 하세요.

식이요법도 하나의 방법입니다. 기침을 하거나 비강 울혈 증상이 있다면 유제품을 섭취하지 않는 것이 좋습니다. 우유가 체내 점액질 분비를 유도하여 가래가 더 많이 생길 수 있다고 전문가들은 평가하고 있습니다.

설명을 이어가기 전에 기침은 그 자체가 질병이 아니라 단지 하나의 증상이라고 말하고 싶습니다. 많은 사람들이 약국을 방문해 몇 개월동안 기침으로 고생하고 있다고 호소하는 경우가 의외로 많습니다. 몇 개월이라니? 당장 의사를 방문하도록 하세요. 안가면 피가 나오게 됩니다.

장기적인 기침은 알러지, 기관지염, 폐렴, 폐기종, 또는 더욱 심각한 질환일 가능성이 있으므로, 일주일 이상 기침이 지속되면, 병원을 방문해 진단을 받도록 하십시오.

물론 일반적인 감기 증상이라면 물을 충분히 마시고 휴식을 취해 주고 가슴 위에 따뜻한 팩을 올려주는 것도 증상 경감에 도움이 됩니다.

가래를 줄이기 위해 스팀 샤워를 하거나 스팀 가습기를 사용하는 것도 좋습니다. 기침 억제의 목적으로는 Mucinex DM, Robitussin DM, Delsym liquid가 유용합니다. 그 외 기침, 인후통, 천식 해소에 marshmallow 차도 도움이 됩니다. 감기, 인플루엔자, 면역 등에 관한 좀더 자세한 정보는 16장을 참고하기 바랍니다.

ACE*(Angiotensin Converting Enzyme)이나 ACE 억제제는 심장 관련 질환에 처방되는 전문약으로 이 약의 부작용으로, 가래없이, 마른 기침이 유발될 수 있으니 명심하시기 바랍니다. 다음

* ACE(Angiotensin Converting Enzyme)의 작용기전 - 신장은 심장에서 뿜어내는 전체 혈액양의 20%를 차지하고, 무게 당 혈류량이 우리 몸의 어떤 기관보다도 많아 수배, 수십배나 된다. 그러므로, 신장으로 가는 혈액양이 혈압에 가장 중요한 역할을 한다. 신장에서는 Renin이란 호르몬이 혈압을 조절한다. Renin이 혈압을 조절하는 방법은 Angiotensinogen이라는 호르몬을 Angiotensin I 으로 바꾸는 것이고, Angiotensin I은 Angiotensin Converting Enzyme(ACE)에 의해 Angiotensin II로 바뀌는데, Angiotensin II 는 체내에 분포된 여러 신경에 작용하여 혈압을 높게 유지하도록 한다. ACE Inhibitor는 Angiotensin I을 Angiotensin II로 바뀌지 않게 함으로써 혈압이 올라가는 것을 막아주고, "Angiotensin II Receptor Antagonist"는 Angiotensin II가 혈압을 높이는 여러 기관의 신경에 작용하는 것을 막아주는 기능을 하여 혈압을 조절한다.

에 열거하는 이러한 약들을 복용 중 마른 기침으로 고생한다면 처방의를 방문해 다른 약제로 변경해 달라고 요청하세요. captopril(Capoten), benazepril(Lotensin), enalapril(Vasotec), lisinopril (Prinivil, Zestril), fosinopril(Monopril), ramipril(Altace), perindopril (Aceon), quinapril(Accupril), moexipril(Univasc), trandolapril (Mavik)

- 비듬(Dandruff) – 1990년대 FDA는 비듬용 샴푸에 들어 있던 성분들의 사용을 금한 경우도 있었으나, 요즘 시판 되는 것들은 아주 안전합니다. Selenium sulfide, zinc pyrithione, coal tar와 같은 활성 성분이 함유된 Xseb, Head & Shoulders, Sebulon, DHS Zinc 등 많은 제품들이 판매되고 있습니다. 그 외 건강 식품매장에서 포도씨 추출액을 구입해 사용해도 유용합니다. 사용 중인 샴푸에 포도씨 추출액 약 10 방울 정도를 떨어뜨려 10분 정도 두피 마사지를 하고 씻어내면 됩니다. 포도씨 추출액은 항진균효과를 가지고 있습니다. 또는 사과 식초액을 2 ~ 3 테이블 스푼 머리에 마사지 한 후 약 30분 정도 경과 후 샴푸하고 가볍게 컨디셔닝 해주는 방법도 있습니다.

어떤 방법보다도, 비듬 억제를 위한 가장 최상의 방법은 설탕이나 전분 섭취를 줄이고, 어유나 달맞이꽃(evening primrose) 오일을 섭취하는 것입니다. 가려움증이나 비듬은 과도한 효모균에 의하거나 피지선 분비가 증가하여 나타나는데, 식이요법을 통해 식습관을 개선할 경우, 이러한 비듬 생성이 감소하게 됩니다. 두피 건강을 위해 샴푸에 로즈마리 에센스 오일 몇 방울을 함께 섞어 사용하는 것도 효과적입니다.

이런 것들은 남에게 보여주지도 마세요

· 콧물 (Nasal discharge) – 콧물이 나서 약국을 방문하면, 약사는 일단 화장지를 건네줄 것이고, 일반적으로 콧물을 마르게 하는 항히스타민제를 줄 것입니다. 콧물은 흔히 재채기, 눈과 목 등의 가려움증 등을 동반합니다. 만성적으로 고생하는 경우라면, 허브나 면역시스템 강화를 위한 식습관 개선의 방법을 추천하기도 합니다. 물론 대부분의 약사들은 보통 loratadine 성분의 Claritin 이나 Alavert를 권해줍니다. 이 성분은 하루 한번 복용으로도 그 효과가 우수하고 졸음 부작용도 유발하지 않는 장점이 있지요. 반면에, Tavist(celmestine), Benadryl(diphen-hydramine)과 같은 개발된 지 오래된 약물들은 졸음을 유발할 수 있습니다. 콧물과 함께 코막힘 증상이 있는 경우라면 항히스타민제와 비충혈제거제 성분이 복합된 약물을 복용할 필요가 있습니다. 진정효과가 있는 이러한 항히스타민제들은 낮에 복용시, 특히 작업, 운전, 그리고 위험한 기계를 조작하는 사람인 경우에는, 매우 위험할 수 있으므로, 밤에 복용하는 것이 좋습니다.

· 조갑무좀 (Toenail fungus) – 이런 불편한 질병은 여러가지 요인에 의해 발병할 수 있습니다. 곰팡이는 특히 습한 상태에서 잘

서식하며, 에스트로겐 성분의 약물을 복용하는 여성들에게 잘 나타나는 경향이 있습니다. 식이조절도 도움이 되긴 하지만, 근본적으로 약물 치료가 필요합니다. Lamisil이나 Lotrimin과 같은 OTC 크림, 또는 액제를 사용하거나, 건강식품점에서 tea tree oil을 사서 사용할 수 있습니다.

그 외에도 발톱의 균들을 제거하기 위해 많은 사람들이 또 다른 방법 ; 감기약 Vicks cold formula를 사서 발톱에 하루 3차례 정도 바릅니다. 약의 menthol 성분이 피부속으로 침투해 곰팡이균을 죽이고 6~9개월 정도 이내에 다시 깨끗한 발톱이 나옵니다. 또 다른 민간요법이 있습니다 ; 발톱 표면을 부드럽게 하고, 하루 3번 tea tree oil을 바르는 방법도 수개월이 소요되기는 하지만, 경구 항진균제의 간손상을 우려한다면 훨씬 안전한 방법입니다.

· 요충 (Pinworm) – 요충은 5~10세 사이의 아이들에게 매우 빈번하게 나타납니다. 요충은 아이들의 장내에 서식하는데 때때로 아이들의 항문까지 기어 나오지요. 어떤 부모의 경우, 아이가 자고 있는 동안 직접 아이 항문에 불빛을 비춰 항문밖으로 나왔을 때 테이프를 붙여 잡아내는 경우도 있습니다. 간혹 이 과정 중 아이가 깨어나서 이 사실을 알면 수년동안 정신적 충격을 받을 수도 있지요. 확실히 이 벌레는 좋지않은 느낌을 들게 하는 건 사실이지만 위험한 건 아닙니다. 그러나 생활하는데 불편함을 주므로 치료해야 합니다.

증상은 무엇보다도 항문이 가려운 것이지요. 아이를 깨끗하게 샤워시키는데도 계속 가려움증을 호소한다면 아마 요충 때문일 가능성이 높습니다. 밤중에 가려움증을 해소하기 위해, 하이드로코티존(hydrocortisone) 성분의 크림을 사용할 수는 있으나 근본적인 치료법은 아닙니다. 요충은 마치 담황색 빛을 띤 실과 같이 생겼으며, 대변을 본 후 아이들의 변기를 들여다보면 직접 관찰 가능합니다. 모든 약사들을 대표하여 한가지 부탁 말씀을 드리자면 제발 지퍼 백안에 요충 샘플을 넣어 가져오지 말아주기 바랍니다.

약국에서는 ProntoPlus나 Pin-X와 같은 제품을 권해줄 것입니다. 이 제품은 아이의 몸무게에 따라 용량을 결정합니다. 요충의 감염 경로는 손에서 입으로 전해지는데, 아이들이 가지고 노는 모든 것들, 특히 모래상자, 장난감, 옷, 침구로부터 올 수 있지요. 그러므로 아이들의 손을 늘 청결하게 유지시키고, 지저분한 곳에서 놀지 않게 하고, 특히 아이들 손을 입에 가져가지 않도록 늘 주의시키는 것이 중요합니다.

- 치질(Hemorrhoids) – 치질은 항문 주위나 내부 정맥이 부어올라 통증이 야기되고, 가려움, 출혈, 붓는 증상 등이, 특히 배변시 심하게 나타나는 병입니다. 임산부나 50세 이상 고령에서 더 흔히 나타나며, 만성 변비나 설사가 있어나, 항문성교 시에는 더 악화될 수 있습니다. 불편한 질환이기는 하나 생명을 위협할 정도는 아니며, 심각한 다른 질환의 증후일 수도 있으니 변에 피

가 섞여 나오는 지를 반드시 확인할 필요가 있습니다.

가장 간단한 대처방법으로 약사들은 Metamucil이나 Citrucel과 같은 섬유질 성분의 보조제를 제안하게 됩니다. 또한 변비를 유발할 수 있는 전분이나 고기류 보다는 브로콜리, 당근, 양배추, 사과, 배, 딸기류 등과 같은 보다 섬유질이 풍부한 야채나 과일을 섭취하라고 권해줍니다.

완하제로 배변을 쉽게 하고 1% Hydrocortisone 연고로 통증을 덜어줄 수 있습니다. Tucks 치질용 패드(witch-hazel로 적신) 또한 효과가 좋습니다. 이 제품은 냉장고에 보관하며 사용시 시원하고 상쾌한 느낌이 듭니다. 또는 미적지근한 물에 Epsom 소금을 뿌린 후 약 15분 정도 담그는 좌욕도 좋은 방법입니다.

· 종기 (Boils) – 종기는 처음엔 붉게 발적되다가 농이 차고, 물러지게 됩니다. 땀이 나거나 마찰이 일어나는 부위, 특히 목, 겨드랑이, 엉덩이, 장딴지, 때로는 이마나 얼굴에 주로 납니다. 면역기능이 억제되거나 당뇨가 있거나 또는 단지 피곤한 경우에도 쉽게 나타날 수 있습니다.

약국에서 Boil Ease를 구입해 사용하면 통증을 완화시키고 치유를 촉진시켜 줍니다. 또는 tea tree oil 이나, 느릅나무 성분이 함유된 천연 연고를 사용하기도 합니다. 독자들 중 몇 사람들은 종기가 생기면 오레가노(oregano) 오일을 직접 발라, 증상의 악화도 막고, 발현기간도 줄일 수 있다고 말하기도 합니다. 다른 방법으로는 신선한 마늘과 심황 향신료(turmeric spice)를 섭취하고, 종기에 직접 마늘과 양파즙을 바르는 방법도 있습니다. 마지막으로, 오래 전부터 사용되어 온 약국용 치료약으로 이크타몰(ichthammol) 이라는 불리는 진하고 검은 연고제가 있는데, 이것은 독소를 빼냅니다. Draw Out Salve라는 제품명으로 대부분의 약국에서 여전히 판매중이지요.

- 헛배 (Flatulence) – 배에 가스가 차는 증상이 양배추, 브로콜리, 양파, 완두콩과 같은 어떤 특정 음식에 의해 주로 발생된다면, 찾아내어 피하여야 합니다. (비즈니스 정찬 또는 마사지 받기 전에는 이런 음식을 먹지 마세요) 갖가지 건조된 콩을 요리하기 전에 물에 12시간 정도 담궈두면, 코에 있던 가스가 빠져나가서, 배의 가스 발생을 줄여줍니다. 유제품에 의해 헛배가 부르는 증상이 생긴다면, 유제품을 소화시킬 수 없는 유당불내증(lactose-intolerant) 일 수 있습니다. 이 경우 Lactaid라는 제품을 복용하면 유제품 소화에 도움이 됩니다. 헛배, 이 증상은 지방이 많은 음식이나 콩, 브로콜리, 밀기울과 같은 섬유질이 함유된 음식들에 의해 발생되는 것들이므로, 문제 요인이 되는 음식들의 섭취를 피하면 도움이 됩니다.

  가스 발생시 가장 먼저 쉽게 할 수 있는 것은, 효소를 구입해 복용하는 것입니다. 효소는 여러분이 섭취한 음식을 소화시키는데 도움이 됩니다(4장 참조). 소화관내 냄새를 흡수하는 장내독소 제거제인 활성탄(charcoal)을 복용하는 방법도 있습니다. 다른 인기있는 제품으로는 Gas-X, Phazyme, Mylanta Gas 등이 선호되는 제품입니다. 이러한 장내 가스발생이 일반적으로 소화장애에 따른 증상이라는 점을 명심해서 장을 건강하게 하고 식이조절을 잘 하는 것이 무엇보다도 중요합니다. 빈번하거나 규칙적으로 방출되는 가스인 경우는 위장관에 천공이 생겼거나 과민성 대장 증후군을 의심해 볼 수 있습니다. 이와 관련된 좀 더 자세한 내용은 3장을 참고하세요.

상담 5부

약 외의 치료법

Think Outside the Pill

Chapter 18

식물 추출물과 비타민

Plant Extracts and Vitamins

주요의약품과 경쟁하고 있는 식물추출물

· 전립선 – **쏘팔메토**(Saw Palmetto, 톱야자, Serenoa repens) vs. **프로스카**(Proscar, Finasteride)

배뇨 문제를 완화하는 작용에서, 쏘팔메토 추출물(Saw Palmetto Extracts)은 위약(placebo) 보다 효과적이며, 피나스테리드(Finaste-ride)와 같은 주요 의약품과 비교할 때, 동등한 효과를 나타낸다는 것이, 철저하게 수행된 임상시험에서 입증되었습니다. 피나스테리드가 PSA(전립선 특이항원, Prostate Specific Antigen, 전립선암 지표)의 수치를 변화시킬 수 있고, 쏘팔메토는 PSA에 거의 영향을 미치지 않는다고 하니, 야자나무가 피나스테리드와 경쟁하고 있다고 생각합니다.

· 우울증 – **세인트 존스 워트**(St. John's-Wort, Hypericum perforatum) vs. **프로작** (Prozac , Fluoxetine)

세인트 존스 워트*는 인기 있는 식물추출물로서 널리 판매되었는데, 수면을 도와주고 기분을 좋게 한다고 알려져 있기 때문입니다. 몇몇 임상시험에서 세인트 존스 워트가 플루오세틴(fluoxetine, 항우울제의 히트제품) 보다 더 좋은 효과를 가지고 있고, 부작용이 적게 나타났다고 합니다. 유럽에서는 우울증, 감염증, 불면증, 그리고 성욕 저하에 널리 사용되고 있습니다.

· 안면홍조 – **승마**(Black Cohosh, Cimicifuga) vs. **프레마린** (Premarin, Conjugated Estrogen)

승마(Black Cohosh)추출물이 갱년기증상이 있는 여성의 안면홍조 증상을 완화시키는 효과가 있고, 몇몇 연구에서는 결합형 에스트로겐(conjugated estrogen) 보다도 효과적이라고 보고하고 있습니다. 2002년에 한 연구에서는 뼈와 콜레스테롤수치에 좋은 결과를 나타내었으며, 많은 에스트로겐 약물의 부작용인 자궁내막증식이 증가하지 않았다고 합니다.

* 세인트 존스 워트 (ST. johns' wort) - 꽃을 식물유에 담구어 만들어지는 침출유입니다. 하이페리신(히페리신)이라고 하는 물질이 함유되어 있으며, 국내에도 일반의약품(야르신, 노이로민)으로 소개되어 있습니다.

복용중인 비타민제가 어떤가요?
– 품질을 보장하는 6가지 방법

비타민에 대한 이야기는 논쟁거리이지요. 어떤 사람들은 비타민이 효과가 있다고 하는 반면, 다른 이들은 단지 소변으로 돈을 버리는 것이라고 생각하기 때문입니다. 그러나 미국의학협회저널(JAMA)에 발표된 최근의 연구에 따르면, 30년 동안 여러 가지 보충제들을 조사하였고, 실제로 종합비타민은 암, 심장질환, 골다공증 등을 포함한 많은 심각한 질병을 예방한다고 결론을 내렸습니다.

과연, 영양제가 건강을 증진시킨다는 것을 확인하게 위하여, 연구에 많은 돈을 사용할 필요가 있었을까요? 물론 잘 먹는 것은 영양섭취에 가장 좋은 방법입니다. 왜냐하면 몇몇 회사들이 우수한 제품을 만든다고는 하지만, 실험실에서 만들어진 보충제가 자연에서 얻어지는 본질적인 영양분을 모두 포함하지는 못하기 때문입니다. 비타민을 보충하는 것이 잘 먹는 것으로 대체될 수 없지만, 비타민 보충제의 섭취는 강조되어야 합니다.

무엇보다도, 종합비타민제가 제일 중요한 일상적인 보충제가 되어야 한다고 생각합니다. 가능한, 최고로 품질이 좋은 브랜드를 선택하세요. 또한, 포장용기에는 제품이 자신에게 적합한 지를 판단할 내용이 있습니다. 좋은 제품을 고르는데 필요한 몇 가지 원칙이 있습니다.

· 원칙 1 – 어떤 경우라도, 싸다고 좋아서 구입하는 것이 아닙

니다. 싼 가격으로 얻을 수 있는 것이 무엇일까요? 이런 말하기는 꺼려지지만, 싼 것이 비지떡입니다.

· 원칙 2 – 가능한, 정제 보다는 캡슐을 선택하세요. 캡슐은 더 쉽게 흡수되기 때문입니다.

· 원칙 3 – 만성 질환이 있어 많은 약을 복용하거나, 위장 질환이 있다면, 위장장애가 적고 흡수가 잘되는 액상이나 분말로 된 제품을 선택하세요. 액상제제는 방부제를 함유하고 있는 경우가 많으므로 분말형태가 더 좋다고 생각합니다.

· 원칙 4 – 17가지 증상을 치료한다고 하는 제품은 구입하지 마세요. 판매용으로 이런 문구가 있을 뿐입니다.

· 원칙 5 – 종합비타민을 복용한다고 결정했다면, 복용하는 것이 복용하지 않는 것 보다 좋다는 사실을 명심하시고, 하루에 한번 복용하는 제품보다는 하루에 여러번 복용하는 제품이 좋습니다.

최상의 종합비타민의 경우, 하루에 2 ~ 3회 복용하도록 표시되어 있는 이유입니다. 하루에 한번 복용 한다면, 효과는 몇 시간 후 에 사라질 것이고, 이 사실은 아침에 한번만 복용하는 사람들을 실망시킵니다. 그러나 세포들은 끊임없이 재생되므로, 몸에는 여러 번 투여하는 것이 유익합니다.

· 원칙 6 – 보증서가 있는 보충제를 구입하는 것이 좋습니다. 제품을 생산하는 기능식품 제조회사가 GMP(Good Manufacturing Practice 우수제품 제조관리기준) 보증서를 가지고 있으면 좋고, Australian TGA (Therapeutic Goods Administration)와 같은 정부기관의 보증서가 있다면, 더욱 신뢰할 수 있습니다.

GMP는 회사가 책임을 지는 것이지만, TGA보증은 생산자와는 관련이 없으므로, 더욱 신뢰할만합니다. 혼란을 주는 것은 USP 보증서입니다. USP는 미국약전을 의미하고, USP 보증서도 좋습니다만, 다른 보증기관에 의한 것으로 제한된 유효기간 등에 대한 실험일 뿐입니다. 다시 말해서, USP 인증회사들은 종합적인 것이 아니고, 제품의 일부 사항에 대하여서만 품질 검증시험을 받았을 수 있다는 것입니다. 어떤 회사는 병에 보기 좋은 라벨을 부착하지만 그러나 내부의 정제는 품질미달입니다. GMP 그리고 TGA 보증서는 대부분의 기준에 의해 우월한 회사임을 의미합니다.

Chapter 19

위약(플라시보, Placebo)과 치료

위약 효과의 이해

위약은 약리작용을 하지 않는 정제 (보통 설탕정제)입니다. 이것은 임상시험에서 사용되어, 실제 약물과의 효과를 비교할 수 있게 합니다. 약을 받는 사람도, 약을 투여하는 연구자도 누가 진짜 약을 받고 누가 위약을 받았는지 알 수 없지요. FDA로부터 승인을 얻기 위해서는, 모든 결과가 나왔을 때, 새로운 약물은 위약보다 좋은 효과를 보여야 합니다.

그러나 위약을 사용하는 수년 동안의 연구에서, 과학자들은 놀라운 사실을 발견했습니다. 위약자체가 때로는 정말로 어떤 역할을 한다는 사실입니다. 한 연구에 따르면, 평범한 설탕 정제가(의학적으로 아무 것도 아닌), 약 1/3 사람들을 더 좋아지게 합니다. 단지 사람들은 정제가 효과가 있을 것이라고 믿기 때문이지요.

잠시만 생각해보세요. 어떤 새로운 굉장한 영약이라고 생각하는 설탕 정제를 복용한, 그 당시 1/3 시간은, 영약이라고 생각한 만큼 작용합니다. 위약의 효과를 과소평가하지 마세요!

비록 이러한 사실을 인정하지 않더라도, 대부분의 약사들이 알고 있는 것처럼, 오늘날 판매되고 있는 많은 약물은 위약에 비해 단지 약간 더 효과가 있다는 것입니다. 허풍까지는 아니지만, 여전히 광고는 과장광고를 하고 있지요. 그리고 어떤 처방약은 효과를 입증하기 위한 단 한번의 임상실험도 없이 "기득권"이 인정되어 약으로 제조되어 왔습니다. 다시 말하자면, 이 약물들은 효과가 입증되었기 때문이 아니라, 단지 수십 년간 사용되어 왔다는 이유만으로 오늘날에도 판매되는 것이지요. 개인적으로는 치료에 대한 모든 방법을 깊이 존중하고 있고, 우리 자신이 물리적인 신체 그 이상의 존재라는 것을 깊이 깨닫고 있습니다. 특히 우리 자신은 분자 단위에서 보면, 에너지로 구성되어 있습니다. 사실, 위약에 대한 믿음이 분자단위에서 효과를 나타낸다고 하는 것이 매우 있음직한 것이며, 위약이 건강관리 측면에서 중요한 역할을 한다고 생각하는 이유입니다. 어떻게, 또 왜 위약이 작용하는 가에 대하여 알아내는 것이, 언젠가는 과학자들로 하여금, 면역반응을 제대로 발휘하지 못하는 특정기관에 초점을 맞추기 보다는, 분자단위의 에너지영역을 치료하는 각종 방법을 발견하게 할지도 모를 일입니다. 약사로서, 많은 의약품이 원치 않는 부작용을 가지고 있고 어떤 것은 아주 치명적이라는 것을 알고 있습니다. 그래서 개인적으로 약사로서의 실무업무에 대하여 매우 개방적이고 유연하게 되었습니다. 항상 검증이 미비한 방법을 포함하여, 많은 다른 치유방법을 고려하기 위해 고심합니다.

결국, 자신이 복용하는 것을 신뢰한다면, 더 빨리 치료될 수 있을 것이라고 생각합니다. 사람들이 편안한 마음을 가지고 치료된다는 믿음이 있기 때문에, 위약이 효과를 나타내는 정확한 이유입니다. 이것은 단지 저 혼자만의 의견이 아닙니다. 이미 널리 받아 들여 지고 있는 과학적인 현상입니다. 임상시험에서 위약을 복용하는 사람들은 자신이 진짜 약을 받았다고 생각합니다. 그리고 임상적인 반응을 나타냅니다.

많은 사람들은 수 많은 요소들이 약에 대한 반응에 대하여 영향을 미친다는 것에 동의할 것입니다. 약 그 자체는 물론 촉진, 언어, 몸짓, 그리고 의사의 진실된 자세 등등이 바로 그 요소입니다. 예를 들면, 수술 도중에 더 많은 공감을 나누고, 관심을 표하고, 상담을 받은 환자가 동정을 덜 받은 사람보다 더 잘 치유된다는 것을 알고 있습니다.

의약품은 어떻습니까? 얼마나 많은 의약품이, 사실은, 위약인가요? 뇌가 강력한 아편을 방출하는 능력이 있다는 것을 알고 있습니다. 기분을 좋게 하는 화학물질 혹은 "엔도르핀"이 그것인데, 이것은 처방 되는 진통제 보다 더 강력합니다. 몇몇의 연구에서 진통제를 받았을 때 보다 위약을 받았을 때, 몸은 통증의 완화를 예견하고, 엔도르핀을 분비하며 기분이 좋아진다는 의견을 제시하고 있습니다.

약사로서 일하면서, 이런 효과를 계속하여 보아왔습니다. 어떤 사람은 때때로 극심한 통증 때문에 약국을 방문을 합니다. 나는 그들에게 처방된 진통제 한 알을 즉시 주고, 약국에서 약이 조제되는 45분 동안을 쉽게 보낼 수 있도록 해줍니다. 자, 이것이 위약의 효과입니다. 5분 이내에, 이 사람들의 대부분이 갑자기 잡담하거나, 직원과 농담을 하거나, 혈색이 돌아옵니다. 약리학적으로 그 진통제가 작용할 시간이 아님에도 불구하고 말입니다. 이런 효과의 순간순간을 주목해왔습니다. 이러한 관찰은 제롬 그루프먼(Jerome Groopman) MD의 저서로 베스트셀러인 '희망의 힘(The anatomy of hope)'에서 언급된 몇 가지 연구와 의견을 같이 하는데에 고무되었습니다.

혹은 Prozac, Paxil 그리고 Zoloft와 같은 항우울제에 지불된 수조원을 생각해보세요. 그리고 미국의학협회저널(JAMA)에 발표되었던 연구로, 설탕정제가 우울증의 증상을 경감시키는 효과를 나타냈던 것을 떠올려 보세요. 다른 연구들도 유사한 효과를 보여주었습니다. 예를 들어, 연구그룹의 한 팀은 위약을 복용한 사람들과 Prozac이나 Effecxor와 같은 항우울제를 복용한 사람들을 비교하였습니다. 두 그룹의 뇌스캔 결과, 기분을 관장하는 뇌의 일부분인 전두엽 피질에서 명확한 향상이 관찰되었습니다. 그러나 의약품을 복용한 환자의 52 %가 향상 된데 반해, 위약을 복용한 사람도 인상적이게도, 38 %의 높은 향상을 나타냈습니다.

다른 연구는 St.John's-wort (허브), Zoloft (의약품), 위약 등을 복용한 우울증 환자를 비교 하였습니다. 허브와 의약품은 동일하게 환자 중 25 %에서 효과를 나타내었고, 위약은 32 %에서 효과를 나타내었습니다. (지금 이런 이유로, 의사의 동의없이 항우울제 복용을 갑자기 중단하지 마세요. 병이 악화될 수 있습니다) 정신과 의사들은 진통제에서 관찰한 것과 같은 항우울제의 효과, 즉 환자들이 약물을 복용하자마자 기분이 좋아지거나, 약리학적으로는, 효과가 적어도 2~3주 동안 나타날 수 없다는 것을 알고 있습니다. 어떤 연구들은 수술도 위약효과를 가질 수 있다는 것을 보여줍니다. 1950년에 가슴 통증(협심증) 치료를 위한 동맥결찰술을 받았던 환자를 대상으로 한 연구에서는 수술을 받은 환자의 75 %가 개선 된 것으로 나타났고, 반면 자신이 수술을 받았다고 믿는 사람의 100 %는 단지 가슴절개만을 했으나 증상이 개선되는 것을 보여주었습니다. 혹은 한 영국의 연구에서 100명의 남자환자들은 효과가 없는 생리식염수를 투여 받는 동안 항암제 치료를 한다고 말해주었습니다. 환자의 약 20 %가 항암제 투여 중이 라고 믿었고 탈모가 발생했습니다. 또한 그루만 박사도 저서에서 "수술의 위약효과"를 인용했습니다.

정신력의 힘이 얼마나 대단한지를 기억하세요. 자기 자신은 스스로에게 많은 것을 확신시킬 수 있습니다. 따라서 어떤 유효한 요소 없이도 도움을 받을 수 있다는 가능성을 열어 두시기 바랍니다. 에너지 작업과 실제 치료를 실험해 보았는데, 신체에 갇혀있는 에너지를 방출하여 신체를 치유할 수 있다고 믿게 되었습니다. 에너지의 손길로 치유받고, 이것을 사용하여 다른 사람들을 치유할 수 있습니다. 치유의 아름다운 모습을 형상화하고 창조하시기 바랍니다. 예를 들어, 만일 암이 있다면, 화학요법은 나쁜 세포들을 먹어 치우는 팻맨(Pac Man, 비디오게임의 일종)과 같은 것이라고 상상하세요. 심장병 질환을 가지고 있다면, 사랑하는 사람이 당신을 꼭 껴안고, 자신의 심장에 따스한 에너지를 가득 채운다고 상상해 보세요. 심장이 완벽한 리듬으로 뛰는 것을 알게 됩니다. 혈전의 위험이 있다면, 눈을 감고, 보랏빛에 둘러싸여 혈전이 분해되는 것을 상상하는 것입니다. 망상처럼 들리나요? 효과가 나타나지 않는다고 단정할 일이 아닙니다. 어떤 사람들에겐 나타납니다. 가장 유명한 치료사 중의 한 사람인 '치료사의 길(the Path of the Dreamhealer)' 의 저자 아담(Adam)은 자신의 신체를 치유하는 형상을 상상하는 것으로서 어려운 사람들을 도와줄 수 있다고 소개합니다. 아담은 20대 초반이고, 그는 사람들이 형상화를 통하여 자신의 치유력을 이용하고 질병을 치유할 수 있다고 믿고 있습니다(www.dreamhealer.com).

이미 스트레스가 신체적인 질병을 일으킨다는 사실을 인정하였듯이, 형상화를 통한 질병 치유가 가능하다는 것에 동의합니다. 그리고 무엇보다 형상화를 통한 휴식과 기쁨(긍정적인 사고)은 건강과 치유를 유도하고 더불어 부작용은 없습니다. 또한 비용도 안들어갑니다. 웃음은 통증을 줄이고, 치료결과를 향상시키는 또 하나의 입증된 방법입니다. 유쾌한 영화, 재미있는 사람과 어울리고, 위트있는 만화와 유머러스한 책을 가까이 하십시요.

지금, 받고 있는 치료와 약물을 중단하지 말고, 긍정적인 생각을 시작하세요. 이렇게 함으로서, 부정적인 악순환을 끊고, 괴롭

힘을 당하는 느낌과 질병 안에 갇힌 느낌을 털어낼 것입니다. 긍정적으로 생각하고, 마치 건강한 것처럼 행동함으로서, 세포와 조직이 건강해지도록 유도하기 시작할 것입니다.

자책하는 것은 자신의 신체에 해를 입히는 것입니다. "나는 아무 짝에도 쓸모가 없다. 나는 바보 같다. 나는 내가 싫다. 이것은 구역질나게 한다."등의 자신에 대한 부정적인 생각을 하거나 말하는 매 순간마다, 신체는 질병과 통증을 증가시키는 화학물질을 분비한다고 믿습니다.

자책하는 사람은 기뻐해야 할 시간에도, 이전 어느 날에 느꼈던 통증이나 또는 인생에서의 괴로움을 여전히 이야기할 것이니, 이 점도 알아두십시오. 말과 생각이 즉시 자신의 세포에서 유해한 물질로 변한다고 생각한다면, 말과 생각에 더욱 조심스럽게 될 것입니다. 목표는 체내에 해로운 화학물질이 아니라 유익한 엔돌핀을 만드는 방법으로 말하고 생각하는 것입니다. 기분이 좋아지게할 어떤 것도 찾아내는 것이 치유의 한 부분입니다.

태도는 다른 중요한 요소입니다. 유명한 한 연구에서, 유방암으로 진단받은 후 자신의 생활을 관리해 온 여성들이 포기하는 여성들에 비해서 강한 면역반응을 보여주었습니다. 물질보다는 정신력, 이것은 단지 구호가 아닙니다.

그러므로 자신을 사랑하고, 모든 것을 유연하게 생각하시기 바랍니다. 내면에서 나오는 조용한 소리에 귀 기울여 주세요. 자신의 직관, 이것은 종종 혈액검사에서 알 수 없으나, 체내에서 무엇이 잘못되어 가고 있는 지를 알게 해줍니다. 우리 몸은 자신이 생각하고 말하는 것을 실행한다는 것을 기억하세요. 이것은 긍정적으로 생각하고 말해야하는 또 하나의 이유입니다.

마지막으로, 치유는 다양한 형태로 이루어질 수 있다는 것을 인식하는 것이 중요합니다. 위약 효과로 입증된 것 처럼, 자신의 견해를 변화시키거나, 기원하거나, 다양한 대체치료를 신뢰함으로서, 신체적인 반응을 치유로 전환시킬 수 있습니다. 처방된 약물을 복용하는 것 까지도, 자신의 영혼과 정신이 치유에 이용될 수 있도록 할 수 있는 것입니다.

치유를 돕는 쾌락

초콜릿은 다음과 같은 이유로 유익합니다.

· 마그네슘을 함유하고 있고, 마그네슘은 기분을 좋게 하고, 혈액순환에 도움을 준다.

· 혈관의 긴장을 풀어준다.

· 혈액을 약간 묽게 한다.(항응고제를 복용중이라도 걱정할 정도는 아님)

· 심장에 도움이 되는 아이코사노이드(eicosanoids)라는 물질의 균형을 유지한다.

· 항산화제를 함유하고 있어 해로운 활성산소를 제거한다.

· 뇌에서 마리화나가 작용하는 같은 수용체를 활성화한다.

그리고 더 좋은 이야기가 있습니다. 초콜릿은 사람들이 생각하는 것만큼 비만을 일으키지 않습니다. 달콤한 캐러멜향의 초콜릿바를 좋아하지만, 좋은 코코아 열매라도 첨가제와 별도의 지방, 설탕 그리고 유지로 범벅된 제품은 엄밀히 좋다고 할 수 없습니다. 적어도 70 %의 코코아를 함유하여, 순수하고 섞은 것이 적은 종류의 진짜 검은 초콜릿이 좋은 것입니다. 밀크 초콜릿은 주로 지방이 많고 영양가가 없습니다. 검은 초콜릿은 효능에 대하여 연구되고 있습니다. 이것은 더 자연친화적이고 영양이 풍부합니다. 또한 이런 종류의 초콜릿은 기분을 좋게 하고, 심장에 도움이 되고, 정서를 안정시켜 줍니다. 좋은 초콜릿은 살찌지 않습니다.

그러므로, 건강식품점에서 맛 좋은 유기농 재배된 초콜릿을 선택하시기 바랍니다. 이것은 매일 먹어도 좋다는 의미는 아니며, 좋은 초콜릿에 대하여 조금 자유로워도 좋다는 의미입니다. 성공한 모든 여성들의 뒤에는 응급상황에 대비하여 책상에 초콜릿 한 박스가 항상 있다고 합니다.

커피는 다음과 같은 이유로 좋습니다.

· 원기를 일시적으로 상승시킨다.

- 집중력과 주의력을 향상시킨다.
- 일시적으로 행복감을 느끼게 해준다.
- 간 손상의 위험을 낮출 수 있다.
- 직장암을 예방할 수 있다.
- 인지장애를 경감시킬 수 있다.(예, 치매나 알츠하이머)
- 체중감소에 도움을 줄 수 있다.
- 당뇨병에 도움이 된다. (어느 연구에 따르면)
- 장운동에 도움이 된다.(변비에 도움이 될 수 있다)
- 두통 같은 통증을 경감시킨다.(진통제에 카페인을 함유한 이유)

중용이 가장 좋습니다. 결론적으로, 커피는 약입니다. 기분과 신체를 변화시키는 유력한 물질을 함유하고 있습니다. 지금도 스타벅스에서 줄을 서서 기다리고 있는 사람들이 있습니다. 이곳은 사람들의 가스주유소나 마찬가지입니다. 카페인도 역시 달갑지 않은 작용이 있습니다. 신경과민, 설사, 불안, 구역, 심박상승 등이며, 어떤 사람에게는 우울증을 일으킵니다. 커피를 일상적으로 마신다면, 카페인 부족은 두통을 야기할 것입니다. 그리고, 원기회복을 목적으로 커피에 의존한다면, 부신이 약해지고, 장기적으로 피로를 느끼게 될 것입니다.(1장 참조)

그래서 일주일에 2~3회 정도 가끔씩 헤이즐넛 라떼를 즐기도록 하세요. 휴식시간에 많은 양의 물과 녹차, 다른 건강 음료를 마시는 것을 챙기시기 바랍니다. 탄산 음료는 피하세요.

Chapter 20

잘못 알려진 약

· 자낙스(Xanax)와 기타 벤조디아제핀(benzodiazepine)계 수면제

수면제가 숙면을 돕는다고 생각해서 생긴 오해입니다. 확실히 사실이 아닙니다. 결국, 이런 종류의 처방수면제는 원기를 회복시키는 REM 수면의 단계를 생략하기 때문에 편안하고, 산뜻한 수면을 할 수가 없습니다.(8장 참조)

· 프리마린(Premarin)과 프렘프로(Prempro), 기타 합성 에스트로겐 / 프로게스테론 약물

이러한 호르몬 제제를 인체에서 분비되는 호르몬의 복제품으로 생각하기 때문에 생긴 오해입니다. 진실이 아니지요. 프리마린과 프렘프로 모두 말의 오줌에서 얻어진 성분입니다. 이들과

다른 인공 호르몬은 인체 호르몬의 유익한 일부작용을 모방한 것입니다. 그러나 이것들은 또한 많은 위험을 내포합니다. (10 ~ 12장 참조)

· 리피토(Lipitor), 조코(Zocor)와 기타 콜레스테롤 저하제

이러한 약물들은 콜레스테롤을 저하시키고 심장마비로부터 보호한다고 생각하기 때문에 생긴 오해입니다. 거짓이지요. 이 약물들은 콜레스테롤을 저하시키지만, 복용자의 일부는 복용 중에도 여전히 심장마비를 일으킵니다. 이 약물들은 사람들이 콜레스테롤을 만들어 내는 이유와, 체내의 혈관이 맨 처음 막히기 시작하는 이유의 본질에 접근하지 못하고 있습니다. 스타틴계 약물은 코엔자임 Q10을 고갈시키는데, 코엔자임 Q10은 최상의 심장상태를 유지하기 위해 필요한 영양소입니다.(2장 참조)

· 비아그라(Viagra)와 다른 발기부전 치료제

두 가지 이유로 오해를 받고 있습니다. 첫번째, 사람들은 발기부전 치료제가 발기를 만들어 낸다고 믿지만 그렇지 않습니다. 약은 오직 유지시키고 단단하게 할 뿐이랍니다.(때로 효과도 없습니다) 발기가 일어나지 않는다면, 약은 전혀 소용이 없습니다. 두번째, 발기부전 치료제는 심질환자와 시력에 문제가 있는 사람에게 큰 위험이 있습니다.(9장 참조)

· 마리화나(Marijuana)

마리화나는 환각효과를 위한 것이라고 생각하는 분들이 있습니다. 사람들은 마리화나를 히피족, 약물중독자, 불량청소년 그리고 부랑자들과 연관시킵니다.

그러나 임상데이터에 의하면, 이 식물추출물은 확실한 의학적 가치가 있습니다. 마리화나는 FDA 승인을 받았고, Marinol이란 상품명으로 시판되고 있는데, 항암치료를 받고 있는 환자의 오심과구토를 치료하고, AIDS/HIV 환자에게는 식욕촉진제로서 사용되고 있습니다.

· 이브프로펜(Ibuprofen), 나프록센(Naproxen) 그리고 다른 OTC 관절염 치료제 (Nonsteroidal anti-inflammatory drugs 혹은 NSAIDs)

보통 이런 약물을 복용하고 통증이 사라지면, 관절염이 치료되는 것으로 하는 것으로 생각하기 때문에 생기는 오해입니다. 게다가, 이런 약물들은 위장장해, 과다출혈, 고혈압, 잠재적인 심질환 같은 부작용을 가지고 있습니다. 관절염에 대한 진정한 치료는 통증을 일시적으로 감소시키는 것이 아니라, 관절이 충격을 흡수하는 능력을 증가시키는 것입니다.(15장 참조)

· 와파린(Warfarin), 쿠마딘(coumadin)

이러한 혈액희석제를 복용 중에 채소를 먹는다면 약물의 효과가 없어질 것을 걱정하기 때문에 생긴 오해입니다. 사실 채소와 샐러드를 먹는 것은 괜찮으니 계속 먹어야 합니다. 의사는 평소의 채소 섭취량에 기초하여 약물 용량을 조정할 수 있습니다.

· 옥시콘틴(Oxycontin-마약성진통제)과 장용성 진통제

과용 복용과 사망에 관한 소식을 듣고, 이것은 유해한 약물이라고 생각하기 때문에 생긴 오해입니다. 사실은, 이 약물은 대단히 효과가 있고, 환자의 삶의 질을 높여줍니다. 단지 권고된 용량을 복용하고, 약을 깨물거나 으깨거나 알콜과 함께 복용해서는 안되며, 이 사항은 이런 종류의 다른 진통제와 다르지 않습니다. TV에 보도된 사람들은 그것을 남용하고, 오용했고, 알콜이나 다른 마약류와 함께 복용하거나 으깨어서 복용해서. 24시간에 걸쳐서 천천히 방출되어야 할 약물이 한꺼번에 과용량으로 방출되도록 하였기 때문입니다.

처방약의 부작용과 천연치료제

약품명	부작용	천연치료제
세레타이드 디스커스 (Advair discus)	상기도 감염	비타민C, 글루타티온(glutathione)
아목시실린 (Amoxicillin)	설사, 효모균 감염	생균제제(Probiotics), 사카로미세스 (Saccharomyces)
항경련제 (Anticonvulsants)	간손상	SAMe
항우울제 (Antidepressants)	성기능장애, 조루증	은행나무
셀레브렉스 (Celebrex)	부종, 혈압상승	어유, 엽산
넥시움(nexium)	구내염, 피로	비타민 B
프레바시드(Prevacid)	구내염, 피로	비타민 B
프로크리트(Procrit)	다리부종, 고혈압, 심장마비	코엔자임 Q10
스타틴계 (Lipitor, Zocor)	무력증, 피로	코엔자임 Q10
자이프렉사(Zyprexa)	좀비족* 같은 기분	퀘세틴**(quercetin), 홍경천(rhodiola)

* 좀비족 – 주체성 없이 로봇처럼 하는 행동

** 쿼서틴(Quercetin)이 많이 함유된 식품은 과일과 야채. 특히 감귤류 과일, 사과, 양파, 파슬리, 차, 레드와인에 많이 함유되어 있다. 포도와 짙은 색깔의 체리, 블루베리, 블랙베리는 쿼서틴을 포함한 풍부한 플라보노이드를 함유하고 있다. 이 놀라운 성분은 특히 황색 양파에 가장 많이 함유되었는데 황색양파가 노란색을 띠는 것은 사실은 쿼서틴 때문이다.

Chapter 21

향기요법과 대체약물

아로마세라피 - 방향유(Essential Oils)

에센셜 오일은 천연기름으로, 식물로부터 얻어지고, 후각을 통해서 신체에 영향을 줍니다. 에센셜 오일은 신체에 생리적인 영향을 주는데, 혈액으로 들어와 기관조직으로 이동합니다. 입으로 섭취하는 것이 아닙니다. 이런 강한 효과가 있는 에센스는 로션, 마사지 오일, 목욕물, 또는 특별히 고안된 아로마세라피용 연소기나 주입기로 사용됩니다. 아로마세라피에 흥미가 있다면, 이에 대한 공부를 하거나, 시술의사를 찾아가 보시기 바랍니다. 두려워하지 말고 시작해 보세요. 시작하려는 분에게 필요한 몇 가지 아이디어를 소개합니다.

· 쉽게 시작하기 위해서 약간의 에센셜 오일을 손수건에 떨어뜨리고 핸드백에 넣어 둔다.

· 수면에 문제가 있다면, 진정작용이 있는 오일 몇 방울을 손수건에 떨어뜨려 베갯잇의 안쪽에 넣어 둔다.

· 향유지를 만들려면, 그릇에 물을 채우고 에센셜 오일 다섯 방울을 떨어뜨린다. 다음 면 패드나 수건을 담갔다가 꺼내어 물기를 짜낸다.

· 에센셜 오일 5~10 방울을 무향의 로션에 떨어뜨려 로션을 만들어 본다.

도움이 되는 에센셜 오일

상태	에센셜 오일	사용법
알러지	레몬	향유스팀으로 흡입
불안	베르가모트	마사지
관절염	아르니카	스킨로션
천식	프란킨센스	증기

무좀	유칼리나무, 차나무	스킨로션
대머리	그레이프프루트, 파출리	스킨로션
단순포진	베르가못	스킨로션
감기/독감	마저럼 (마요나라)	스팀으로 흡입
우울증	일랑일랑	목욕
열	유칼리나무	습포
통풍	로즈마리	목욕
두통	스페어민트	스킨로션
벌레물림	차나무	스킨로션
불면증	레몬 버베나	목욕
근육경련	멘톨	스킨로션
신경통	제라늄	스킨로션
생리통	오렌지 꽃	마사지
건선	독일 카밀레	스킨로션
부비강염	페퍼민트	스팀으로 흡입
후두염	히솝풀	증기
상처	라벤다	스킨로션
혹	시나몬 잎	스킨로션

유명한 허브

허브	작용
자주개자리	이뇨작용
알로에 베라	습진
블루베리 잎	시력
고추	통증완화
시나몬	당뇨
에키나시아	기침 감기
화란국화	편두통
서양산사나무	심장
카바	불안
나무딸기	생리통/폐경

Chapter 22

이상적인 의사 찾기

모든 의사는 완벽할 수 없다

이상적인 의사를 한번 그려보겠습니다. 환자의 말에 5분 이상 경청하고, 이상 증상을 초래한 모든 원인을 파악할 수 있습니다. 의사가 처방한 약물이 효과가 없다면, 고용량을 투여하지 않고 새로운 약물을 사용할 것입니다. 또한 신문이나 인터넷에 실린 논문을 읽고 의학적인 지식과 정보를 함양합니다. 코엔자임 Q10이 몸에 좋다던가, 사람들이 인삼을 복용하는 것을 원한다던가, 하는 것을 이상하게 여기지 않습니다. 또한 다른 환자에게 몇 가지 허브를 추천하기도 합니다.

이상적인 의사처럼 생각되십니까? 대체의학과 전통의학 모두에 개방적이며, 고정된 치료방식 이외의 것을 생각하는 사람은, 치료가 항상 약에서만 시작되는 것은 아니라는 것을 알고 있습니다.

TV에서 보듯이, 의사들은 만능인간이 아니며, 실수를 하기도 하고, 잡아내야할 것을 놓치기도 하는 사람입니다. 의사가 모든 것을 알 수는 없습니다. 매일 많은 연구가 전파를 타고, 매달 수백건의 연구가 다양한 저널과 정기간행물에 실립니다. 그 어떤 의사도 이러한 모든 정보를 섭렵하는 것은 불가능합니다. 그러나 의사는 포용력이 있고, 융통성이 있고, 영양의 중요성에 대해 충분히 인식하고 있으므로, 기꺼이 침술, 마사지 그리고 유사요법 등의 대체요법을 고려할 수 있습니다.

일부 의사들은 전통의학과 대체의학을 통합하는 단체에 가입하여 활동하고 있습니다.

이런 이상적인 의사는 아마 보통의 의사는 아닐 수도 있습니다. 이런 단체는 다양한 전문가들을 교육하는데, 간호사, 치과의사, 물리치료사, 지압사, 침술사, 약사 등입니다. 저 또한 회원입니다. 좋은 의사를 만나고 싶다면 계속 읽어 주기 바랍니다.

· 기능의학회(Institute of Functional Medicine (IFM))

이 학회는 약 이외의 치료에 대해 생각하는 전문가들의 국제적인 비영리단체입니다. 임무는 예방을 통하여 건강과 행복을 발전시키는 것입니다. 목표는 질병의 근본원인을 밝혀내는 것이고, 최선의 방법으로 의사와 보조치료사가 함께 생활방식의 변화, 식이요법, 기능성식품 등을 전체로 통합하여 치료에 고려하여야 한다고 믿고 있습니다. 가장 우선시하는 것은, 약을 한 가지씩 사용하면서, 한 번에 하나의 증상이나 질병을 치료하는 것이 아니

라, 환자의 몸 전체를 치유하자는 것입니다. (www.functionalmedicine.org)

· 진보의약관련대학(American College for Advancement of Medicine ; ACAM)

이 단체는 의사와 의료관련 전문가에게 예방약과 영양제에 관한 최신 정보를 교육시키는 또 다른 비영리 의학단체입니다. 이 그룹은 조사, 실습, 교육을 통해서 보완적이고 대체할 의학을 전통의학과 접목시키는 일에 전념하고 있습니다. (대체의학이란 전통적인 치료과정의 보완적이거나, 보조적인 치료방법을 뜻합니다.) 25년 이상 활동하며 ACAM는 이런 활동 분야에서 30개국의 의사를 대표하며 세계에서 가장 크고 오래된 단체입니다. (www.acam.org)

· 건강식품점(Health-Food Stores)

지역의 건강식품매장이나 천연제품 슈퍼마켓을 방문하고 직원에게 문의하세요. 직원들은 많은 정보를 가지고 있고, 지역에서 어떤 의사와 전신치료사(holistic healers)가 진료를 하는지 알려 줄 것입니다. 일부 매장에는 이상적인 의사의 팜플렛과 명함이 배치된 정보게시판이 있습니다.

· 전화번호부 (The Phone Book)

또한 대체의학을 하는 의사를 찾기 위해서는 전화번호부의 의사란을 찾아 볼 수 있습니다. 이 의사들은 때때로 자신을 "전신", "대체" 혹은 "종합적인" 의사로서 광고합니다. 오늘날, 안전에 대한 요구 증가, 자연치료법의 폭발적인 증가와 함께, 보다 더 많은 의사들이 자연요법에 접근하고 있으며, 스스로 이에 대한 교육을 받고 있습니다. 보통 의사는 종종 누가 전신전문가(holistic practitioners)인지를 알고 있으며, 문의한다면 가르쳐 줄 것입니다.

· 노화억제의학회(American Academy of Anti-Aging Medicine, A4M)

이 비영리단체는 약 65개국으로부터 의사와 과학자를 대표하는 전 세계적인 회원을 가지고 있습니다. 그들의 임무는 노화와 관련된 질병을 발견, 예방, 치료하고 노화의 진행과정을 늦추는 연구를 활성화시키는 것입니다. 이 단체의 국제세미나에 참석한 경험이 있는데, 전문가로서 이 세미나에 참석하는 것은 유익하도고 할 수 있습니다.(www.worldhealth.net)

· 자연요법 의사회(American Association of Naturopathic Physicians AANP)

이 단체는 지역에서 주민들에게 자연요법 의사를 소개해줍니다. 자연요법의사들은 신체를 하나의 시스템으로 생각하고 자연적이고 보다 안전한 방법으로 치유를 돕고 있습니다. 종종 자연치유법은 보험적용이 되며, 전통적인 의약품을 함께 사용할 수 있습니다. 근처에 자연치유법으로 치료하는 의사가 있는지 웹 사이트, 전화로 확인해야 합니다. (www.naturopathic.org)

· 지압요법협회 (American Chiropractic Association, ACA)

지압요법사들은 많은 영양학적 지식을 가지고 있고 허브와 비타민에 대한 권고를 제공할 수 있습니다. 어떤 이들은 허가된 것 뿐 아니라 의사만이 처방할 수 있는 Thorne, Metagenics, 그리고 Xymogen 같은 것을 취급합니다. 지압요법사들은 또한 지역의 어느 의사가 대체의약품을 다루는지를 알고 있을 것입니다. (www.acatoday.com)

· 전신의학협회 (American Holistic Medical Association, AHMA)

www.holisticmedicine.org

· 전신건강협회 (American Holistic Health Association, AHHA)

이 비영리단체는 무료로 편견없는 정보를 제공하여 스스로 자신이 치료방법을 선택할 수 있도록 도와줍니다. AHHA의 임무는 유일무이하고, 공정하며, 그들은 각 개인의 필요에 따라 적합한, 올바른 협회나, 치료전문가 그리고 연구논문을 찾도록 도와줍니다. 그들은 여러분들이 자신의 건강에 대하여 방관하기 보다는 적극 관여해야 한다고 생각하고 있습니다. AHMA는, 무료로 제공하는 광범위한 자료를 가지고 있어, 환자든 건강한 사람이든, 누구나 건강을 증진하거나 행복을 유지하도록 자료를 제공하고 있습니다. (www.ahha.org)

· 접골협회(American Osteopathic Association (AOA))

www.osteopathic.org

· CRN 책임 있는 영양관련 자문(Council for Responsible Nutrition)

· 대체의학전산망(Alternative Medicine Network)

상태에 따라, 천연호르몬을 사용하는 치료전문가의 명단을 무료 제공함.(www.altmednetwork.net))

· 건강관련 자료 (The Health Resource)

국제적으로 인정받는 정보제공은 각 개인의 특정한 의학적 상태에 따라 개별화된 보고서를 제공할 것입니다. 여기에서 좋은 것은 연구가 개인의 필요에 따른 맞춤형이라는 것과 특정질문에 대한 답변, 도움을 줄 수 있는 관계전문가, 그리고 모든 치료에 관련된 선택사항을 제공한다는 것입니다. 그들은 최첨단의 포괄적인 연구를 제공할 것입니다. 특히 드물고, 위중한 상태의 질병이 있다면, 이런 정보서비스가 반드시 필요하다고 생각합니다. 경비가 소요될 수 있으나, 그만한 가치가 있습니다.

(www.thehealthresource.com)

· 스탠포드 건강정보 조사 서비스(Stanford Health Library Research Services)

스탠포드 대학에서 제공하는 무료정보서비스로서 건강에 관련된 질문과 답변을 제공하고, 그리고 치료방법의 선택을 도와줍니다. 제공되는 정보는 전문적인 데이터베이스와 문헌으로 부터 발췌된 것이고 저널의 논문도 있습니다. 만일 어떤 질병이 발생하였으나 치료에 만족하지 못한다면, 이것은 아주 좋은 자료가 됩니다.(www.healthlibrary.stanford.edu)

· 천연프로게스테론 정보서비스(The Natural Progesterone Information Service, NPIS)

천연프로게스테론 정보서비스는 여성, 의사 또는 다른 치료제 공자에게 천연 프로게스테론을 사용에 관련하여 모든 관점에서의 정보를 제공합니다. NPIS는 또한 천연 프로게스테론에 대하여, 많은 책, 테이프, 비디오와 과학전문지 등을 만듭니다. (www.npis.info)

· 생체와 동일한 호르몬을 처방하는 의사 찾기

생체와 동일한 천연호르몬을 처방하는 의사를 찾고자 한다면, 지역의 약국 약사에게 문의하세요. 가장 빈번히 천연호르몬을 처방하는 의사는 내과의사 (Medical doctors, MDs), 자연요법의 (naturopathic doctors, NDs), 접골요법의 (Osteopathic doctors, DOs) 입니다. 지역에 따라 자연요법은 처방하지 않기 때문에 의사에게 자연요법을 처방하도록 요청하여야 합니다. 해당지역의 약사를 찾을 수 없다면, 다음의 세 단체 중 어느 곳과도 접촉하여 도움을 받을 수 있습니다.

· The International Academy of Compounding Pharmacists(IACP) -

www.iacprx.org

· Professional Compounding Centers of America,Inc.(PCCA)- www.pccarx.com

· National Association of Compounding Pharmacies (NACP)

Chapter 23

에스트로겐과 프로게스테론

환경호르몬 대책

일반적인 생체 이물질 – 에스트로겐 유사 물질

- 건성 세척제
- 갓 칠한 페인트
- 가솔린
- 용매를 포함한 가정용 세제
- 흡연
- 노닐페놀 (Nonylphenol, 살정제 Nonoxynol-9의 부산물)
- 비스페놀-A (Bisphenol-A, 수 많은 통조림 음식과 폴리탄산에스테르 합성수지의 물병에서 발견됨)

· 살충제
· 개미약
· 제초제
· DDT
· PVC 혹은 폴리비닐클로라이드는 랩, 플라스틱 병, 음식포장용기에서 발견된다. 이것은 독성인 다이옥신을 방출하므로, 얼리거나 전자렌지에 넣어 가열해서는 안 된다.
· 벤젠 (가솔린 첨가제)
· 많은 화장품에서 발견되는 파라벤(parabens)과 프탈레이트라(phthalates)
· 다이옥신 (오염된 육류와 기름진 생선에서 자주 발견됨)
· 폴리염화비페닐(PCBs)
· 일부 샴푸 - 프라센타, 호르몬, 에스트로겐, 에스트라디올 포함
· 플라스틱은 탄력성을 증가시키기 위해 프탈레이트라를 첨가한다. 플라스틱 용기를 전자렌지에 넣어 가열하면 용기로부터프탈레이트라가 유리되어 나오고 음식물로 들어가게 되므로 전자렌지에 넣어 사용해서는 안된다. 얇고 탄

다트머스(Dartmouth) 대학의 한 연구에서는 플라스틱 랩이 식물성 기름과 함께 전자파를 받아 가열되면 시험관에서 유방암 세포증식을 자극하기 위해서 필요한 최소량의 50만배에 해당하는 양의 xenoestro-gens (자연에서 생성된 에스트로겐과는 다르며 에스트로겐의 효과를 모방하거나 강화하는 합성물질)이 유출된다는 것을 발견하였습니다.

력성이 좋은 종류보다는 두껍고, 무거운 등급의 플라스틱을 구입한다.

이러한 화학물질을 제거할 수 있는 방법

- HEPA 필터 혹은 이온화 장치와 같은 다른 종류의 실내 공기정화기를 구비한다.
- 플라스틱용기를 얼리거나 가열하는 것을 피한다.
- 체내에 존재하는 살충제 성분을 파괴할 수 있는 NAC(N-acetyl systeine)을 복용한다. 매일 500 mg씩 2회 복용하거나 병에 표기된 용량을 따른다.
- 엽록소 보충제를 복용하거나 녹색채소(케일, 브로콜리, 근대, 무순)를 섭취하거나, 또는 건강식품매장에서 판매되는 녹색채소류를 함유한 음료로 보충할 수 있다.
- 커큐민(심황(turmeric)성분으로 인도 카레의 주원료)을 섭취한다. 커큐민은 생체이물의 세포내 침입을 저지한다.

에스트로겐 과다의 원인

- 트랜스지방 (대량생산되는 제과류와 가공식품)
- 야간근무/주간취침

· 항산화제의 부족
· 앉아서 일하는 생활환경
· 비만
· 만성스트레스(코티솔 과잉)
· 수면부족
· 인슐린 저항 (과도한 탄수화물과 설탕에 의해 야기되는)
· 불소함유 물과 치약
· 흡연
· 프로게스테론 결핍
· 아연 결핍
· 마그네슘 결핍
· 환경 생체이물질(산업 화학물질)
· 설파를 함유한 아미노산의 결핍(SAMe 혹은 S-adenosylmethionine)
· 영양소 L-glutamine의 부족
· 간 기능을 손상시키는 약물의 사용

프로게스테론 크림

프로게스테론 크림은 OTC로 판매되고 있으나, 항상 동일한 용량이 아닙니다. 일반적으로 1/4 티스푼은 20 mg의 USP 프로게스테론을 함유합니다만, 라벨을 확인하세요.

스스로 본인에게 적합하다고 생각되는 좋은 브랜드를 선택하길 바랍니다. 메칠 혹은 프로필 파라벤(유해한 보존제)을 함유하지 않은 제품을 선택하여야 하는데, 파라벤은 생체이물로써 체내에서 에스트로겐 유사 작용을 나타내기 때문입니다.

신체와 평형을 이루는 것이 중요하므로, 자신에게 맞는 용량을 결정하려면, 의사와 상의하도록 하세요. 지나치게 오랜 기간 동안, 중단없이 프로게스테론을 사용하는 것은 암의 발병위험을 증가시킬 수 있습니다. 마찬가지로, 결핍은 암의 위험률을 증가시킬 수 있으므로, 프로게스테론은 필요가 입증된 사람들에게 한정되어 사용되어야 합니다. 프로게스테론(체내 생성되는 것과 유사한 것 또는 처방된 호르몬)은 이득에 비해 과한 위험을 가지고 있음이 틀림없습니다. 프로게스테론이 처방없이 판매되기 때문에, 반복되는 경고에도 불구하고 자가치료를 시작할 사람들이 있습니다. 제시되는 용량 가이드라인의 최소량으로 시작하여 증상개선을 위한 최저의 유지량을 사용하는 것이 좋습니다. 만일 상태가 악화되거나, 새로운 증상을 경험한다면, 의사와 상의하세요. 만일 섬유종이나 자궁경부 이상을 겪고 있다면, 11장에 제시된 가이드라인을 참조하시기 바랍니다. 또한, 심각한 상황이라면 어떤 새로운 약초나 보충제를 시작하기 전에 의사의 허락을 받는 것이 좋습니다.

졸리움, 체중증가, 복부팽만, 트리글리세라이드 증가, HDL 콜레스테롤의 감소, 갑상선호르몬의 감소가 나타난다면, 이것은 프로게스테론 크림의 양을 감소시키거나 빈도를 저하시켜 용량을 낮추라는 신호입니다.

프로게스테론 크림의 사용방법

적절한 용량을 유방, 가슴, 팔의 안쪽, 허벅다리 안쪽, 손, 목에 직접 바르세요. 한 부위에 바르며, 매회 부위를 달리하세요. 크림은 보습제와 같은 느낌을 주며, 크림을 바른 후 손을 씻을 필요는 없으나, 씻어도 무방합니다.

가임기인 경우

생리가 시작되는 날을 첫날로 하여

- 1~14일에는 크림을 사용하지 않음
- 15~21일에는 1회 1/4 티스푼(20 mg)을 하루 두 번 바를 것
- 22~28일에는 1회 1/4~1/2 티스푼(20~40 mg)을 하루 두 번 바를 것
- 생리를 시작하자 마자, 프로게스테론 크림의 사용을 중지할 것

폐경전인 경우

생리가 시작되는 날을 첫날로 하여

- 1~7일에는 크림을 사용하지 않음
- 8~21일에는 1회 1/4 티스푼(20 mg)을 하루 두 번 바를 것
- 22~28일에는 1회 1/4~1/2 티스푼(20~40 mg)을 하루 두 번 바를 것

폐경기, 폐경후기 또는 자궁이나 난소를 제거한 경우

매달 1일을 첫날로 하여

- 1~13일에는 크림을 사용하지 않음
- 14~30/31에는 1회 1/4~1/2 티스푼 (20~40mg)을 하루 두 번 바를 것

이런 방법을 사용할 수도 있다

매달 5일 동안을 제외하고 경구제 복용

- 1회 1/4~1/2 티스푼 (20~40 mg)을 하루 1~2회 적용

폐경전이나 폐경기의 어떤 여성들은 인슐린의 수치가 일정하지 않거나 당뇨일 수 있습니다. 의사는 간단한 혈액테스트를 시행할 수 있습니다. 인슐린의 수치가 일정하지 않은 경향이 있다면, 제시된 용량보다 적은 양의 프로게스테론을 사용하세요. 의사와 상의하여 최적의 용량을 찾을 필요가 있습니다.

Chapter 24

약물에 의한 영양고갈

영양 보완 방법

약물 복용 중 필요 영양소

약물	특히 부족하기 쉬운 영양소
Acetaminophen	Glutathione
Acid blockers	Zinc, B vitamins
Antibiotics	B vitamins, probiotics
Aspirin	Folic acid, vitamin C
Bisacodyl	Potassium
Enalapril	Zinc
Estrogens	B vitamins
Fluticasone nasal spray	Selenium

Fosamax	Calcium, Magnesium
Furosemide	Calcium
Gemfibrozil	Vitamin E
Glipizide	Coenzyme Q10
Glucophage	Folic acid
Ibuprofen	Folic acid
Levodopa/Carbidopa	SAMe (S-adenosylmethionine)
Lisinopril	Zinc
Lithium	Inositol
Metoprolol	Coenzyme Q10
Mineral oil	Beta-carotene
Questran	Vitamin A,D,B6
Raloxifene	Magnesium
Statin cholesterol drugs	Coenzyme Q10
Steroids	Calcium, vitamin D,C, Potassium
Xenical	Vitamin E,D,A
Zidovudine	Carnitine, copper

비타민 B6(Pyridoxine)의 결핍을 야기하는 약물

비타민 B6는 기분, 수면, 신경계에 영향을 미칩니다. 부족하게 되면, 우울증, 불면증, 생리통, 피로, 빈혈, 지루성피부염, 호모시스테인(homocysteine, 심질환 관련 염증물질) 등이 나타날 수 있습니다. 비타민 B6 결핍을 야기하는 일반적인 약품은 다음과 같습니다.

- Amoxicillin
- Azithromycin
- Bumetanide
- Cephalosporin antibiotics
- Clarithromycin
- Dicloxacillin
- Doxycycline
- Enalapril and HCTZ
- Erythromycin
- 에스트로겐 함유 약물(호르몬 보충 요법제와 피임제 복용)
- Fluoroquinolone계 항생제(ciprofloxacin, lomefloxacin, moxifloxacin, levofloxacin)
- Furosemide
- Hydralazine
- Isoniazid
- Levonorgestrel
- Minocycline
- Penicillin
- Raloxifene
- Tetracycline
- Trimethoprim

비타민 B9(Folic Acid, Folate)의 결핍을 야기하는 약물

산소를 공급하는 건강한 적혈구를 만들기 위해서는 엽산이 필요합니다. 유전자인 건강한 DNA를 생성하는데도 엽산이 필요합니다. 엽산이 없다면 모든 세포는 병에 걸릴 잠재적인 위험이 있습니다. 엽산 결핍은 암, 자궁경부이상, 동맥경화증, 선천성 결핍, 우울증 등이 생길 수 있습니다. 따라서 다음 약물 중의 한 가지를 복용중이라면 별도로 폴레이트(Folate)나 활성형인 5-메틸 테트라히드로 엽산(5-methyltetrahydrofolate, 5-MTHF)을 복용할 필요가 있습니다.

· Aspirin
· Carisoprodol
· Celecoxib
· Cholestyramine
· 에스트로겐 함유약물 (호르몬 보충요법제와 피임제 복용)
· Glyburide and Metformin
· Ibuprofen
· Indomethacin
· Levonorgstrel
· Metformin
· 대부분의 Acid blockers
· 대부분의 소염제
· Naproxen
· Nizatidine

· Oxycodone aspirin (percodan)

· 항전간제 (phenobarbital, ethosuximide, phenytoin, carbamazepine)

· Steroids(prednisone,methylprednisone,betamethasone, dexamethasone)

· Sulindac

· Triamterene/HCTZ (Dyazide, Maxzide)

· Valproic Acid

비타민 B12 (Cyanocobalamin)의 결핍을 야기하는 약물

비타민 B12는 에너지와 신경계에 있어서 중요하여, 수치가 내려가면 피로와 기억저하를 느끼게 됩니다. 또한 우울해지고, 혼동, 식욕저하와 더불어 구내염이 발생할 수 있습니다. 비타민 B12 결핍은 쉽게 흥분시키고, 손과 발에 바늘로 지르는 듯한 통증을 느끼는 말초신경병증을 일으킵니다. 비타민 B12 결핍을 야기하는 약물은 다음과 같습니다.

· Acid blockers (nizatidine, ranitidine, omeprazole)

· Amoxicillin

· Azithromycin

· Cephalosporin antibiotics

· Colchicine

· Colestipol

· Dicloxacillin

· 에스트로겐 함유약물 (호르몬보충요법제와 피임제 복용)
· Famotidine
· Levofloxacin
· Metformin
· Norethindrone
· Phenytoin
· Sulfamethoxazole
· Tetracyline
· Trimethoprim
· Zidovudine

비타민 C (Ascorbic Acid)의 결핍을 야기하는 약물

비타민 C는 동맥을 보호하고 감염을 방지하는 중요한 물질입니다. 비타민 C는 모세혈관을 튼튼하게 하여 전체 심혈관시스템에 도움을 줍니다. 또한 비타민 C는 부신에 집중되기 때문에 에너지 레벨에 영향을 줍니다. 비타민 C 결핍 환자(괴혈병 상태)는 잇몸출혈과 빈혈이 증가하고 상처치유가 느리고, 근육위축, 팽윤, 관절약화, 지속적인 감염, 심지어 암으로까지 발전될 수 있습니다. 일반적으로 비타민 C 결핍을 야기하는 약물입니다.

· Aspirin
· Bumetanide

- Carisoprodol with aspirin
- Dexamethasone
- 에스트로겐 함유약물 (호르몬보충요법제와 피임제 복용)
- Fluocinonide
- Fluticasone
- Furosemide
- Levonorgestrel
- Oxycodone/aspirin (Percodan)
- Steroids (methylprednisolone, prednisolone)
- Torsemide
- Triamcinolone

칼슘 결핍을 야기하는 약물

칼슘은 뼈와 치아가 튼튼하게 하고, 혈압을 유지시키기 위하여 필요합니다. 또한 칼슘은 근육이 적절하고 편안하게 움직일 수 있도록 해줍니다. 칼슘부족은 골다공증과 근육경련, 충치, 고혈압, 심장질환 , 암, 불면증, 소화불량의 위험을 증가시킵니다. 다음 약을 복용중이라면 칼슘보충제의 복용이 필요합니다.

- Acid reducers (famotidine, nizatidine)
- Butalbital-containing drugs
- Carbamazepine (Tegretol)

· Colchicine

· Digoxin

· Diuretics (bumetanide, furosemide)

· Laxatives

· Mineral oil

· 항전간제 (primidone, ethosuximide, methsuximide, phenobarbital, phenytoin)

· Steroids(dexamethasone, fluticasone, hydrocortisone, triamcinolone, prednisone)

· Triamterene/HCTZ (Dyazide, Maxzide)

비타민 D 결핍을 야기하는 약물 (Calciferol)

태양의 자외선은 체내에서 비타민 D의 생성을 촉진하므로 대부분의 사람들은 자연적으로 비타민 D를 만들어 냅니다. 그러나 어떤 사람은 태양으로부터 얻는 비타민 D가 충분하지 않은 경우가 있고, 보충제를 필요로 합니다. 비타민 D는 뼈와 치아를 튼튼하게 하는데 필요하고 암을 예방합니다. 소아에서는 비타민 D의 부족이 치아에 문제를 일으키거나, 척추만곡, 다리가 안쪽으로 굽거나 바깥쪽으로 굽는 증상을 유발 할 수 있습니다. 성인의 경우는 최근 연구에 따르면 골다공증, SAD(계절성 정서장애), 우울증, 류마티스성 통증, 근육위축, 점진적인 탈모, 엉덩이뼈 골절, 발암성의 증가, 특히 전립선암과 유방암을 증가시킵니다. 아래의 OTC와 처방약은 비타민 D결핍을 야기할 수 있습니다.

- Acid-reducing drugs (ranitidine, cimetidine, famotidine)
- Antacids
- Cholestyramine
- Colestipol
- Laxatives(수산화 알루미늄 또는 마그네슘 함유)
- Mineral oil
- Orlistat
- 항전간제 (phenytoin, primidone, ethosuximide, carbamazepine)
- Steroids(dexamethasone,hydrocortisone,fluticasone, methylprednisolone , prednisone)

마그네슘 결핍을 야기하는 약물

마그네슘은 기분을 좋게 하고, 에너지레벨을 증가시키며, 심장을 건강하게 유지하도록 해줍니다. 마그네슘의의 부족은 두통, 근육통, 압통, 심혈관의 기능저하, 혈액의 농도증가, 고혈압, 천식, 골다공증, 생리통의 빈도를 증가시킵니다. 다음 의약품이 마그네슘결핍을 일으킬 수 있습니다.

- HCTZ (hydrochlorothiazide)를 함유하는 항고혈압약
- Cholestyramine
- Cyclosporine
- Digoxin

- Doxycycline
- Enalapril
- 에스트로겐 함유 약물 (호르몬보충제와 피임제)
- Furosemide
- Metolazone
- Minocycline
- 대부분의 혈압약
- Raloxifene
- Steroids (prednisone, methylprednisolone, fluticasone, dexamethasone)
- Tetracycline

관절염과 관절의 통증을 악화시키는 약물

- 골다공증 치료제
- 발기부전치료제
- 집중력장애 치료제로 사용되는 대부분의 흥분제
- 대부분의 백신
- 일부 Acid blockers
- 일부 항생제와 항바이러스제제
- 일부 혈압약
- Statin계열의 콜레스테롤 저하제
- Steroids (prednisone, methylprednisolone)

모발을 가늘어지게 하거나 탈모를 일으키는 약물

- Acid blockers (famotidine, omeprazole, ranitidine)
- 항우울제 (fluoxetine, doxepin)
- HCTZ (hydrochlorothiazide)를 함유하는 항고혈압약
- Benazepril
- 항고혈압약 (atenolol, betaxolol, nadolol, pindolol, metoprolol)
- Carbamazepine
- 항암제
- Colchicine
- medroxyprogesterone (Prempro)를 포함하는 접합에스트로겐
- Diethylpropion
- 에스트로겐 함유 약물 (호르몬보충제와 피임제)
- Isotretinoin
- Medroxyprogesterone (Provera)
- Methyltestosterone
- Statin계 콜레스테롤 저하제(atorvastatin, lovastatin, simvastatin, pravastatin)
- Tamoxifen
- Valproic acid, Divalproex sodium
- Valsartan
- Warfarin

근육통을 유발하는 약물

- Acyclovir
- 항우울제 (paroxetine, citalopram, fluoxetine, sertraline, buspirone)
- Azathioprine
- 골다공증 치료제 (bisphosphonates, calcitonin)
- Fibrate cholesterol drugs (fenofibrate, gemfibrozil)
- Interferon
- Isotretinoin
- Losartan
- Mefloquine
- Metformin
- Moexipril
- Norfloxacin
- Orlistat
- Quinolone antibiotics (ciprofloxacin ofloxacin)
- Raloxifene
- Salmeterol
- Sex pills (tadalafil vardenafil sildenafil)
- 일부 혈압약 (propranolol, pindolol)
- 일부 수면제 (zaleplon)
- Statin계 콜레스테롤 저하제 (atorvastatin, simvastatin,lovastatin, pravastatin)
- Steroids(betamethasone, dexamethasone, prednisone, methylprednisone)

- Zafirlukast
- Zolmitriptan

성욕을 감퇴시키는 약물

- butalbital을 함유한 모든 두통약
- 식욕억제제 (phentermine, diethylpropion)
- 이뇨제 (HCTZ 혹은 spironolactione을 함유한 약제)
- HIV 치료제
- H2 acid blockers (ranitidine, cimetidine 등)
- 대부분의 항전간제 (phenytoin, gabapentin, carbamazepine 등)
- 대부분의 항우울제 (fluoxetine, escitalopram, venlafaxine, paroxetine, duloxetine, sertraline, imipramine, nortriptyline, 등)
- 대부분의 항정신병약 (promethazine, risperidone, olanzapine 등)
- 대부분의 콜레스테롤저하제 (lovastatin, simvastatin, atorvastatin. fenofibrate 등)
- 대부분의 심장과 혈압관련 약제 (atenolol, bisoprolol, metoprolol, doxazosin, clonidine, verapamil, diltiazem, digoxin)
- 대부분의 경구용 항진균제 (ketoconazole)

그리고 빈용되는 의약품 (괄호는 일반명)

- Diazepam (Valium)
- Finasteride (Proscar)
- Fluvoxamine (Luvox)

- Medroxyprogesterone (Provera)
- Scopolamine patches (멀미에 사용됨) (Transderm-Scop)
- Tamoxifen (Nolvadex)

체중증가를 일으키는 약물

- Acid-blocking drugs
- 피임제
- 호르몬보충요법제
- Ibuprofen
- Insulin
- Lithium
- Metformin
- Mirtazapine
- Prednisone
- 항정신병약 (olanzapine, risperidone)
- Raloxifene

음식-약물 상호작용

- 알코올 – 맥주를 포함하여 어떤 종류의 알코올 음료든 의약품과 바람직하지 않는 방향으로 상호작용을 일으키게 됩니다.

· 항생제, 특히 메트로니다졸(metronidazole) – 기침약 뿐 아니라 모든 종류의 알코올음료와 복용시 지속적이고 반복적인 격렬한 구토에 직면할 수 있습니다.

· 항우울제, 항불안약, 항히스타민제, 항정신병약, 근이완제, 진통효과가 있는 정제와 패치, 항전간제, 수면제, 진정제 등 뇌에 영향을 미치는 약물인 신경계를 억제하여, 알코올 처럼 작용합니다. 알코올과 함께 복용시 심박동과 호흡을 저하시켜 위험할 수 있고 때로는 사망에 이르기도 합니다.

▪ 카페인 함유 음료인 커피, 소다, 홍차와 같은 에너지음료 – 카페인은 몇가지 약물처럼 신경계를 자극하는 흥분제입니다.

· 천식약, 흡입용 기관지확장제, SSRI 계열의 항우울제, 집중력 장애에 사용되는 흥분제 – 카페인과 바람직하지 않은 상호작용을 일으킨다. 신경계를 위험하게 하고 잠재적으로 치명적인 충격을 줍니다.

▪ 치즈 – 일부 사람들에게서 숙성한 치즈에 함유된 tyramine이 MAO 억제제와 상호작용을 일으켜 잠재적으로 치명적인 고혈압을 유발합니다. 파르마치즈, 브리치즈, 체다치즈, 까망베르치즈, 로크포르치즈와 MAO 억제제 동시 복용시 위험에 처할 수 있습니다.

· MAO 억제제인 Parnate, Marplan, Nardil, Emsam 주의 : MAO 억제제는 레드와인, 맥주, 잠두, 소금에 절인 양배추, 페페로니

와 함께 복용해서는 안됩니다.

- 유제품 – 이들은 칼슘의 함량이 높아 특정 항생제의 흡수를 방해할 수 있습니다.
    - ciprofloxacin(Cipro), levofloxacin(Levaquin), tetracycline – 이런 항생제와 유제품을 함께 먹는 것을 피해야 합니다. 적어도 유제품의 섭취와 이런 항생제의 복용 사이에 2시간의 간격을 두어야 합니다.

- 자몽과 자몽주스 – 자몽에 들어있는 효소(naringen)는 약물의 분해를 방해합니다.
    - 스타틴(Statin)계열의 콜레스테롤 억제제인 simvastatin(Zocor), felodipine(Plendil), nifedipine(Procardia), cyclosporine(Sandimmune과 Neoral), nisoldipine(Sular) – 자몽 및 자몽주스는 삼가합니다.
    - 다른 약물 – 자몽이나 자몽주스를 먹고 싶다면, 약물 복용 동안 지속적으로 동일량을 복용하여 신체가 그것에 적응하도록 해야 합니다.

- 고섬유식이 – 섬유질이 풍부한 음식으로는 사과, 배, 당근, 배리, 양배추 정맥하지 않은 빵과 시리얼이 있습니다. 일반적으로 이들 식품은 일부 약물의 효과를 감소시킬 수 있습니다. 그래서 다량의 섬유질을 섭취하는 사람은, 갑자기 섭취를 중단해

서 섬유질을 섭취하기 전보다 약의 효과가 강하게 나타나는 일이 없도록 해야 합니다. 아래의 방법을 따르거나 섬유질의 섭취량을 서서히 감량을 시도합니다.

- Acetaminophen - 고섬유질식이는 진통효과를 감소시키므로, 오트밀의 섭취는 Acetaminophen(타이레놀) 복용과 2시간의 간격이 필요합니다.

- 항생제 – 고섬유질식이는 위장에서 약물과 결합하여 효과를 약화시키거나 약물의 흡수를 억제합니다. 섬유질이 풍부한 음식의 섭취와 항생제 복용은 4시간의 간격이 필요합니다.

- 디곡신(Digoxin) – 왕겨는 이 약물의 흡수를 방해합니다.

■ 비타민 K가 풍부한 음식 – 비타민 K가 풍부한 음식으로는 브로콜리, 케일, 순무, 근대, 아스파라거스, 적색양상추등의 잎이 있는 채소입니다. 이런 식품은 혈액응고를 촉진하므로 혈액을 희석시켜주는 약물과 길항 작용을 합니다.

- 혈액 희석 약제로는 아스피린, 쿠마딘(warfarin), 러브녹스(Lovenox), 플라빅스(clopidogrel), 헤파린 등이 있습니다. 대부분의 의료진은 녹색채소의 섭취를 중단하기 보다는 규칙적으로 일정하게 섭취를 유지하는 것을 권장합니다. 의사는 채소섭취량에 근거하여 약물의 용량을 결정할 수 있습니다.

Reference

참고문헌

Part I: Above the Waist
Chapter 1: Overcoming Fatigue: From Stupor Woman to Super Woman

Agarwal, R., Diwanay, S., Patki, P. et al. Studies on Immunomodulatory Activity of Withania somnifera (Ashwagandha). *J Ethnopharmacol.* Oct 1999;67(1):27–35.

Boone, K. Withania—Indian Ginseng. *Nutrition and Healing.* Jun 1998;5(6):5–7.

Blumenthal et al. *The Complete German Commission E Monographs.* Integrative Medicine Communications; Boston, MA; 1998.

Challem, Jack, Burton Berkson, MD, and Melissa Diane Smith. *Syndrome X.* (John Wiley & Sons, 2000)

Ellis, J.M., Reddy, P. Effects of Panax ginseng on Quality of Life. *Ann Pharmacother.* Mar 2002;36(3):375–379.

Gebhart, B. and J. Jorgenson. Benefit of ribose in a patient with fibromyalgia. *Pharm* 2004;24(11):1646–1648.

The Journal of Clinical Endocrinology & Metabolism; Vol. 87, No. 4, 1687–91.

Lamperti, C. et al. Muscle coenzyme Q10 level in statin-related myopathy. *Arch Neurol.* 2005 Nov;62(11):1709–12.

Langsjoen, P.H., Langsjoen, A.M. The clinical use of HMG CoA-reductase inhibitors and depletion of CoQ10. *Biofactors.* 2003;18(1–4):101–11.

Mishra, L.C. et al. Scientific Basis for the Therapeutic Use of Withania somnifera (Ashwagandha). *Alternative Medicine Review.* Aug 2000;5(4):334–46.

Morales, A.J., Nolan, J.J., Nelson, J.C., Yen, S.S.C. Effects of replacement dose of DHEA in men and women of advancing age. *J Clin Endocrionol Metab.* 1994;78:1360.

Panda, S., Kar, A. Withania somnifera and Bauhinia purpurea in the Reg of Circulating Thy Hor Conc in Mice. *J Ethnopharmacol.* Nov 1999;67(2):233–9.

Patton, B.M. Beneficial effect of D-ribose in patient with myoadenylate deaminase deficiency. *Lancet.* 1982 May8;1(8280):1701.

Rai, D. et al. Anti-stress effects of Ginkgo biloba and Panax ginseng: Central

Drug Research Institute, Lucknow, India. *J Pharmacol Sci.* Dec 2003;93(4):458–64.

Thampan, P.K. 1994. *Facts and Fallacies about Coconut Oil.* Asian and Pacific Coconut Community. P9.

Torjeson, P.A., Birkeland, K.I., Anderssen, S.A. et al. "Lifestyle changes may reverse development of the insulin resistance syndrome." *Diabetes Care,* 1997;20:26–31.

Wilson, James L., N.D., D.C., PhD. *Adrenal Fatigue: The 21st Century Stress Syndrome.* (Smart Publications, 2001)

Chapter 2: Straight from the Heart: Don't Let Your Ticker Become a Time Bomb

Auer J., Berent, R., Lassnig, E., Eber, B. C-reactive protein and coronary artery disease. *Jpn Heart J.* 2002 Nov;43(6):607–19.

Chang, Y.C., Riby, J., Chang, G.H. et al. Cytostatic and antiestrogenic effects of indole–3-carbinol. *Biochem Pharmacol.* 1999;58:825–834.

Circulation: Journal American Heart Association. www.circ.ahajournals.org.

Dodd, S.L. et al. The role of ribose in human skeletal muscle metabolism. *Med Hypotheses.* 2004;62(5):819–24.

Jacobs, D. et al. Report of the conference on low blood cholesterol: Mortality associations. *Circulation* 86, 1046–1060, 1992.

Krumholz, H.M. et al. Lack of association between cholesterol and coronary heart disease. *JAMA* 272, 1335–1340, 1990.

Langsjoen, Peter et al. Usefulness of CoQ10 in Clinical Cardiology: *Molecular Aspects of Medicine,* 1994, 15 Suppl: 165–75.

Omran, H., S. Illien, D. MacCarter, J.A., St. Cyr. Ribose improves myocardial function and quality of life in CHF. *J Mol Cell Cardiol,* 2001;33(6):A173.

Packard, C.J. et al. Lipoprotein-associated phospholipase A2 as an independent predictor of CHD. *NEJM.* 2000 Oct 19;343(16):1148–55.

Pauly, D.F., Pepine, C.J. Ischemic heart disease: Metabolic approaches to management. *Clin Cardiol.* 2004;27(8):439–441.

Ravnskov, Uffe. *The Cholesterol Myths—Exposing the Fallacy That Saturated Fat and Cholesterol Cause Heart Disease.* New Trends Publishing, October 2000.

Shechter, M. et al. Effects of oral magnesium on exercise tolerance, chest pain, and quality of life in patients with CAD. *Am J Cardiol.* 2003 Mar 1;91(5):517–21.

Wolfgang, Pliml et al. Effects of ribose on exercise-induced ischemia in stable coronary artery disease. *Lancet.* Aug.1992; Vol 340, No. 8818. p507–510.The Writing Group for the WHI Investigators. Risks and benefits of estrogen plus progestin: *JAMA* 2002;288(3):321–333.

www.americanheart.org American Heart Association

Chapter 3: Strong Bones and Straight Bodies: Ways to Keep Things Healthy Under the Skin

Agnusdei, D., Buffalino, L. Efficacy of Ipriflavone in established osteoporosis and long-term safety. *Calcif Tissue Int* 1997;61 Suppl 1:S23–7.

Bonjour, J.P. et al. 1997. Protein intake, IGF–1 and osteoporosis. *Osteoporosis International* 7:S36.

Carmona, Richard H. Bone Health and Osteoporosis: A Report of the Surgeon General, 10/14/04. www.surgeongeneral.gov/library/bonehealth/

Cooper, C. et al. Water fluoridation & hip fracture, *JAMA* 7 1991, 19(32):513–14.

Cramer, D.W. Lactase persistence and milk consumption as determinants of ovarian cancer risk. *Am J Epidemiol* 1980; 130:904–10.

Exposure to Natural Fluoride in Well Water and Hip Fracture: A Cohort Analysis in Finland. *American Journal of Epidemiology*. 150(8):817–824, October 15, 1999.

Feskanich, D. et al. Milk, dietary Ca, and bone fractures in women. 12-yr prospective study. *Am J Public Health* 1997; 87:992–7.

Hannan, M.T. et al. 2000. Effect of dietary protein on bone loss in elderly men and women: The Framingham Study. *JBMR* 15(December):2504.

Head, Kathleen. N.D., Ipriflavone: An Important Bone-Building Isoflavone. *Alternative Medicine Review*. Vol 4, No. 1, 1999.

Heaney, R. P. 2001. Protein intake and bone health: The Influence of belief systems on the conduct of nutritional science. *American J Clin Nutr* 73(January):5.

Kurttio, Paivi et al. Dietary calcium and phosphorus ratio regulates bone mineralization & turnover in vit D. *JBMR* 2003 Jul;18(7):1217–26.

McGartland, C.P. et al. Fruit and vegetable consumption and bone mineral density: North Ireland Young Hearts Proj. *Am J Clin Nutr* 2004;80(4):1019–23.

Melton, L.J. et al. Bone density & fracture risk men. *JBMR*. 1998; 13:No 12:1915.

Munger, R.G. et al. Prospective Study on dietary protein intake and the risk of hip fracture in postmenopausal women. *Am J Clin Nutr* 1999; 69(January):147.

New, S.A., Millward, D.J. Calcium, protein, and fruit and vegetables as dietary determinants of bone health. *Am J Clin Nutr* 2003;77(5):1340–1.

Orwoll, E., Ettinger, M., Weiss., S. et al. Alendronate for the treatment of Osteoporosis in Men. *NEJM* 2000; 343:604–10.

Robbins, John. *The Food Revolution*. (Conari Press, 2001)

Seaborn, C.D., Nielsen, F.H. Silicon: a nutritional beneficence for bones, brains and blood vessels. *Nutr Today* 1993;28:13–8.

Sebastian, A. et al. Improved mineral balance and skeletal metabolism in postmenopausal women treated with potassium. *NEJM* 1994;330(25):1776–81.

Sellmeyer, D.E. et al. 2001. A high ratio of dietary animal to vegetable protein increases the rate of bone loss and the risk of fracture. *AJCN*. 73(Jan):118.

Sellmeyer, D.E., Schloetter, M., Sebastian, A. Potassium citrate prevents increased urine calcium excretion and bone resorption induced by a high sodium chloride diet. *J Clin Endocrinol Metab* 2002;87(5):2008–12.

Tucker, K.L. et al. 2000. Diet pattern groups are related to BMD among adults: The Framingham study. *JBMR* 15(September):S222.

Tucker, K.L. et al. "Colas, but not other carbonated beverages, are associated with low bone mineral density in older women: The Framingham Osteoporosis Study." *Am J Clin Nutr* 2006; 84: 936–942.

Weaver, C. M. et al. "Dietary Calcium: Adequacy of a Vegetarian Diet." *Am J of Clin Nutr* 59 (Sup) 1994:1238S–41S.

www.nih.gov The National Institute of Health

www.nof.org/men/index.htm The National Osteoporosis Foundation.

Yiamouyiannis, John. *Fluoride, The Aging Factor.* (Health Action Press, 1986)

Chapter 4: Do You Have the Guts to Throw Away Your Antacids?

Akcay, M.N., Akcay, G. The presence of the antigliadin antibodies in autoimmune thyroid diseases. Hepatogastroenterology. 2003 Dec;50 Suppl 2:cclxxix–cclxxx.

American Journal of Cardiology 8:43, 1963 Lipase Improves Fat Absorption.

Avila, Castanon L., Hidalgo et al. Cow-milk's protein allergy *Rev Alerg Mex.* 2005 Sep-Oct;52(5):206–12.

Bell, S.J., Grochoski, G.T., Clarke, A.J. Health implications of milk containing beta-casein with the A2 genetic variant. *Crit Rev Food Sci Nutr.* 2006;46(1):93–100.

Buysschaert, M. Acta. Coeliac disease in patients with type 1 diabetes mellitus and auto-immune thyroid disorders. *Gastroenterol* Belg. 2003 Jul-Sep;66(3):237–40.

Campbell, T. Colin, PhD and Thomas M. Campbell II. *The China Study.* (BenBella Books, 2006)

Carlsson, A. et al. Prevalence of IgA-antigliadin ATB and IgA-anti-endomysium ATB related to celiac in Downs syndrome. *Pediatrics* 1998;101:272–5.

Elitsur, Y., Luk, G.D. Beta-casomorphin (BCM) and human colonic lamina propria lymphocyte proliferation. *Clin Exp Immunol.* 1991 Sep;85(3):493–7.

Elliot, R. B. Diabetes—a man made disease. *Med Hypotheses.* 2006;67(2):388–91.

Fuller, DicQie, PhD, D.Sc. *Enzymes: The Life Force Within Us.*

Green, Bryan T. and J. Barry O'Connor. Most GERD Symptoms are not Due to Acid Reflux in Patients with very low 24-hour acid contact times. Duke University. *Digestive Diseases and Sciences.* 2004;49:1084–87.

Howell, Edward. *Food Enzymes for Health Longevity.* (Lotus Press, 1994)

Kelly, G.S. Hydrochloric Acid: Physiological Functions and Clinical Implications. *Alternative Medicine Review.* 2;2;1997.

Peng, H.J. et al. Effect of cow's milk protein hydrolysate formulas on alpha-casein-specific IgE and G1 antibody responses. *J Ped Gastr Nutr* 2005 Oct;41(4):438–44.

Rogers, Sherry A. MD. No More Heartburn. (Kensington, 2000)

www.breakingtheviciouscycle.com

Part II: Above the Neck
Chapter 5: Antidepressants: Do You Need One to Be Happy?

Adams, P.W., Wynn, V., Rose, D.P. et al. Effect of pyridoxine hydrochloride (Vitamin B6) upon depression associated with oral contraception. *Lancet* 1973;1:897–904.

De Vanna, M., Rigamonti, R. SAMe in depression. *Curr Ther Res* 1992;52:478–85.

Eby, George A., Karen L. Eby. Rapid Recovery from Major depression using Magnesium treatment. *Elsevier: Medical Hypotheses* 2006.

Ellis, F.R., Nasser, S. Vitamin B12 in the treatment of tiredness. *Br J Nutr* 1973;30:277–83.

Gelenberg, A.J. et al. Tyrosine for depression: a double-blind trial. *J Affect Disord* 1990; 19:125–132.

Gelenberg, A.J. et al. Tyrosine for depression. *Am J Psych* 1980;137:622–3.

Holmes, J.M. Cerebral manifestations of vitamin B12 deficiency. *J Nutr Med* 1991;2:89–90.

Hoppe, J., Bergner, P. St. John's Wort and Major Depression: a critique of the JAMA trial. *Medical Herbalism* 12(2): 18–21

Howard, J.S., III. Folate deficiency in psychiatric practice. *Psychosomatics* 1975;16:112–5.

Kagan, B.L. et al. Oral SAMe in depression: A randomized, double-blind, placebo-controlled trial. *Am J Psychiatry* 1990;147:591–5.

Linde, K. et al. St. John's wort for depression—an overview and meta-analysis of randomized clinical trials. *British Medical Journal*, 313:53–8, 1996.

Littlefield, N.A. and B.S. Hass. Is the RDA for Magnesium Too Low? *NCTR, FDA*, Jefferson, AR, 72079.

Maes, M., Smith, R., Christophe, A. et al. Fatty acid composition in major depression. *J Affect Disord* 1996;38:35–46.

Martinsen, E.W., Medhus, A., Sandivik, L. Effects of aerobic exercise on depression: a controlled study. *BMJ* 1985;291:109.

Meyers, S. Neurotrans precursors for depression. *Altern Med Rev* 5(1), 64–71, Feb 2000.

Peet, M., Horrobin, D.F. A dose-ranging study of the effects of EPA in patients with ongoing depression. *Arch Gen Psychiatry* 2002;59:913–9.

Philipp, M., Kohnen, R., Hiller, K. Hypericum extract versus imipramine or placebo in patients with moderate depression. *BMJ* 319:1534–1539, 1999.

Piscitelli, S.C., Burstein, A.H., Chaitt, D., Alfaro, R.M., Falloon J. Indinavir concentrations and St John's wort. *Lancet* 2001 Apr 14;357(9263):1210.

Reynolds, E., Preece, J.M., Bailey, J., Coppen, A. Folate deficiency in depressive illness. *Br J Psychiatry* 1970;117:287–92.

Sabelli, H. C. et al. Clinical studies on the phenylethylamine hypothesis of affective disorder. *J Clin Psychiat* 47(2):66–70, 1986.

Schrader D. Equivalence of St. John's wort extract (ZE 117) and fluoxetine: a randomized, controlled study. *Int Clin Psychopharm* 2000;15:61–8.

Shelton, C. Keller et al. Effectiveness of St John's Wort in Major Depression: A Randomized Controlled Trial. *JAMA* 285(15):1978–1986, 2001.

Spasov, A., Wikman, G., Mandrikov, V. et al. The stimulating and adaptogenic effect of Rhodiola rosea. *Phytomedicine* 2000;7(2):85–89.

Stancheva, S., Mosharrof, A. Effect of the extract of Rhodiola rosea L. on the content of the brain biogenic monamines. *Med Physiol* 1987;40:85–87.

Turner, E.H. et al. Serotonin a la carte. *Pharmocological Theraputics*, 2005 Jul. 13.

Chapter 6: Frazzled, Frustrated, and Freaked Out: Coping with Anxiety and Stress

Blaylock, Russell L., MD. *Excitotoxins: The Taste that Kills.* (Health Press, 1996)

Cherniske, Stephen, M. S. *Caffeine Blues.* (Warner Books, 1998)

Deberry, S., Davis, S., Reinhard, K.E. A comparison of meditation-relaxation and cognitive-behavioral techniques for reducing anxiety and depression. *Journal of Geriatric Psychiatry* 1989;22:231–247.

Field, T. et al. Chronic fatigue syndrome: Massage therapy effects on depression and somatic symptoms. *Journal of Chronic Fatigue Syndrome, 3*, 43–51.

Gaffney, C. Armed Forces Institute of Pathology. "Aspartame in Aviation." Paper presented at the 57th Annual Scientific Meeting of The Aerospace Medical Association. (April 1986)

Greden, J.F. et al. Anxiety and depression associated with caffeinism among psychiatric inpatients. *Am J Psychiatry* 1978;135:963–6.

John, D.R. "Migraine Provoked by Aspartame." *NEJM* (October 14, 1986); p.456.

Juneja, L.R., Chu, D.-C., Okubo, T. et al. L-theanine a unique amino acid of green tea and its relaxation effect in humans. *Trends Food Sci Tech* 1999;10:199–204.

Kleijnen, J., Riet, G.T., Knipschild, P. Vitamin B6 in the treatment of the premenstrual syndrome—a review. *Br J Obstet Gynaecol* 1990;97:847–52.

Maher, T.J., Wurtman, R.J. "Possible Neurologic Effects of Aspartame, a Widely Used Food Additive." *Environmental Health Perspectives* 75: 53–57 (1987).

Mason, R. 200mg of Zen; L-theanine boosts alpha waves promotes alert relaxation. *Alternative & Complementary Therapies* 2001, April; 7:91–95

Mullarkey, Barbara. "*How Safe is Your Artificial Sweetener,*" September/October 1994 issue of *Informed Consent* Magazine. *Psychosomatics* (March 1986).

Chapter 7: Snoring and Other Things That Go "Boom" in The Night

Bailey, D. R. Sleep disorders. *Dent Clin North Am.* 1997;41:189–209.

Ballard, R. D. Sleep and medical disorders. *Prim Care.* 2005 Jun;32(2):511–33.

Breus, Michael, PhD. *Good Night's—The Sleep Doctor's 4-Week Program to Better Sleep and Better Health.* (Dutton Adult, 2006)

Deviated septum. The Centers for Chronic Nasal and Sinus Dysfunction website. www.nasal.net/otolaryngology/deviated.htm.

Hu, Frank B. et al. Prospective Study of Snoring and Risk of Hypertension in Women. *American Journal of Epidemiology.* 150(8):806–816, October 15, 1999

Kahn, A. et al. Sleep characteristics in milk-intolerant infants. *Sleep.* 1988 Jun;11(3):291–7.

Resta, O. et al. Influence of subclinical hypothyroidism and T4 treatment on sleep apnea. *J Endocrinol Invest.* 2005 Nov;28(10):893–8.

Sleep Research Online 2(1): 7–10, 1999 Stanford University Sleep Disorders Clinic and Research Center, Stanford, California.

Snoring: not funny, not hopeless. American Academy of Otolaryngology—Head and Neck Surgery website. www.entnet.org

Staevska, M.T., Mandajieva, M.A., Dimitrov, V.D. Rhinitis and sleep apnea. *Curr Allergy Asthma Rep.* 2004 May;4(3):193–9.

www.sleepfoundation.org, The National Sleep Foundation

Chapter 8: A Nation of Insomniacs: Do You Really Need a Pill to Get a Good Night's Sleep?

Hornyak, M. et al. Magnesium for periodic leg movements-related insomnia and restless legs syndrome. *Sleep.* 1998 Aug 1;21(5):501–5.

Kamm-Kohl, A.V., Jansen, W., Brockmann, P. Modern valerian therapy for nervous disorders in old age [translated from German]. *Med Welt.* 1984;35:1450–1454.

Kelly, G. S. Folates: supplemental forms and therapeutic applications. *Altern Med Rev.* 1998 Jun;3(3):208–20.

Part III: Below the Waist
Chapter 9: When He Wants Viagra and You Want a Valium

Al-Ali, M. et al. Tribulus terrestris: preliminary study of diuretic and contractile effects and comparison with Zea mays. *J Ethnopharmacol.* 2003 Apr;85(2–3):257–60.

Ang, H.H., Lee, K.L. Effect of Eurycoma longifolia Jack (Tongkat Ali) on libido in middle-aged male rats. *J Basic Clin Physiol Pharmacol.* 2002;13(3):249–54.

Ang, H.H., Sim, M.K. Eurycoma longifolia (tongkat ali) increases sexual motivation in sexually naive male rats. *Arch Pharm Res.* 1998 Dec;21(6):779–81.

Boehm, S. et al. "Estrogen suppression as a pharmacotherapeutic strategy in BPH. 1998, 110: 817–23. *British Journal of Cancer,* vol. 78 in 1998.

Bradlow, H. L., Sepkovic, D.W., Telang, N.T., Osborne, M. P. Multi-functional aspects of the action of indole–3-carbinol as an antitumor agent. *Ann NY Acad Sci* 1999;889:204–213.

Cover, C.M., S.J. Hsieh, E.J. Cram et al. Indole–3-carbinol and tamoxifen cooperate to arrest the cell cycle of MCF–7 human breast cancer cells. *Cancer Res* 1999;59:1244–1251.

Davis, Susan. Testosterone Deficiency in Women. *Journal of Reproductive Medicine* 2001;46:291–296.

deLarminat, M. and Blaquier, J. "Effect of in vivo administration of 5 alpha reductase inhibitors on epididymal function." *Acta Physiol Lat Am* 1979, 29:1–6.

Farnsworth, W. "Estrogen in the etiopathogenesis of BPH." *J Basic Clin Physiol Pharmacol.* 2003;14(3):301–8. *Prostate.* 1999, 41: 263–74.

Farthing, M. et al. "Progesterone, prolactin, and gynecomastia in men with liver disease." Gut 1982, 23: 276–79.

Fitzpatrick, L.A. University of Pennsylvania School of Medicine. Libido and Perimenopausal Women. *Menopause.* 2004 Mar-Apr;11(2):136–7.

Ge, X., Yannai, S., Rennert, G. et al. 3,3'-diindolylmethane induces apoptosis in human cancer cells. *Biochem Biophys Res Commun* 1996; 228:153–158.

Hetts, S. "To die or not to die: an overview of apoptosis and its role in disease." *JAMA* 1998, 279: 300–07.

Krieg, M. et al. "Effect of aging on endogenous level of 5 DHT, estradiol, and estrone in human prostate." *J Clin Endocrinol Metab.* 1993, 77: 375–81.

Lee, J. "Prostate disease and hormones." The John R. Lee, MD Medical Letter Feb. 2002.

Lin, LW. Anti-nociceptive and anti-inflammatory activity caused by Cistanche deserticola in rodents. China Medical College, 91 Hsieh Shih Road, Taichung, Taiwan, ROC. *J Ethnopharmacol.* 2002 Dec;83(3):177–82.

Maida, Taylor. Psychological Consequences of Surgical Menopause. *Journal of Reproductive Medicine* 2001;46:317–324.

McPherson, S.J. et al. Transient Neonatal Estrogen Exposure to Estrogen-Deficient Mice (Aromatase Knockout) Reduces Prostate Weight and Induces Inflammation in Late Life. *American Journal of Pathology.* 2006;168:1869–1878.

Mercola, J. "Progesterone cream can help prostate cancer." 1998. www.mercola.com/fcgi/pf/1998/ archive/natural_progesterone2.htm.

Moynihan, R. The making of a disease: female sexual dysfunction. *British Medical Journal.* 2003;326:45–47.

Nakhla, A. et al. "Estradiol causes the rapid accumulation of cAMP in human prostate." *Proc Natl Acad Sci* USA 1994, 91: 5402–05.

Peat, R. Progesterone in Orthomolecular Medicine Eugene, OR, 1993: 4–6.

Peat, R. Men with Normal PSA are also at risk for prostate cancer. *J Urology.* Dec 2005; 174(6):2191–96

Petrow, V. "Endocrine dependence of prostatic cancer upon dihydrotestosterone and not upon testosterone." *J Pharmacol* 1984, 36: 352–3.

Scarano, W.R. et al. Intraepithelial alterations in the guinea pig prostate after estradiol treatment. *J Submicrosc Cytol Pathol.* 2004 Apr;36(2):141–8.

Simpson, E.R., Risbridger, G.P. Elevated androgens and prolactin in aromatase-deficient mice cause enlargement prostate gland. *Endocrinology.* 2001 Jun;142 (6):2458–67.

Thompson, I.M., Pauler, D.K., Goodman, P.J. et al. Prevalence of prostate cancer among men with a PSA ≤4.0 ng per ml. *NEJM* 2004; 350(22):2239–2246.

www.johnleemd.com Dr. John R. Lee Information Source for Hormone Balance

Chapter 10: The Condom Broke: Birth Control Before, During, and the Morning After

Bradfield, C. A., Bjeldanes, L. F. Structure-activity relationship of dietary indoles: a proposed mechanism of action as modifiers of xenobiotic mechanism. *J Toxicol Environ Health* 1987;21:311–323.

Briggs, M. and Briggs, M. Vitamin C requirements and oral contraceptives. *Nature* 238: 277, 1972.

Larsson-Cohn, U. Oral contraceptives and vitamins: a review. *Am J Obstet Gynecol* 121: 84–90, 1975.

Martinez, O. and Roe, D.A. Effect of oral contraceptives on blood folate levels in pregnancy. *Am J Obstet Gynecol* 128: 255–261, 1977.

Meng, Q. et al. Inhibitory effects of I3C on invasion and migration in human breast cancer cells. *Breast Cancer Res Treat* 2000;63:147–152.

Pfrunder, A., Schiesser, M., Gerber, S. et al. Interaction of St John's wort with oral contraceptives. *Br J Clin Pharmacol.* 2003;56:683–90.

Public Health Agency of Canada: HIV/AIDS Epi Update. Nonoxynol-9 and the Risk of HIV transmission, April 2003.

Rivers, J.M. and Devine M. Plasma ascorbic acid concentrations and oral contraceptives. *Am J Clin Nutr* 25: 684–689, 1972.

Seelig, MS. Increased need for magnesium with the use of combined oestrogen and calcium for osteoporosis treatment. *Magnes Res* 3(3): 197–215, 1990.

Shojania, A.M., Hornady, G., and Barnes, P.H. Oral contraceptives and serum-folate level. *Lancet* 1: 1376–1377, 1968.

Terry, P., Wolk, A., Persson, I., Magnusson, C. Brassica vegetables and breast cancer risk. *JAMA* 2001;285:2975–2977.

Van Damme, L. Advances in topical microbicides. Presented at the XIII International AIDS Conference, July 9–14, 2000, Durban, South Africa.

Whitehead, N. et al. Megaloblastic changes in the cervical epithelium. Assn with oral contracep and reversal with folic acid. *JAMA* 226: 14

www.cdc.gov Centers for Disease Control

www.johnleemd.com, Dr. John R. Lee Information Source for Hormone Balance

www.plannedparenthood.org

Wynn, V. Vitamins and oral contraceptive use. *Lancet* 1: 561–564, 1975.

Chapter 11: Monthly Madness: Cramps, Crankiness, and Other Hormonal Highs & Lows

Benton, D., Cook, R. The impact of selenium supplementation on mood. *Biol Psychiatry* 1991;29:1092–8.

Chen, I., Mcdougal, A., Wang, F., Safe, S. Antiestrogenic and anti-turmorigenic act of diindolylmethane. *Carcinogenesis* 1998;19:1631–1639.

Chinni, S.R., Li, Y., Upadhyay, S. et al. Indole–3-carbinol (I3C) induced cell growth inhibition, G1 cell cycle arrest and apoptosis in prostate cancer cells. *Oncogene* 2001;20:2927–2936.

Colditz, G.A., Hankinson, S.E., Hunter, D.J. et al. The use of estrogens and progestins and the risk of breast cancer in postmenopausal women. *NEJM.* 1995 Jun 15;332(24):1589–93.

Huang et al. *Br J Cancer* 1999, 80:1838.

Lee, John R., MD, Jesse Hanley, MD, and Virginia Hopkins. *What Your Doctor May Not Tell You About Premenopause.* (Warner Books, 1999)

Leonetti, H.B., Wilson, K.J., Anasti, J.N. Topical progesterone cream has an antiproliferative effect on estrogen-stimulated endometrium. *Fertil Steril.* 2003 Jan;79(1):221–2.

Milligan, S.R., Balasubramanian, A.V., Kalita, J.C. Relative potency of xenobiotic estrogens in vivo mammalian assay. *Environ Health Perspect.* 1998 Jan; 106(1):23–6.

NEJM 2005; 353:2747–57 Long-term use of Aromatase inh produces Better Results.

Rossouw, J.E., Anderson, G.L., Prentice, R.L. et al. Risks and benefits of estrogen plus progestin in healthy postmenopausal women: principal results from the Women's Health Initiative randomized controlled trial. *JAMA* 2002 Jul 17;288(3):321–33

www.johnleemd.com, Dr. John R. Lee Information Source for Hormone Balance

Yuan, F., Chen, D.Z., Sepkovic, D.W. et al. Anti-estrogenic activities of indole–3-carbinol in cervical cells. *Anticancer Res* 1999;19:1673–1680.

Chapter 12: Surge Protection for Your Hot Flashes

Chi-Ling, Chen et al. *Hormone Replacement Therapy in Relation to Breast Cancer JAMA.* 2002;287:734–741.

Colditz, G.A., Hankinson, S.E., Hunter, D.J. et al. The use of estrogens and progestins and risk of breast cancer. *NEJM.* 1995 Jun 15;332(24):1589–93.

Dixon-Shanies, D., Shaikh, N. Growth inhibition of human breast cancer cells by herbs and phytoestrogens. *Oncology Reports* 6: 1383–1387, 1999.

Duke, J.A. Handbook of Medicinal Herbs. FL: CRC Press, 2001: 120–121.

Einer-Jensen, N. et al. Cimicifuga and Melbrosia lack oestrogenic effects in mice and rats. *Maturitas* (The European Menopause Journal) 25: 149–153, 1996.

Evans, Nancy. "State of the Evidence: What is the Connection between the Environment and Breast Cancer." 2004.

Freudenstein, J. et al. Lack of promotion of estrogen-dep mammary gland tumors in vivo by Cim racemosa extract. *Cancer Research* 62: 3448–3452, 2002.

Grady, D., Herrington, D., Bittner, V. et al. Cardiovascular disease outcomes during 6.8 years of hormone therapy. Heart and Estrogen-progestin Replacement therapy follow-up (HERS II). *JAMA.* 2002;288:49–66.

Hendrix, Susan, DO et al. *Effects of Estrogen With and Without Progestin on Urinary Incontinence. JAMA.* 2005;293:935–948.

Humphrey, L. et al. Postmenopausal Hormone Replacement Therapy and the Primary Prevention of Cardiovascular Disease. *Ann Intern Med* 2002. 137: 273–284

Leonetti, H.B., Longo, S., Anasti, J.N. Transdermal progesterone cream for vasomotor symptoms and postmenopausal bone loss. Obstet Gynecol. 1999 Aug; 94(2):225–8.

The Women's Health Initiative Steering Committee. The Women's Health Initiative Randomized Controlled Trial. *JAMA* 2004; 291: 1701–1712.

The Writing Group for the WHI Investigators. Risks and benefits of estrogen plus progestin in healthy post-menopausal women. *JAMA* 2002;288(3):321–333.

Zava, David T. et al. Estrogen and progestin bioactivity of foods, herbs, and spices. Proceedings of the Society for Experimental Biology and Medicine 217: 369–378, 1998.

Part IV: And Everything in Between
Chapter 13: Lose Fat While You Sleep . . . When Pink Elephants Fly!

Attele, A.S. et al. Anti-diabetic Effects of Panax ginseng Berry Extract and the Identification of an Effective Component. *Diabetes*. Jun 2002;51(6):1851–1858.

Avula, B., Wang, Y.H., Pawar, R.S., Shukla, Y.J., Schaneberg, B., Khan, I.A. Determination of the appetite suppressant P57 in Hoodia gordonii plant extracts.

Federal Trade Commission. WebMD Feature: "Quick Weight Loss or Quackery?"

J AOAC Int. 2006 May-Jun;89(3):606–11.

Kelly, G.S. *Alternative Medicine Review*, Volume 3, number 5. 1998 L-Carnitine: Therapeutic Applications of a Conditionally-Essential Amino Acid.

Leptin corrects increased gene expression of renal 25-hydroxyvitamin D3–1 alpha-hydroxylase and–24-hydroxylase in leptin-deficient, ob/ob mice. *Endocrinology*. 2004 Mar;145(3):1367–75. Epub 2003 Dec 4.

Menendez, C. et al. Retinoic acid and vitamin D(3) powerfully inhibit in vitro leptin secretion by human adipose tissue. *J Endocrinol*. 2001 Aug;170(2):425–31.

Smart Souce Advertisement May 8, 2004

WebMD Feature Quack Diet Red Flags

www.dietfraud.com/main.html

www.eatright.org The American Dietetic Association

www.sbmgiga.com

Chapter 14: Botox and Other Ways to Cheat Father Time

Alternative medicine Review, Volume 1, Monographs

Environmental Protection Agency (EPA). 1990. *Integrated Risk Information System*. Dibutyl phthalate, CASRN 84–74–2. October 1990.

Kagan, V., Khan, S., Swanson, C. et al. Antioxidant action of thioctic acid and dihydrolipoic acid. *Free Radic Biol Med* 1990;9S:15.

Kagan, V., Serbinova, E., Packer, L. Antioxidant effects of ubiquinones in microsomes and mitochondria are mediated by tocopherol recycling. *Biochem Biophys Res Commun* 1990;169:851–7.

Kaufmann, Klaus. Silica—The Forgotten Nutrient. (Alive Books, 1993)

Leibold, Gerhard, N. D. Silica: The Universal Mineral.

Lykkesfeldt, J., Hagen, T.M., Vinarsky, V., Ames, B.N. Age-associated decline in ascorbic acid concentration, recycling, and biosynthesis in rat hepatocytes-reversal with (R)-alpha-lipoic acid supplementation. *FASEB J* 1998;12:1183–9.

Mylchreest, E. Disruption of androgen-regulated male reproductive development by di(n-butyl) phthalate. *Toxicol Appl Pharmacol* 1999;156:81–95(1999).

Nichols, T.W. Jr. Alpha-lipoic acid: biological effects and clinical implications. *Altern Med Rev* 1997;2:177–83 [review].

Packer, L., Witt, E.H., Tritschler, H.J. Alpha-lipoic acid as a biological antioxidant. *Free Radic Biol Med* 1995;19:227–50 [review].

www.ewg.org/reports/skindeep2/index.php The Skin Deep Website

www.safecosmetics.org The Campaign for Safe Cosmetics.

Chapter 15: More Jiggle, Less Joint Pain: What You Can Do About Arthritis

Ambrus, J.L. et al. Absorption of exogenous and endogenous proteolytic enzymes. *Clin Pharmacol Therap* 1967;8:362–8.

Caughey, D.E., Grigor, R.R., Caughey, E.B. et al. *Perna canaliculus* in the treatment of rheumatoid arthritis. *Eur J Rheumatol Inflamm* 1983;6:197–200.

Clegg, D.O. et al. Glucosamine, chondroitin sulfate, and the two in combination for painful knee osteoarthritis. *NEJM* 354:795–808, 2006.

Gibson, R.G., Gibson, S.L. Green-lipped mussel extract in arthritis. *Lancet* 1981;1:439.

Hong, S.J. et al. Bee venom induces apoptosis in synovial fibroblasts of patients with rheumatoid arthritis. *Toxicon.* 2005 Jul;46(1):39–45.

Kabil, S.M., Stauder, G. Oral enzyme therapy in hepatitis C patients. *Int J Tiss React* 1997;19:97–8.

McAlindon, T.E. et al. Glucosamine and chondroitin for treatment of osteoarthritis. Meta-analysis *JAMA* 283:1469–1475, 2000.

Park, H.J. et al. Anti-arthritic effect of bee venom: *Arthritis Rheum.* 2004 Nov;50(11):3504–15.

Ransberger, K. Enzyme treatment of immune complex diseases. *Arthritis Rheuma* 1986;8:16–9.

Reginster, J.Y. et al. Long-term effects of glucosamine sulfate on osteoarthritis progression: a randomized, placebo-controlled trial. *Lancet* 357:251–256, 2001.

Chapter 16: Go Blow Your Nose—Just Not Near Me!: Bedtime Stories That Will Boost Your Immunity

Choi, E.M., Kim, A.J., Kim, Y.O., Hwang, J.K. Immunomodulating activity of arabinogalactan and fucoidan in vitro. *J Med Food.* 2005 Winter;8(4):446–53.

Chu, K.K., Ho, S.S., Chow, A.H. Coriolus versicolor: a medicinal mushroom with promising immunotherapeutic values. *J Clin Pharmacol.* 2002 Sep;42(9):976–84.

Kidd, P.M. The use of mushroom glucans and proteoglycans in cancer treatment. *Altern Med Rev.* 2000 Feb;5(1):4–27. Review.

Meadows, Michelle. Beat the Winter Bugs: How to hold your own against colds and flu. *www.fda.gov/fdac/features/2001/601_flu.html*

Nantz, M.P. et al. Immunity and antioxidant capacity in humans enhanced by consumption of dried, encaps fruit and veg juice conc. *J Nutr.* 2006 Oct;136(10):2606–10.

Rybacki, J., PharmD. *Essential Guide to Prescription Drugs 2006.* (Collins, 2006)

Vickers, A.J., Smith, C. Homoeopathic Oscillococcinum for preventing and treating influenza. *Cochrane Database Syst Rev.* 2004;(1):CD001957.

Wu, X.M., Gao, X.M., Tsim, K.W., Tu, P.F. An arabinogalactan isolated from Cistanche deserticola induces proliferation. *J Biol Macromol.* 37(5): 278–82 2005.

Chapter 17: Toenail Crud and Other Really Icky, Weird Stuff

Balch, Phyllis, A. C.N.C. *Prescription for Nutritional Healing*, 4th Ed. (Avery, 2006)

Brodin, Michael, MD. *The Over the Counter Drug Book.* (Pocket, 1998)

Green, Joey. *Amazing Kitchen Cures.* (Rodale, 2002)

Lust, John. *The HerbBook.* (Benedict Lust Publications, 2005)

Medline Plus: www.nlm.nih.gov/medlineplus/druginformation.html

www.consumerlabs.com

www.earthclinic.com Folk Remedies and Holistic Cures

Part V: Think Outside the Pill
Chapter 18: Plant Extracts and Vitamins

Boyle P. et al. Meta-analysis of Serenoa repens extract in BPH. *British Journal of Urology* Int. 2004 Apr;93(6):751–6.

Endo 2002: Abstracts P3–333, P3–317. June 21, 2002. Presentation 84th Annual Meeting of the Endocrine Society.

FDA Talk Paper Announcing the GMP Final Rule, October 1996

Federal GMPs Still "Hurry Up and Wait"

Is Your Vitamin Pill Worth it or Worthless? Six Rules to Guarantee Quality.

TGA Certificate of Listed Product and Certificate of Pharmaceutical Product.

Warnecke, G. Influencing of menopausal complaints with a phytodrug: successful therapy with Cimicifuga monoextract (in German). *Medizinische Welt* 36: 871–874, 1985.

www.consumerlabs.com Consumer Labs

www.naturalproductsinsider.com/articles/152gmp1.html

www.ncbi.nlm.nih.gov National Center for Biotechnology Information

www.tga.gov.au/docs/html/export/clpapp.htm

Chapter 19: Placebos and Healing Treats

Evans, Dylan. *Placebo: Mind over Matter in Modern Medicine.* (Oxford Press, 2004)

Gordon, Richard. *Quantum Healing: The Power to Heal*, 2nd Ed (North Atlantic Books, 2002)

Harrington, Anne. *The Placebo Effect: An Interdisciplinary Exploration.* (Harvard University Press, 1999)

Katptchuk, Ted J. "Intentional Ignorance: A History of Blind Assessment and Placebo Controls in Medicine." *Bulletin of the History of Medicine* 72, no. 3 (1998):389–433.

Shapiro, Arthur K. and Elain Shapiro. *The Powerful Placebo: From Ancient Priest to Modern Physician.* (John Hopkins University Press, 1997)

Drug Mugger Charts

Pelton, Ross, RPh., PhD, C.C.N., and James B. LaValle, RPh, DHM, NMD, C.C.N., Ernest B. Hawkings, RPh., MS, and Daniel L. Krinsky, RPh, MS. *Drug-Induced Nutrient Depletion Handbook*, 2nd Ed. (Lexi-comp, 2001)
www.clinicalpharmacology.com